解氏中医传承录

主　审　解乐业　孙建新
主　编　史　玲　孙钟海　朱伟宁

天津出版传媒集团
天津科技翻译出版有限公司

图书在版编目（CIP）数据

解氏中医传承录／史玲，孙钟海，朱伟宁主编
.—天津：天津科技翻译出版有限公司，2023.3
ISBN 978-7-5433-4301-6

Ⅰ.①解… Ⅱ.①史… ②孙… ③朱… Ⅲ.①中医临
床-经验-中国-现代 Ⅳ.①R249.7

中国版本图书馆 CIP 数据核字 (2022) 第 232731 号

解氏中医传承录

XIESHI ZHONGYI CHUANCHENGLU

出　　版：天津科技翻译出版有限公司
出 版 人：刘子媛
地　　址：天津市南开区白堤路 244 号
邮政编码：300192
电　　话：(022) 87894896
传　　真：(022) 87893237
网　　址：www.tsttpc.com
印　　刷：唐山鼎瑞印刷有限公司
发　　行：全国新华书店
版本记录：710mm×1000mm　16 开本　11.75 印张　200 千字
　　　　　2023 年 3 月第 1 版　2023 年 3 月第 1 次印刷
　　　　　定价：88.00 元

编 者 名 单

主　审

解乐业　　孙建新

主　编

史　玲　　孙钟海　　朱伟宁

副主编

于　欣　　王丽媛　　张春花　　毕媛媛　　李　玲　　卫　敏

张翔昱　　孙庆飞

编　者（以姓氏笔画为序）

于　欣	卫　敏	王子辰	王丽媛	王　佳	王　薛
史　玲	丛　榕	毕媛媛	朱伟宁	刘丽莉	刘　晨
孙庆飞	孙建新	孙钟海	李　玲	连增福	冷　凤
张春花	张翔昱	罗晓明	周　瑾	单　颖	宗非凡
贾玉芹	夏龙飞	黄晓欢	董兰芬	解乐业	谭淑玲

致敬·解乐业

李富胜

杰出贡献榜上名

解氏中医得传承

医术精湛祛顽疾

心系百姓播春风

肩有担当大医道

救死扶伤铭心中

执着追求清风朗

精诚大道好医生

欣悉解乐业先生荣膺"山东省中医药杰出贡献奖",令人振奋,欣然命笔,仅以此诗致敬解乐业先生!

二零二零年十一月二十六日题记示念

自 序

中医药学包含中华民族几千年来的健康养生理念及其实践经验，是中华文明的瑰宝，汇集着中国人民和中华民族的博大智慧。在数千年的历史长河中，中医药学伴随着中华文明的进步而不断积累和发展，从古至今，先贤辈出，以传承精华、守正创新的精神，探索出了中医药学传承创新的发展之路。

中医药学既是具有鲜明特色理论的伟大创造，也是具有丰富实践经验的伟大创举，在社会文明不断进步和科学技术不断发展的今天，坚持中医药学的理论自信、学术自信和实践自信，促进中医药在继承发展中创新，对于我们这一代人来说任重道远。

近年来，国家为促进中医药事业的不断发展，拓展中医药学人才培养之路，从院校教育、继续教育到师承教育，培养了一批又一批中医药优秀人才。尤其是师承教育的大力推进，让中医药学真正有了继承与创新的特色，赋予了中医药传统教育的新要素。通过师承教育，中医药学术流派能一脉相承，中医药实践经验能后继有人；通过师承教育培养的人才，在实际工作中充分发挥着名师高徒的作用，成为中医药事业发展的骨干力量。

"解氏中医"具有百年发展历史，在山东省具有重要影响，被确立为"威海市非物质文化遗产"。解乐业教授为解氏中医的代表性传承人，为解氏中医的传承发展和创新做出了突出贡献。解乐业毕业于山东中医学院，先后就职于山东文登整骨医院和威海市中医院，从医四十余年，有着浓厚的中医文化底蕴、深厚的中医理论功底和丰富的临床实践经验，为全国中医优秀临床人才，全国第五批、第六批老中医医药专家学术经验继承工作指导老师，全国名老中医药专家解乐业传承工作室导师，山东省名老中医（药）专家，山东省杰出医师，山东省五级中医药继承工作指导老师，山东省名老中医专家解乐业工作室导师，威海市医疗卫生首席专家，威海市第二批、第三批突出贡献专家，荣获山东省中医药杰出贡献奖、中华医药贡献奖等。他读经典，用经方，传经验，著书立说，形成了独具特色的学术思想，对常见病和危重疾病的救治具有独特见解，得到了业内同行的尊敬和广大群众的爱戴。他对培养年轻中医人尽用所学，奉献所能，使他们能尽快成长，成为传承、发展、创新中医药学术的中坚力量。

《解氏中医传承录》一书，由史玲等名老中医解乐业传承工作室继承人集体编写，既是导师解乐业学术思想和临床经验的总结，又是学术传承人传承与创新的成果展示，对师承教育的促进和发展具有很大的探索意义，对临床实践具有很好的指导性，是广大中医工作者的良好读本。

是以为序。

史玲

威海市中医药学会常务理事

主任医师　教授

2022 年 12 月 16 日

前　言

中医药学是我国优秀传统文化的重要载体，为中华民族的繁衍生息及维护人民健康做出了巨大贡献。深入研究和科学总结中医药学对丰富世界医学事业、推进生命科学研究具有积极意义。因此，当代中医学者理应担当起传承、创新、发展中医药事业的义务和责任。

自古中医之传承，多为师徒代代相授。当今国家高度重视中医药的传承发展，师承教育则成为中医药学传承的重要方式方法。

"解氏中医"作为"威海市非物质文化遗产"，具有百年的传承、发展、创新历史，在百年的医路奋进中，展现出深厚的理论底蕴、独特的临证思维和丰富的临床经验，成为享誉一方的名医世家。解氏中医以一脉传承为特色，从经典到临床，从理论到实践，从经验到创新，一代一代传承、一代一代创新、一代一代发展，无不闪现着师承道路的光辉足迹。

解乐业教授作为"解氏中医"的代表性传承人，既传承了几代解氏中医的宝贵经验，又在现代中医教育的熏陶下有所创新和发展，具有独到的学术思想和理论创新，临床擅长外感热病、咳喘病、脾胃病、心脑病、神志病及内科杂病、月经病、不孕症，以及小儿外感、咳喘、厌食症等。解乐业教授为山东省名老中医（药）专家，先后被国家中医药管理局确定为全国第五、第六批老中医药专家学术经验继承工作指导老师，全国名老中医药专家解乐业传承工作室导师及山东省五级中医药继承工作指导老师。先后有10余名中青年医师成为解乐业教授的学术继承人。各位继承人严格按照师承要求跟师临诊，记录医案，工作室定期召开疑难病案讨论及临证学习心得，解乐业教授均亲自参加并认真指导。经过6年多的临证学习，10余名继承人记录整理了导师数万份医案，并将导师的指导思想有效应用于临床，分专业整理了各自的医案数千份。为了能充分展示解乐业教授的学术思想和临床经验，展示传承人在跟师时的学习成绩和实践创新的学术成果，特编写了《解氏中医传承录》一书。

全书分开篇及上、中、下各篇。开篇和上篇为解氏中医学术渊源及学术思想，系统阐述了解乐业教授的学术渊源及学术思想，突出解氏中医临证思维特点；中下篇为医案医话，分别记录了导师医案医话及继承人传承医案，涉及内、外、妇、儿、风湿免疫及针灸等多个学科。尽管该书难以全面展现解氏中医之精华和传承者的创新成果，但也可见一斑。

解乐业教授常言：医非仁爱不可托，非廉洁不可信。解教授不仅重视医术的传授，更重视医德的熏陶。诚如孙思邈之《大医精诚》所言"医方卜筮，艺能之难精者也""学者必须博极医源，精勤不倦"，撰写本书，旨在将解氏中医进一步发扬光大，惠及更多医学同道及医学爱好者。愿《解氏中医传承录》能成为突出中医临证思维特色，兼容现代科学认识的好读本。为广大读者提供理论和实践相结合的学习参考和问题研究的借鉴。

由于编者水平所限，错谬难免，望能得到业内专家和广大读者的批评指正。

编者
2022年夏

目　录

开 篇——学术渊源

第一节 家学渊源

作为威海市非物质文化遗产"解氏中医"的代表性继承人，解乐业先生出生于中医世家。其祖父解钟祥，字国祯，山东省文登县宋村北马村人，生于1884年9月，卒于1960年8月，享年77岁。解钟祥先生少时入学，读书五载，聪慧善思，后随当地郎中研习中医，并自学中医书籍，以《伤寒杂病论》《傅青主女科》《医宗金鉴》为主要读本，33岁则悬壶乡里，就诊者逐日有增，疗效亦显，受乡邻尊敬。35岁被荣成黄山集仁恕堂药店聘为专职坐堂医生，声誉较广；38岁回当地开设药铺，号积德堂，求诊者甚众，声誉日隆；48岁被聘为文登县红十字会中医施诊中医师，为百姓医疾救苦，名声鹊起，深得百姓敬重。1946年，坐诊于文登县文城健民医院及积德堂。1953年，工作于文登县文城联合诊所文山区卫生所，任主治中医师，以中医杂病及中医妇科见长，尤其是疑难病症，凡经诊者疗效显著，求诊者络绎不绝，深受百姓爱戴，受到政府的表彰。1954年，当选文登专区中医代表会代表，多次出席专区和县中医代表大会，为中医发展献计献策，为提高中医疗效交流经验，《山东省中医验方集锦》和《文登专区中医验方汇编》收录其多篇临证验方，临床屡试屡验。其一生习医勤奋努力，好学不辍，诵经典，求古训，精习医论；业医勤于临床，精诊不殆，合四诊，精脉学，知方明药；临证思虑周全，辨证准确，行以方，智以圆，效如桴鼓；持家勤俭朴素，修身自律，立孝道，睦邻里，教子有方；传道严面慈心，悉心教诲，传家学，重传承，后代名医辈出；待人宽厚，为人和蔼，有求必应，施惠无念，受恩勿忘，大众爱戴，享誉一方。文登名绅赵泮馨曾作词曰："解公讳钟祥字国祯，业习岐黄，艺精华扁，教子有方，活人无算，虽已木坏山秃，依然名高荫远。"

父亲解霖源（1919.1—2004.4），字雨生，又字润海，威海市文登区人，近代著名针灸学家。少承家训，随其父学习中医，从识药、炮制、司药到问诊、切脉、处方，一脉相承，颇受真传。1934年函授于天津国医学校，使医学理论与临床实际有机结合，1946年悬壶于家乡，在文登开办诊所，明医识药，辨证精当，脉理精熟，药物炮制精细，在当地颇具盛名。

1949年后组成昆嵛县文山区医学联合会，时任副会长，1952年在文登专署中医进修班学习结业，组织成立了文城联合诊所，时任副所长。自1953年后，专门从事针灸临床研究和诊疗工作，开创了文登专署针灸之先河，深入研究，勤奋临床，不断总结经验，并发表了多篇学术论文，其中《针灸治疗坐骨神经痛》《针灸治疗肾脏炎》及《针灸工作的体会与总结》等先后发表于当时的中华针灸学社出版的《现代针灸》社刊上，引起了全国业内的关注与响应。他在针灸医学中所取得的成就在当地群众中产生了较大的影响，越来越多的人对针灸疗法更加信任，求治者络绎不绝,一时成为佳话。1954年12月16日,《大众日报》及原《文登大众报》报道了他针灸治病的事迹,引起较大轰动。1955年,文登举办中医进修班,特聘他讲授中医针灸课程,受到了学员的欢迎。

1957年,为了进一步提高针灸理论和临床水平,博采各家之长,解霖源先生自费到外地访贤取经,先后访问了江苏、浙江、福建等地针灸名家,参观学习,相互交流,先后拜访了全国著名针灸专家承淡安、赵尔康、由怀玉、梅焕慈等,学到了很多宝贵的经验,在相互交流中,解先生在针灸方面的学术观点和临床经验得到了很多专家的肯定和赞誉。结束历时3个月的求学访问后,解先生为山东省灵岩寺省中医进修学校全体学员做了有关访问针灸专家心得的学术报告,取得了良好的效果,之后为山东的针灸事业发展做了大量的工作。

1958年,文登创建了文登整骨医院,解霖源先生被组织调任该院组建针灸科,任主治医师及负责人。在应用针灸疗法治疗常见病及疑难病方面取得了显著的疗效,获得了卓越的成就,受到了各级政府和业内的高度关注和重视。解霖源先生中药处方短小精悍,效宏力专,针灸选穴精专,配穴擅用表里配穴、远近配穴、俞募原络等特定腧穴相伍。他熟悉内、外、妇、儿科常见病的治疗,尤其擅长于针灸治疗胆绞痛、肾绞痛、肝硬化腹水、肾小球肾炎、癫痫、视神经病变、不孕症、小儿多动症等疑难病症。

20世纪60年代末和70年代初,解霖源先生被迫停诊,但他仍潜心学习,阅读了大量的经典著作和针灸专著,尤其是对《灵枢经》《针灸甲乙经》《针灸大成》《针灸资生经》及现代承淡安、朱琏、赵尔康、王雪苔等的针灸著作进行了通读学习,奠定了他深厚的中医针灸理论底蕴和学术思想。

1973年,解霖源先生重新走上了工作岗位,先生焕发青春,以高涨的热情投入工作,积极开展科学研究,尤其是对针灸在骨科术后镇痛抗炎和针刺麻醉进行了深入的研究,并取得了可喜的成绩。1977年,全国六省市骨科针刺麻醉协作会议在文登整骨医院召开,先生代表医院进行了四肢骨干骨折针刺麻醉手术的现场演示,其针刺麻醉效果受到了与会专家的高度评价。在抗生素普遍缺乏的年代,骨科手术后如何抗炎镇痛,成为当时的一项重要课题,先生深入病房,潜心研究,自身试验,认真培训医护人员掌握针刺抗炎技术,对穴位选取、取穴标准、针刺手法、注意事项都进行了细致的讲解,一对一地教学,对上千例患者开展了针刺抗炎治疗,减少了抗生素的应用,同时为患者节省了大量的医疗费,取得了满意的疗效,许多媒体对此进行了报道,该项目获得了省级科学技术奖。

解霖源在古稀之年仍然坚守在工作岗位,以"老骥伏枥,壮心不已"的精神,为中医针灸事业的发展呕心沥血,发热发光。直至70多岁才退休。解霖源先生曾担任山东省针灸学会(原山东中医学会针灸分会)副会长,山东省中医药学会理事、威海市第一届针灸学会名誉会长、文登县政协常务委员等职。

第二节　名医解乐业

解乐业，1957年1月生，字济生，又字惠民，号一笑堂主、悬壶居士。承家学庭训，年少便酷爱中医，初中就开始自学针灸书籍，练习针刺手法。1975年8月高中毕业后就业于文登整骨医院，即随父亲学习中医针灸，父亲为其指定了《黄帝内经》《伤寒论》《针灸甲乙经》《难经》《针灸聚英发挥》《针灸大成》以及《现代针灸学》《中华针灸学》《新针灸学》等多部经典学习书目，其受父亲指教，勤奋好学，读经典，做临床，业有所进。1977年，国家恢复高考，解乐业考取山东中医学院中医系，5年的大学生活，他系统学习了中、西医基础理论知识和临床诊疗技能，聆听了张珍玉、周凤梧、李克绍、徐国仟、刘献琳、张志远等名老中医的授课，加深理解了四大经典著作的精髓。1982年，他被分配到文登整骨医院并侍诊于父亲身边，在此期间，其临床诊疗水平益进，期间在《中医杂志》及《中医杂志》英文版发表数篇总结解霖源先生针灸临床经验的论文。1991年，他作为全国首批名老中医药专家学术继承人，拜著名中医针灸专家曲衍海为师，3年随师再造颇得真传，使其学术水平再度提高，并获"优秀学术继承人"称号。1998年，受组织派遣至泰国彭世洛市彭世益医院进行中医针灸的推广交流，历时1年，受到泰国民众的欢迎，取得了显著的成效。2004年，经国家中医管理局考试考核，他被选拔为200名全国优秀中医临床人才研修项目培养对象，经过3年的学习，获"全国优秀中医临床人才"称号，其中医学术再攀高峰，学术渊源，造诣益深。2012年6月，被确定为全国第五批老中医药专家学术经验继承指导老师，带徒弟4人出师，有3人获得博士研究生学位、1人获得硕士研究生学位，2017年又被确定为全国第六批老中医药专家学术经验继承工作指导老师、全国名老中医药专家解乐业传承工作室导师、山东省五级中医药继承工作指导老师。先后获得"中国百名杰出青年中医提名奖""中华医药贡献奖""首届山东省杰出医师""山东省优秀学术继承人""山东省名中医专家""威海市名中医药专家""威海市第二批、第三批有突出贡献的中青年专家""威海市非物质文化遗产解氏中医代表性传承人""威海市医疗卫生首席专家"等荣誉称号。

在近40年的临床工作中，他积累了丰富的临床经验，以外感热病、脾胃病、肝胆病、心血管病、肾病、神志病及内科疑难杂病和针灸疗法为专长，兼通儿科、妇科，以小儿咳喘、厌食症、多动症和妇科月经病、多囊卵巢综合征、不孕症、围绝经期综合征的治疗见长，针灸以治疗急痛证、心血管病、风湿病、中风病、外周神经系统疾病为特色，发表学术论文52篇，取得科技成果11项，出版专著4部，在同行中有较高的学术威望。对外感热病总结出清散透达的治疗经验，提出卫气营血辨证与现代诊病合参，力主不用或少用抗生素，使中医治疗急性热病得到发扬；尤其是在防治严重急性呼吸综合征（传染性非典型肺炎）和甲型H1N1流感工作中，为全市制定中医防治方案并拟定防治处方，发挥了主力作用；甲型H1N1流感流行时，积极参加了数例甲型H1N1流感重症肺炎的抢救，获得了成功，在这些重大疾病的防治上做出了突出贡献；对于肝胆病，认为肝胆总以疏泄为用，肝为胆疏，胆为肝泄，其病易结、易滞而变生他证，提出疏利与散结并用，清利与导滞并施的治疗观，有效地指导临床；在治疗脾胃病方面，强调了外邪与内伤并存的病因论点，提出了邪毒学说，创立了益脾胃之气而复元，解毒瘀之邪而安中理论，在根除幽门螺杆菌研究方面有新的突破，在解决临床疑难病症和杂症上有鲜明的特色；加强学科建设，团结协作，联合攻关，参与医院肾病科、神志病科国家重点专科建设和肝病省级重点专科建设，作为其重点专科带头人，组织眼科、儿科、心血管科的攻关取得了数项科学成果。在中医适宜技术推广中，作为威海市中医首席专家与带头人，积极参与推广工作，撰写教材，出版《中医适宜技术手册》，并亲临指导，取得了很好的效果。在中医事业的推进过程中，他呕心沥血，不遗余力，为本单位乃至全市的中医发展做出了突出贡献。

曾任威海市中医药学会第三届、第四届会长，第五届名誉会长，山东省针灸学会第二届常务理事，山东省中医药学会第四届理事、第五届常务理事，世界中医药联合会睡眠医学专业委员会第二届、第三届常务理事，山东省医师协会中西医结合分会常务理事，山东省中医药学会医院管理分会理事，中国中医药信息研究会名医学术继承信息化分会第一届常务理事；现任威海市中医药学会第五届名誉会长，威海市中医病案质量控制中心主任，中医临床师承学位博士研究生导师，滨州医学院中医专业硕士研究生导师，威海市政协委员。

第三节　星火传承

作为全国第五批、第六批老中医药专家学术经验继承工作指导老师，全国名老中医药专家解乐业传承工作室导师，山东省五级中医药师承教育工作指导老师，解乐业先生一直致力于对中医药人才的培养。现已培养出师 10 人。

史玲，中共党员。1990 年毕业于山东中医药大学，硕士研究生学位。现任威海市中医院神志病科（针灸三科）主任，主任医师，硕士研究生导师，全国名老中医药专家解乐业传承工作室负责人，山东名中医药专家，山东省五级中医药师承教育工作第四批指导老师，威海市医疗卫生首席专家，国家中医药管理局十二五重点专科建设单位学科带头人。兼任中国民族医药学会神志病分会常务理事、世界中医药学会联合会睡眠专业委员会第一届理事会理事、山东省针灸学会第四届常务理事、山东中医药学会首届神志病专业委员会副主任委员、威海市中医药学会常务理事、威海市中医药学会首届神志病专业委员会主任委员。从事中医针灸临床 30 年，对神志病的治疗有独到见解，擅长治疗多种心理睡眠疾病及颈肩腰腿痛、三叉神经痛、头痛等多种痛症。

孙钟海，医学博士，副主任医师，威海市中医院风湿病科主任，曾获威海市医疗卫生"优秀中青年卫生骨干人才"称号，兼任中华中医药学会风湿病专业委员会青年委员、山东中医药学会风湿病专业委员会常务委员、山东中西医结合学会风湿病专业委员会常务委员、山东省医师协会中医医师分会风湿病专业委员会委员。擅长中西医结合治疗内科杂病、风湿免疫性疾病，如类风湿关节炎、干燥综合征、痛风、系统性红斑狼疮、强直性脊柱炎、骨关节炎等。

朱伟宁，中共党员，硕士研究生，副主任医师，现任威海市中医院治未病科主任。曾获山东省优秀共青团干部、威海市中医药工作先进个人、青年岗位技术能手等荣誉称号。兼任威海市中医药学会脾胃病专业委员会副主任委员，山东省中医药学会脾胃病专业委员会委员。擅长中医药治疗慢性萎缩性胃炎、溃疡性结肠炎、胃肠道息肉、胃肠功能紊乱、反流性食管炎、胆囊炎、胆囊息肉等消化系统疾病及咳嗽、更年期综合征、痛经、痤疮、面部黄褐斑等内科、妇科疾病。

于欣，硕士研究生，主治医师，出身中医世家，毕业于山东中医药大学，中医内科学肾病方向，现主攻慢性肾脏病早中期中医预防与治疗。擅长肾系疾病（泌尿系感染、结石、急慢性肾炎、肾病综合征、慢性肾衰竭、糖尿病肾病、高血压肾病等）的中西医结合诊断及治疗，对过敏性紫癜、咳嗽、痤疮、痹证、阳痿等内科杂病亦颇有研究。

毕媛媛，硕士研究生，副主任医师。毕业于山东中医药大学中西医结合临床专业，威海市中医药学会肝病专业委员会委员，第六批全国名老中医解乐业教授的学术经验继承人。擅长中西医结合诊治病毒性肝病、酒精性肝病、脂肪性肝病、药物性肝病、肝纤维化、肝硬化、胆囊炎、胆囊结石、胆囊息肉等。

卫敏，副主任医师，硕士研究生，威海市中医院脾胃科副主任。山东省中医药学会脾胃病专业委员会委员，山东省中西医结合消化内镜专业委员会委员，山东省预防医学会肿瘤早诊早治专业委员会青年委员。擅长采用消化内镜镜下治疗及中西医结合治疗内科杂病，如消化性溃疡、慢性萎缩性胃炎、溃疡性结肠炎、慢性结肠炎、肠易激综合征、便秘、急性胰腺炎、消化道出血、消化道息肉等。

张春花，博士研究生，副主任医师，威海市中医院肾一科和血透中心主任，威海首届"优秀中青年卫生骨干人才"，荣获"2018年全国中医临床特色技术传承人才培训项目培养对象"，擅长多种肾脏病的诊断和治疗，对慢性肾衰竭、慢性肾炎、肾病综合征、泌尿系结石、糖尿病肾病、高血压肾病、痛风肾、狼疮肾、紫癜肾等原发和继发性肾病有独到见解。

李玲，医学硕士研究生，副主任医师，风湿病（痛风）科副主任，山东省中西医结合学会风湿病分会委员。擅长以中西医结合、内外治结合的综合方法治疗痛风病、类风湿关节炎、强直性脊柱炎、干燥综合征、系统性红斑狼疮、皮肌炎、硬皮病、骨关节炎、风湿性多肌痛及纤维肌痛综合征等风湿免疫疾病。

王丽媛，中共党员，医学硕士研究生，主治医师，威海市中医院科教科科长，曾获山东省齐鲁卫生与健康领军人才荣誉称号。兼任山东中医药学会经方研究专业委员会委员、山东中医药学会肺系病专业委员会委员、威海市中医药学会脾胃病专业委员会委员。将"气运失常""血运失常""津液代谢失常""脏腑功能失调"理论贯穿于内科疾病治疗的始终，在咳嗽、哮喘、胃痛、失眠等疾病的治疗上疗效显著。

张翔昱，硕士研究生，副主任医师。曾评为"威海市第二届优秀职工""威海市新长征突击手"荣誉称号。兼任中华中医药学会生殖分会青年委员，山东中西医结合学会围产医学与妇幼保健分会委员，山东省中医药学会妇科专业委员会委员。擅长治疗月经病、围绝经期综合征、盆腔炎、产后病等多种妇科疾病，尤擅不孕症、崩漏及先兆流产的治疗。

上 篇——学术思想

第一节　脾胃病证治

随着社会物质生活的极大丰富，学习、工作压力的不断增大，饮食不节制、饮食不规律现象日趋严重，脾胃疾病发病率越来越高，发病年龄范围越来越大。解师多年来勤求古训，博采众长，对脾胃疾病诊治有独到见解。

一、重视脾升胃降，升降和谐

脾胃同居中焦，表里所系，在生理上密切相关，脾气主升，胃气主降，既相辅相成，又相反相成，共为全身气机之枢纽；在病理上亦密切相连，脾气不升，则胃难降浊，胃不降浊，脾亦难升，进而导致疾病的发生。因此，解师在临证时，特别重视脾升胃降的生理特性，提出脾胃升降和谐论。脾胃和谐主要体现于以下三点。其一，水谷纳运相得。胃主受纳，腐熟水谷，为脾主运化提供化源；脾主运化，转输水谷精微，为胃受纳提供动机，二者共同完成化生气血津液的物质。正如《景岳全书》所云："胃司受纳，脾司运化，一运一纳，化生精气。"其二，气机升降相因。脾气主升，胃气主降，二者为一身气之枢纽，《临证指南医案》曰："脾宜升则健，胃宜降则和"，升降得当，气机调畅，则各脏腑之气升降有序，气血津液运行有常。其三，阴阳燥湿相济。脾为阴脏，得阳始运，性喜燥而恶湿，胃为阳府，得阴自安，性喜润而恶燥。由此可见，只有脾胃升降和谐，才能发挥脾胃"饮入于胃，游溢精气，上输于脾，脾气散精"及"和调于五脏，洒陈于六腑"的生理作用。故调脾胃，重在升降通和，临证治疗脾胃病时，一定要顺应脾升胃降的生理特性，注意恢复脾胃升降之职，调节全身气机的升降浮沉。脾气欲升，如有胃降相助，必能事半功倍，胃气欲降，若得脾升相辅，定然效验彰显。正所谓"治脾宜九升一降，寓降于升；治胃宜九降一升，寓升于降"。例如，解师治疗便秘时，每加大剂之白术、黄芪之品，寓通降之中益气健脾，提升脾气，则浊阴自降；治疗胃下垂、脱肛等症时，每加枳壳、苏梗之属，寓升提之中理气宽中，畅通升路，则升举有力。

二、注重脾虚胃滞，补通相兼

《黄帝内经·素问·五脏别论》记载："所谓五脏者，藏精气而不泻也，故满而不能实；六腑者，传化物而不藏，故实而不能满也。"《黄帝内经·素问·太阴阳明论》亦有"阳道实，阴道虚"的记载。《医经余论》曰："脾以健为运，胃以通为补。健脾宜升，通胃宜降。"解师谨遵古人关于脏腑生理功能及虚实论述之旨，在临证治疗脾胃病时提出了脾病多虚、胃病多滞的观点。脾胃同居中焦，互为表里，既密不可分，又功能各异。脾主运化和输布营养物质，胃主受纳和腐热水谷，脾司升清，胃主降浊，二者纳化协调，升降和谐，共同完成水谷的消化、吸收，精微物质的输布及气血的化生之功能。虚则太阴，实则阳明。脾之内伤，影响其运化功能，运化无力则精微难以化生，出现乏力倦怠；运化无力则中焦虚痞，出现纳呆便溏；影响其升清功能，清阳不升则清窍失灵，出现昏晕困顿；升举无力则中气下陷，出现器官下垂；影响其统摄功能，统摄无力则血失常道，出现崩漏、出血等，皆为虚候，其治自当补益脾气，如益气健脾、补中健脾、升清健脾、燥湿健脾、养血健脾等，脾健则运、脾健则升、脾健则摄。其他因素影响脾脏，也往往脾虚由生，而有健脾养肺、补益心脾、运脾制水、抑肝扶脾等治法。胃腑主受纳，以通为和，以降为顺，"水谷入口，则胃实而肠虚；食下，则肠实而胃虚"，这样更虚更实，使食物能正常受纳排泄，若胃病，纳而不化则食滞，出现饱胀恶食，嗳腐吞酸；逆而不降则气滞，出现胃胀嗳气，呃逆呕恶；胃络失畅则血滞，出现胃痛如刺；外邪入侵则毒滞，出现胃痛膜疡等，其治自当通滞和胃，如消食导滞以和胃、理气通降以和胃、行气活血以和胃、清解邪毒以和胃等，胃通则纳谷正常，胃降则气机和畅。其他因素影响胃腑，也往往产生胃滞，而有疏肝理气和胃、利胆疏泄和胃，消痰降气和胃、清热化湿和胃等治法。因此，解师临证治疗脾脏之病时，多兼顾补益脾脏之虚，治疗胃腑之恙时，多着眼通导胃腑之滞。如此脾气健旺而不受邪；胃腑通畅而不留邪。

三、拓展舌象临床意义，重视舌诊

《难经》中有"望而知之者谓之神，闻而知之者谓之圣，问而知之者谓之工，切而知之者谓之巧"的记载，这句话充分说明了望诊对于临证的重要性。而舌诊是望诊的重要组成部分，古人更有"舌为胃之镜"的说法，因此，舌诊对于脾胃疾病的辨证具有十分重要的意义。解师在临床辨证时亦十分看重舌诊的作用，常谓："脾胃疾病症状乱，唯有舌诊能保全。"临证诊病时解师常先不问患者为何痛苦所困，而先诊其舌，观舌质而知气血盛衰，查舌苔而知内外邪气，再根据舌诊结果，进行有目的的问诊以加减药物。如此既可以有效避免患者赘述病情而对诊断造成影响，又可以快速掌握患者的疾病本质。依据舌诊而辨证用药，临床疗效明显。如解师见患者舌苔黄腻者，便知湿热内蕴，再问其是否口干而知是否清阳不升；问其是否头晕而知是否湿邪上蒙；问其是否腹胀而知湿热是否盘踞中焦；问其大便是否黏腻而知是否有湿热注于下焦；问其是否身体困重而知湿热是否蔓延全身。并因之进行药物加减，临床疗效确切。

四、倡导中西医并重，二观互辨

解师作为恢复高考后的首届中医院校毕业生，有着良好的中西医基础知识，在继承中医药学精华的基础上不断创新，在西医知识上不断了解新的学术动态，以此提高辨证、辨病水平，丰富临证思维。在几十年的临床实践中，解师体会到作为现代中医，必须熟练掌握中西医的诊疗技术和方法，扬长避短，实现"古为今用，洋为中用"。解师提倡应用西医的诊断技术和手段，为中医辨证提供有力的帮助，促进辨证与辨病有机结合。解师在治疗疾病时，十分重视西医理化检查的应用，把中医辨病与西医诊断疾病有机结合，把中医辨证与西医诊察体征有机结合，把宏观明理与微观辨析有机结合，把中医和西医进行有机联系，如治疗溃疡病，无论寒热虚实，患者都表现为周期性、节律性胃脘痛，呈钝痛、灼痛或刺痛，但通过胃镜观察，有的表现为溃疡面为灰白或褐色苔膜覆盖，边缘肿胀活动期征象，则在辨证论治时参以"治溃疡病如治痈"，常加入蒲公英、地丁之属；而有的表现为溃疡面白苔消失，变成红色充血的瘢痕，可见皱襞集中，则在辨证论治时参以"活血祛瘀以生新"，常加入丹参、三棱、莪术之属。再如临床中遇无自觉症状，而因理化检查发现异常者，则推求其饮食起居、生活环境、家族遗传等因素，如治疗酒精性肝功能异常，就针对酒之因、肝功能异常之征，以解醒护肝之治，常用葛根、葛花、泽泻、神曲、山楂、茵陈、虎杖之属。解师在辨证论治中渗透着西医认识，在运用现代理化检查技术结果时，发挥着中医学术思维，如活血化瘀在治疗胃肠疾病中的应用。胃肠黏膜要保持完整性，需要充分的血液滋养，如果出现血液运行不畅，瘀血阻于脉络，则黏膜缺少濡养，会进一步出现缺血、缺氧，导致黏膜抗病能力和修复能力下降，出现炎症、糜烂、溃疡、萎缩等，瘀血就成为许多胃肠病的病机之一，参以活血化瘀是许多胃肠病的重要治法，适当使用活血化瘀药物可取得良好的临床效果。同时，解师强调衷中参西是架构了临床诊病的新思维，注入了辨证论治的新要素，但反对中医和西医理论——对应，牵强附会，丢失中医辨证论治的精髓。

五、具体临证辨治思路举隅

（一）胃阴亏虚证辨治思路

1. 胃阴亏虚证兼气滞，平淡温燥何相宜。胃阴亏虚，脾胃升降失常，每致中焦气滞，故临床上胃阴亏虚证常兼见中焦气滞，气滞当行。但理气药多为辛香温燥之品，难免重耗已亏之胃阴；同时，临床治疗胃阴亏虚证的药物大多性偏凉，甚至偏寒，寒凉之品虽可滋阴，但它们的寒凉之性亦能滞碍中焦之脾气，使脾脏失于健运，脾失健运，则无力生化气血阴阳，胃阴失却化生之源，自然更加亏虚。故解师临证治疗胃阴亏虚兼气滞证时，擅选用性温微燥的理气药，配合性偏寒凉的养阴药，体现了古人"阴阳协调""燥润相济"的观点，临床疗效满意。

2. 胃阴亏虚脾不足，健脾补气兼升提。脾为后天之本，为气血生化之源，五脏六腑之气血阴阳皆有赖于脾之运化，胃阴之亏虚亦与中焦不足、脾脏亏虚密切相关。故临床治疗此类患者时，如单纯养胃生津，而不注意扶助不足之脾脏，则阴液难生。因此，临床上胃阴亏虚证兼脾脏不足的患者在养胃生津的同时，一定要注意补养不足之脾脏，而补脾时又应注意以下几方面的问题。一是补脾之药味不能过多，药量不能过大。因为补脾之药，性多偏温，过温则燥，过燥则易化火，化火则能伤阴，此既古人"气有余便是火"之谓。解师喜用9克白术，效果良好。二是配伍芳香醒脾药则疗效更佳。脾脏不足，运化无力，饮食水谷不得正化，必然酿生湿邪，湿邪易困脾土，脾困则妄谈养胃滋阴。应用性味芳香之品，则芳香能使呆困之脾复醒，脾醒则能运化，气血阴阳生化有源，则胃阴易生。解师喜用砂仁6克，常获良效。

三是当配伍升清之品。脾主升清，胃主降浊，脾脏运化所产生的气血阴阳，必赖脾脏升清之功方能布于上下内外、五脏六腑、四肢百骸。脾脏不足则无力升清，则生化之阴气不得至于胃腑，养阴之功自然难成。因此，须配以具有升清作用的药物，解师喜用升麻6克。

3. 胃阴亏虚兼湿热，芳香淡渗慎清热。脾胃同居中焦，以膜相连，互为表里，二者一升一降、一纳一运、一润一燥，相互配合，联系密切。今胃阴亏虚，受纳无力，日久必然影响脾之运化，使脾失健运，久之则酿湿生热，而成胃阴亏虚兼湿热内蕴之证。此类患者如单纯养胃滋阴则难免助长湿邪，如单纯清热祛湿则必定耗伤阴液。解师认为临证治疗此类虚实夹杂证的患者必当扶正、祛邪兼顾，方能收内生正气、外祛邪气之功。临证遣药时需注意以下几个问题。一是在养阴扶正之时尽量选用性味平和如石斛、白芍、麦冬、沙参之属，以养阴而不助邪，切忌选用性味滋腻如地黄之类以助长湿邪。二是在祛除湿热邪气时，一方面要尽量选用芳香而不温燥之化湿药如佩兰、竹茹之属，性平而无温燥伤阴之虑；另一方面应注意配合应用甘淡如山药、扁豆、薏米之类，淡渗利湿而使热邪随湿邪而去。三是在祛除湿热时需慎用清热剂，一方面清热药物秉性寒凉而易伤脾，脾伤则运化无力，水湿更胜；另一方面，如热邪偏胜，内耗阴液，此时之邪热不得不清，而清热时更应慎之又慎，多选用如蒲公英等清热而不伤阴之品。

（二）痰浊中阻证辨治思路

1. 通因通用，给邪气以出路。痰浊邪气属有形实邪，治疗有形实邪最重要的就是给邪气以出路，驱邪外出。《黄帝内经》中对于驱除外感、内伤邪气不外三法："其高者，因而越之；其下者，引而竭之；中满者，泻之于内。"痰浊邪气重浊黏滞，其性属阴，其势趋下，如采用下法，顺应痰浊邪气的自然属性，驱使痰浊邪气从下焦前后二阴外出则事半功倍。故解师在临证治疗此类患者，特别是兼见大便黏腻、排便不爽等痰浊邪气兼在下焦的患者时，常给予大黄、槟榔等通肠腑之品，使痰浊邪气从后阴而去；亦常给予薏米、竹叶等渗利之品，使痰浊邪气从前阴而去。但临证时无论是通肠腑的大黄，还是利小便的竹叶，用量皆不能太重，以防通利太过损伤正气。

2. 升降相因，复脾胃升降之职。痰浊中阻，气机不利，脾不升清则口干、眼涩、头昏重，胃不降浊则腹胀、嗳气。故调理中焦气机，恢复脾胃升降之职为治疗痰浊中阻证的又一重要法则。正如金元四大家中擅治痰的朱丹溪所云："善治痰者，不治痰而治气，气顺则一身之津液亦随气而顺矣。"临床上常用的升脾胃清气之药不外柴胡、升麻、葛根、荷叶之属，其中荷叶性味偏凉，除能升中焦脾胃清阳之气外，亦可清解胆胃之热邪。而痰浊中阻证常兼见胆气犯胃、胆胃郁热之象，因此荷叶为解师治疗痰浊中阻证升清常用之品。临床上常用降胃气之品较多，诸如枳壳、枳实、鸡内金、佛手皆可理气和胃，其中尤以枳壳、枳实为佳，《本草纲目》记载：大抵其功皆能利气，气下则痰喘止，气行则痞胀消，气通则痛刺止，气利则后重除，故以枳实利胸膈，枳壳利肠胃。因此，解师在治疗痰浊中阻证时，时时不忘理气和胃，恢复胃腑主降之职，临证常选用枳壳。枳壳配荷叶，升降相因，以复脾胃升降之职，待得中焦脾胃升降有序，则痰浊邪气自然易祛。

3. 风药胜湿，祛肌肤腠理之痰。历代医家治疗痰浊证时，特别重视风药的应用，如补土派代表人李东垣在《脾胃论》升阳益胃汤诸方中大量应用羌活、独活等风药，近代上海名医刘树农先生论治泄泻病痰湿内盛证时亦必用防风、羌活等风药，足见风药胜湿之能事，解师在诊治痰浊中阻证时亦必用风药。脾主四肢肌肉，脾胃运化失常，水液不得正化，故生痰浊邪气。而痰浊邪气产生后不单储存于肺脏，亦随脾脏之转输流行全身，一旦转输之气不足，则痰浊留而为患。肌肤腠理乃人体之藩篱，脾脏在肌腠转输之力较弱，因此痰浊邪气易留于肌腠而成肌腠之痰，进而出现肢体困重、水肿、多汗等不适。临床治疗痰浊证常用的燥湿、化湿、渗湿、利湿等法祛除的只是脏腑之痰，于肌腠已成之痰无功。风性善行数变，风药辛行温散之力甚著，故能挟诸药直达肌腠，祛除肌腠痰浊邪气。肌腠之痰既去，则中焦之痰易已。

4. 加减化裁，守基本而顾他脏。基于上述几点，解师在临证诊治痰浊中阻证时常处以自拟祛湿和中汤（苍术、荷叶、升麻、菖蒲、陈皮、茯苓、远志、焦三仙、羌活、鸡内金、枳壳、薏米、竹叶、白芷、酒大黄、生大黄等），效果显著。但脏腑间生克制化，关系复杂，临床上单纯的痰浊中阻证较为少见。痰浊邪气阻于中焦脾胃，往往兼见肺、肾、心三脏痰邪较盛。临证治疗痰浊中阻证时，需注意守祛湿和中汤以祛中焦痰浊之根本，而兼顾他脏，或给予桔梗、杏仁宣肃肺气，或给予甘松、檀香行心气、通心络，或给予白术、泽泻利肾水、泻肾浊，如此加减化裁，方能成其全功。

（三）溃疡性结肠炎临证经验

1. 急性期，以止痢治标为主。解师认为溃疡性结肠炎急性期多属邪实，多因湿热之邪壅滞肠道，湿浊之邪在下，则生腹泻、里急后重，热邪熏着肠络，则便脓血。故在治疗溃疡性结肠炎急性期时，应重视祛除湿热之邪，多以清热祛湿、凉血止泻为主要治疗方法，同时，溃疡性结肠炎急性期有以下几个问题需注意：一是湿邪为患缠绵难愈，胶着难化，故湿热之邪合而为患时一定要注意祛湿，此即古人湿去热孤之谓；二是祛邪时切忌见湿热之邪即投大剂苦寒之剂，重力猛攻，如此即使邪气尽祛，定然重创正气；三是要给湿热邪气以出路，湿热邪气胶着于下焦大肠，祛邪最速者即是给予患者行气之品，使湿热邪气随大便而出，此即古人"其高者，因而越之；其下者，引而竭之"之谓；四是祛邪之品多苦寒伤正，行气之剂多辛燥耗气，然溃疡性结肠炎发病之根本，湿热产生之源头皆责之脾胃虚弱，故临证遣药当时时不忘顾护胃气，可投以炮姜、砂仁之属，一则护胃助运，二则配以寒凉药中收阴阳协调之意。临床选方多以香连丸合痛泻要方合乌贝散加减。药用黄连、蒲公英、败酱草、椿根白皮清热祛湿，白及、儿茶、地榆炭凉血并止血生肌，木香、枳壳理气止痛，白芍、甘草缓急止痛。其中蒲公英清热而不伤阴，椿根白皮为祛下焦湿热之首选，地榆为下部出血之引经，炒炭可增强收涩之功。同时，古人有云"治痢调气则后重自除，行血则便脓自愈"，在治疗急性期溃疡性结肠炎时，尚需加以木香、枳壳、丹参等行气活血之品以提高疗效。

2. 缓解期，以扶正祛邪为主。溃疡性结肠炎缓解期，多见虚实夹杂之象，患者正气受损，脾胃虚弱，故见大便时溏时泄，饮食减少，湿热之邪未尽，大便夹带血丝、黏液。解师针对此期虚实夹杂的病机特点指出：此时如单行补益，则湿热之邪留恋难祛，缠绵难愈；如单行攻邪，则对已亏之正气无异雪上加霜，预后不良。因此，应兼顾扶正、祛邪，以健脾益气、渗湿清热为主要治法，方选四君子汤合香连丸加减。四君子汤加黄芪健脾益气、祛湿，正气充盛既可鼓邪外出，又能防邪复入，且白术、黄芪、茯苓之属，均具有祛湿之效；黄连祛除留恋之热邪；地榆炭、白及、儿茶止血生肌；木香、陈皮既能理气除胀，又可防黄芪、人参等补益之品壅滞气机。白术多用焦白术，以增强收涩止泻之功；人参价格昂贵，故气虚时多以党参代替，兼阴虚者多以太子参代替。

3. 恢复期，以扶正治本为主。溃疡性结肠炎的发病多与正气亏虚、邪气内侵有关，恢复期邪气已去，正气亏虚，易见食欲减退、体倦乏力等表现。解师认为此时治疗应以益气扶正为主要，方选参苓白术散加减（黄芪、人参、炒白术、茯苓、当归、山药、薏米、扁豆、莲子肉、佛手、砂仁、甘草）。方中黄芪、人参、白术扶正益气、补脾益肺，山药、薏米、扁豆、莲子肉既可健脾又能渗湿，砂仁理气防诸药壅滞气机。当归一味药为点睛之笔，因溃疡性结肠炎多有热邪为患，热邪熏灼肠络，血热妄行而出血，日久易致血亏，故以一味当归养血活血。

4. 重视脾胃，擅调情志。正如《景岳全书》所载："泄泻之本，无不由于脾胃""脾肾虚弱之辈，但犯生冷极易作痢"，故治疗溃疡性结肠炎当十分重视脾胃的作用。急性期时，多以白术、甘草、陈皮之属顾护脾胃之气，调理脾胃气机；缓解期时，多以黄芪、人参、白术之属补益脾胃之气，使正气充足，抗邪有力；稳定期时，多以黄芪、人参、白术、茯苓、山药之属益气、健脾、渗湿，使脾胃之气充盛，以防邪气复至。解师在治疗溃疡性结肠炎的过程中注意脾胃的同时，亦指出情志因素与此病的发生、发展及预后密切相关，在治疗此病时常加以佛手、香橼皮等以理气疏肝，调畅情志。

第二节　毒邪论

毒邪论是言以毒邪致病论，是中医学中重要的病因、病机理论之一，许多学者都从病因学角度，在很多学科中对毒邪致病进行了深入探讨，从而推动了临床治疗学的发展，从病因病机，到治法治则，都有了新的阐述。

毒邪的概念在中医学中渊源久远，涉及广泛。所谓毒，《说文解字》曰："毒，厚也，害人之草。"引申为厚也，恶也，害也。据《辞源》所载，"毒"的本意有：恶也，害也，痛也，苦也，及物害人者皆曰毒。可见，古人将苦恶有害之物称为毒。在古代医籍中，毒具有多重含义，或言病邪，或言病证，或言药物，或言治疗等，而将毒作为一种致病因素则是最为主要的，也即毒邪之论。《黄帝内经》中首先提出了寒毒、热毒、湿毒、燥毒、大风苛毒等。《黄帝内经·素问·五常政大论》说："少阳在泉，寒毒不生……阳明在泉，湿毒不生……太阳在泉，热毒不生……太阴在泉，燥毒不生……"王冰注曰："毒者，皆五行标盛暴烈之气所为也。"《黄帝内经·素问·生气通天论》说："清静则肉腠闭拒，虽有大风苛毒，弗之能害。"可见《黄帝内经》中对毒邪的概念，根据其本义，是指有强烈的致病作用、对人体毒害浓厚的邪气。《诸病源候论·疮病诸候》对毒的认识为"此由风气相搏，变成热毒。"这些都概括为六淫邪盛，侵犯机体，可化生为毒邪而损伤人体，亦即六淫化毒，此毒邪其一义。其二有内生毒邪，吃致病毒邪可由脏腑功能紊乱、阴阳气血失调、病理代谢产物等积蕴而生称之为内毒。如有瘀之毒邪、湿之毒邪、痰之毒邪，积蓄不能消散，郁久顽恶，积厚而成。清代沈金鳌《杂病源流犀烛·大肠病源流》论大肠痈曰："因七情饮食，或经行产后，瘀血皆积，以致大肠实火里热所生病也……其致病之由总因湿毒郁积肠内。"其三有疠气疫毒，古代医家早已认识到自然界存在着一种致病性很强并具有传染性的毒邪，称之为"疠气""疫毒""毒气"等，属一种特异的致病毒邪，常表现为一毒邪一病证，有别于六淫化毒和内生毒邪。《黄帝内经·素问·刺法论》云："黄帝曰：'余闻五疫之至，皆相染易，无问大小，病状相似，不施救疗，如何可得不相移易者？'岐伯曰：'不相染者，正气存内，邪不可干，避其毒气。'"其言由毒气（邪）致病具有传染性，一毒一病，病重难疗，要防染易，需增强免疫力，强化预防。其四伏蕴毒邪，是指内外多种致病毒邪潜藏人体某个部位，伏而不觉，发时显现，遇感诱发。其五有虫兽药食酒毒，来自虫、兽、药物、饮食、酒之所害的毒邪，常为有形之毒邪，如《诸病源候论》卷二十五、二十六、三十六中有关蛊毒、药毒、饮食中毒及蛇兽和杂毒病诸候的记载，这也丰富了致病毒邪的内涵。

毒邪虽范围广泛，但却有其共性，总括之可有：①传染性，许多毒邪所致疾病具有传染性，尤以疫毒为甚；②时节性，毒邪致病常表现出明显的季节性，诸如六淫化毒、瘟疫之毒；③特异性，有的毒邪致病后临床表现具有特异性，出现特定的证候表现；④暴戾性，毒邪致病多传变迅速，变化多端，表现重笃，易于深陷，危及生命；⑤顽固性，毒邪致病，热毒易于伤阴，瘀毒、痰毒易损脏腑，久滞入络，正邪混处，胶着难解，形成邪盛正衰之势，致使毒邪在体内顽固不化，病情迁延，缠绵难愈；⑥个体性，不同体质，不同禀赋，对毒邪有不同的承化，如某人之毒可能他人非毒，甲脏之毒，非乙脏之毒；⑦暗耗性，毒邪致病，或暂潜伏，或缓慢发作，但都非静止不动，有一个氤氲、弥漫到鸱张的过程，其必损伤脏腑精气，暗耗气血津液，以致正虚毒郁；⑧毒血相关性，毒邪之生，常即入血，毒血相关，是其毒邪致病之特点；⑨趋内性，当毒邪暴烈，入内毒害脏腑，导致病情多变复杂，加速恶化。此9点虽不能概全毒邪之共性特征，但毒邪之特性可见一斑。

毒邪致病理论之发展，随着对毒邪与疾病发病关系认识的不断深入，使之从过去六淫化毒、疠气疫毒，至现代毒邪内生，伏毒诱发，药毒、酒毒的提出和内容的丰富，使毒邪之论有了进一步的阐述。

脏腑疾病的毒邪之性，因毒邪所在脏腑之不同而有所不同。试举其数例而明言，慢性乙型肝炎患者是由感染乙型肝炎病毒所致，若以此作为毒邪，则与湿热疫毒及伏毒内蕴相一致，毒邪可由外来，外感温热疫毒（乙型肝炎病毒）之邪，蕴久成毒，从热易化为热毒，从寒易化为寒毒。毒邪亦可由内生，毒邪壅滞，气机不畅，或毒邪损及肝体，伤及肝用，气滞血瘀，与温热疫毒相合，则化为瘀毒。抑或煎熬津液，化生痰湿之毒。

慢性肾衰竭是由于肾单位的破坏、水钠潴留、电解质紊乱、内生肌酐清除率降低，其毒邪来自肾体受损、肾用失常、气血失调，或禀赋特质、毒邪内生，或毒邪久聚，或毒邪蕴伏，聚湿、聚痰、聚瘀，反作用于肾，遂生湿毒、痰毒、瘀毒，故其表象为正虚，实则为毒邪使然。

诸如卒中、眩晕、消渴、痴呆等多个病种，皆可因脏腑功能失调、气血运行紊乱、代谢过程中生出病理性产物，如瘀毒、热毒、痰毒，这些毒邪又破坏形体，痹阻络脉，形成发病的基本病因、病理，这与人体在代谢过程中产生氧自由基之有害物质，随血入络，到处游离，活跃且富于攻击性的致病机制极其一致。

近几年解师尚且关注有形之毒邪为害，如药毒、酒毒，既由外来，又不同于六淫生毒及疫毒；既有内毒性，又不同于本于脏腑失调而内生之毒；既有聚而为害，又不同于伏毒之变。侵之有形，害之隐匿。临床抗生素的过多应用导致药毒灾难丛生，人体耐药性、细菌抗药性、药物毒性叠加，使神经毒性，肝、肾毒性有增无减，危害深重。又如酒毒之害，过度、过多饮酒，"以酒为浆，以妄为常"，蓄而为毒，毒邪入血，伤于脑、损于肝，致使酒毒性脑损害、酒毒性心损害、酒毒性肝损害、酒毒性气血损害毕至。上述有形之毒邪，既外入蕴结，又内部滋生，既有机体反应调节，又有靶点效应，其受毒之害深矣。对此，中医毒邪理论尚需深入探究，引起应有的关注。

毒邪致病，尽管各有不同机制，但其损害脏腑、影响气血、滋生他毒则有其共性，不妨述之如下：

1.毒邪损伤脏腑之体,祸及脏腑之用。毒邪者，无论其外毒入侵，抑或内生毒邪，抑或有形毒邪，其损者必及脏腑，以肝为例，无论西医之病毒性肝炎（湿热疫毒），还是肝之代谢紊乱，致脂肪肝、肝纤维化（痰瘀之毒）或药毒、酒毒致肝损害，无不是毒邪留于脏腑，伤及其体。如毒邪着于肝体，致气机不畅，营血化生受阻，肝体受损，肝所主之疏泄功能则不能正常发挥，致使肝用无力；再如胃受毒邪之侵（幽门螺杆菌相关性胃病），胃体先受毒邪之蚀，继则胃之受纳腐熟之用随之而损，而生体用之坏变。可见毒邪之中的于脏腑之体，攻其脏腑之用，而致"体用同损"。

2.毒邪耗伤正气，损及气血。《黄帝内经·素问·评热病论》说："邪之所凑，其气必虚。"毒邪之所为，攻其虚处，毒邪之所居，更虚其虚。尤其毒邪缠绵未及速除，则必耗伤正气，正气所虚，气血不足，气虚则脏腑无以助，血虚则脏腑无以养。仍以肝为例，毒邪伤肝，若留而不去，必伤其正，致使肝气不得疏泄，肝血不得滋养，日久必使"肝积"而成，《张氏医通·积聚》曰："积之成也，正气不足，而后邪气踞之。"《诸病源候论·虚劳积聚候》曰："虚劳之人，阴阳伤损，血气凝涩，不能宣通经络，故积聚于内也。"是故毒邪为患，正气耗伤，气血衰少，变证由生。

3.毒邪既患，易滋生他毒。毒邪有自外侵者，有自内生者，抑或药酒之毒，无不伤于脏腑，虚其气血，而他毒由生。诸如毒邪蕴结，或热或寒，皆可滞其气行，瘀其血络，而成瘀毒，或使津液代谢障碍，变生痰毒，《明医杂著》中云："人之一身，气血清顺，则津液疏通，何痰之有，唯气血浊逆，则津液不清，熏蒸成聚而变为痰焉。"是故可见，若中于毒邪，必使气血失其清顺，津液失其疏通，而滋生他毒。

对于毒邪之治，一言蔽之，当以"解毒"为要，具体应用，则须详辨毒邪之性、所害之处，随症治之，笔者试述以下三则：

一是解毒邪，截防他变。因毒邪而为患者，则毒邪必为恶之源，欲救病患，必当解毒祛邪为第一要务。解毒祛邪者，根据毒邪的具体性质审因辨证，立法选方。解毒之法有三：①直折毒邪之势，只要辨证得当，不畏大剂解毒之品，寒者助以温阳散寒之品，热者施以清热之味，有湿者，利湿解毒；有痰者，化痰解毒；有瘀者，祛瘀解毒。②给毒邪以出路，或汗或利或下，使毒邪得以分消。③截防之法，以防他变，密切观察，分析病势，及时扭转变化，如肝纤维化，势向肝硬化、癌变进展；胃之肠化生，势向癌前变、癌变进展，此时当解毒祛邪，挫病势，截防传变，逆转病机。

二是安脏腑，体用并重。毒邪侵害脏腑，体伤用损，其治自当治脏腑之体，以培养复元，并利脏腑之用，以发挥正常的升降出入之功能，故滋养之法而不碍气机，利功之治而不伤血气。

三是解毒切勿伤正，扶正无碍解毒。《医宗必读》云：毒邪"初者，病邪实起，正气尚强，邪气尚浅，则任受攻；中者受病渐久，邪气较深，正气较弱，任受且攻且补；末者，病魔经久，邪气侵凌，正气消残，则任受补"，实为中的之言。因毒邪致病，解毒祛邪是为常法，然犹恐伤正，因之毒邪致病，往往急、重在初，迁延难愈在后，正气始终有着耗伤之危。病初若解毒不及，则毒势蔓延，解毒之品过用，又有伤正之虞，故时时顾护正气是其守则。而病之入时，则正气渐虚，攻伐当慎，然毒邪未尽，虽此时补益扶正为正治之法，但又要顾及勿助毒邪，故扶正无碍解毒又当思之。

解师之"毒邪论"就毒邪之概念、毒邪之特性、毒邪致病之病机及毒邪之治，从理论进行阐发，并结合部分临床实际进行了详述，提出了药毒、酒毒，为有形毒邪，具有社会性，当以关注。提出了毒邪中脏腑，具有外侵与内生的双重性，尤其是毒邪入脏后期，内生毒邪将为主要矛盾。所以，同时提出毒邪伤脏体，损脏用，耗正气，损气血，滋生他毒，深入传变的致病规律，在对毒邪致病的治疗上提出解毒邪、安脏腑、扶正气之则。毒邪理论在近十几年有了新的进展，尤其是在部分内科疾病中对毒邪理论进行了系统、深入的研究，但在毒邪和非毒邪，尤其是痰浊为患，或瘀血致病，是否皆为毒邪，还有争论，在某些疾病中，是否皆可应用解毒之法或缺共识，故今后的研究要从临床实际出发，发现病变与毒邪的内在联系，对痰、瘀等病理产物所产生的病理演变与毒邪特性的相关性，以及治疗中解毒之法的应用时机等，进行进一步研究。

第三节　神志病辨治思路与方法

随着现代社会的发展与进步，神志病的发病率呈逐年上升趋势，给人们的生活和工作带来了诸多困扰，甚至严重影响患者本人及其家人的生活质量。解师尊岐黄、东垣之说，临证强调阳气对人精神状态的影响。

一、神志病的发生发展与阳气关系密切

正如《黄帝内经·素问·生气通天论》所说："阳气者，若天与日，失其所，则折寿而不彰，故天运当以日光明。""阳气者，精则养神，柔则养筋。"阳气是一切生命活动的基础，神志活动及其赖以产生的精微物质的化生皆有赖于阳气的温煦和推动。

（一）五脏阳气与人体精神活动的关系

《诸病源候论》提出"五脏气不足，发毛落，悲伤喜忘"，强调了五脏气对人体的生发及推动作用。而气又分阴阳，起推动、兴奋作用的气主要为阳气，故其强调的是五脏阳气与悲伤喜怒等情绪关系密切。

《黄帝内经·灵枢·本神》曰："心藏脉，脉舍神，心气虚则悲，实则笑不休。"心主司神志活动，心气过虚、过实都易导致神志的变化，心气虚弱则易悲伤、抑郁，心气实则精神亢奋、言语不休。《黄帝内经·素问·灵兰秘典论》曰："心者，君主之官，神明出焉"；中医古籍中不乏心为大主之论述，不论物质的代谢还是神志的畅达都以心为统领。心阳为心脏搏动的动力，心脏正常搏动才能推动血行，兴奋精神，生机旺盛。心阳充足，正常发挥鼓舞、推动作用，心神才能清明。《黄帝内经·灵枢·本身》曰："所以任物者为之心。"心是接受外界客观事物并做出反应，进行心理、意识和思维活动的器官，人体复杂的精神活动是在"心神"主导下，由五脏协作共同完成的。

中医素有五脏藏五志之说，五脏功能调和是情志调畅的保障。脾在志为思，脾藏营，营舍意。思与意均属于人体情志活动或心理活动的一种形式，脾阳充足则可

维持人体正常的情志和心理活动，若脾阳不足，影响气的运动，易导致气滞或气结，从而出现不思饮食、记忆力减退；脾主四肢，脾阳不振，则见四肢乏力、懒动等抑郁症状。

《黄帝内经·素问·汤液醪醴论》云："五阳已布，疏涤五脏，故精自生，形自盛，骨肉相保，巨气乃平。"唐容川曰："肺阳布护，阴翳自消，一切寒怯虚悸之症自除。"肺阳主藏魄，主气，在志为悲，肺阳虚则见抑郁症之声低语怯，善悲欲哭。

张锡纯曰："人之元气，根基于肾，而萌发于肝""肝主元气的萌发，为气化发生之始。"肝乃将军之官，罢极之本，谋虑出焉，主疏泄，调情志。肝阳不足，失于条达，则清阳不升，而致思维迟缓，处事犹豫不决。

肾藏精，主骨生髓，通于脑。脑为人神志活动产生的场所，脑髓为神志活动的物质基础，髓由肾精所生，而肾精生髓充脑需要肾阳的推动，肾脏阳气充足则载精上行养脑，使脑髓充盈，则筋骨坚强，头发黑亮，身体壮实，精力充沛，反之则出现面色憔悴、精力减少、意志消沉、脑力衰退、精神匮乏等症状。此外肾阳为一身阳气之本，"五脏之阳气，非此不能发"，《景岳全书》也说："真阳不足者，必神疲气怯。"真阳能推动和激发脏腑的各种机能，温煦全身脏腑形体官窍。由此可见，只有肾阳充足，才能维持各脏腑阳气正常的生理功能，若肾阳不足则不但可以导致神志活动下降，还影响心阳、脾阳、肺阳、肝阳的功能，从而影响人体精神活动，导致精神、神志的改变。

（二）阳虚则神失所养

《黄帝内经·素问·上古天真论篇》中记载："上古之人，其知道者，法于阴阳，和于术数，食饮有节，起居有常，不妄作劳……皆年度百岁乃去"。现代人往往起居无常，加之过食生冷，失于调摄，以及抗菌药物的使用等，易致阳气受损。《黄帝内经·灵枢·经脉篇》云："肾足少阴之脉……气不足则善恐，心惕惕如人将捕之。"《医理真传·杂问》曰："怔忡起于何因？此心阳不足，为阴邪所干也。阳虚之人，心阳日亏，易为阴邪所侮。"阳气亏虚，神失所养，则易出现惊悸不安、情绪低落等焦虑、抑郁表现。《景岳全书·不寐》中云："盖寐本乎阴，神其主也，神安则寐，神不安则不寐。"阳气虚则阳不能入阴而致入睡困难，夜寐不安。

（三）阳郁则神机失用

"阳者卫外而为固也。"阳主外，若情志不舒，气机失畅，则阳郁于内而不得畅达，久郁化火，火热扰神，则出现烦躁、焦虑等症；《丹溪心法》曰："气血冲和，万病不生，一有怫郁，诸病生焉。故人身诸病，多生于郁。"《黄帝内经·素问·六微旨大论篇》云："出入废则神机化灭，升降息则气立孤危。故非出入，则无以生长壮老已；非升降，则无以生长化收藏。"阳气郁滞，气机失畅，神机失用，则见胸胁胀满、善太息等症；阳郁胸中，内扰心神，则心悸不安、胸中满闷、呼吸不畅。

二、神志病的治疗以温阳调气为法

阳气具有温煦、推动等功能，阳气虚衰，推动无力，易致气血运行不利，可导致气机停滞或逆乱。气属阳，阳化气，阳虚者必兼气虚，气虚甚易致阳虚。同时，人之脏腑气血经络功能无不在气机升降出入、气化中发生作用，人之生、长、壮、老、已，健康与疾病也皆因于气之调畅与否，气调则健，失调则病，可谓气有失调之处，即病本所在之处，故有"百病皆生于气"之说。张景岳曰："行医不识气，治病从何据？"故调气之法乃治病之重要法则。

"温阳调气"之法，即温补阳气，调畅气机，可有效治疗因阳气不足、阳气功能不及、气机郁闭不畅所产生的诸多病症，临床用于治疗功能性消化不良、围绝经期综合征以及抑郁障碍低动力症状等病症，常收拔陈除疴之功。

（一）阳虚当温阳调气、潜阳安神

对于阳虚患者，解师常取百会、气海、足三里等穴灸之。《黄帝内经·太素》曰："阳气重上，有余于上，百会灸之。"百会穴是督脉经穴，督脉为阳脉之海，总督一身之阳，针刺百会穴具有温阳之效。《针灸资生经》记载："气海者，盖人元气所生也。"气海具有益气之功。足三里穴为临床常用健脾益气、养生保健要穴。用药则常用菟丝子、巴戟天、仙灵脾等温补肾阳之品配合龙骨、牡蛎、磁石等重镇潜阳之品，使阳气充沛，浮阳归元，心神得安。

（二）阳郁当宣阳调气、解郁安神

针刺选用大椎加四关穴。大椎穴属督脉，《针灸甲乙经》称之为"三阳督脉之会"，为宣通全身阳气最快捷的腧穴；四关穴即合谷穴和太冲穴，以通调气机，《灵枢·九针十二原》篇记载："四关主治五脏，五脏有疾，当取之十二原。"合谷和太冲分别为手阳明大肠经和足厥阴肝经的原穴，原穴是本经脏腑原气经过和留止的部位，是调整人体气化功能的要穴，针刺四关穴可活血行气，经脉畅通，有效改善患者胃痛、胸闷、心悸等症。用药方面多选用柴胡、桂枝、薤白等宣通阳气，同时重视气机的调节，《黄帝内经》曰："惊则气乱。宜其怔忡忡忡，如物之扑也。"解师善用枳实、桔梗等药。枳实可下气，《药品化义》云："枳实专泄胃实，开导坚结，故主中脘以治血分，疗脐腹间实满，消痰癖，祛停水，逐宿食，破结胸，通便闭，非此不能也。"桔梗味苦、辛，为上行之药。《神农本草经》言："主胸胁痛如刀刺，腹满，肠鸣幽幽，惊恐悸气。"以桔梗配枳实一升一降，通调上下气机，使气机得通，则诸症瘳矣。

第四节　风湿类疾病诊治思路
类风湿性关节炎

类风湿性关节炎是以关节和关节周围组织非化脓性炎症为主的全身性疾病，

属于中医"历节病""历节风""白虎历节""热痹""痹热"之辨证范围。早在《黄帝内经》中就有"其热者，阳气多，阴气少，阳遭阴，故为痹热"的记载。汉代的张仲景又把历节病另列一篇，描述其症状为"诸肢节疼痛，身体尪羸，脚肿如脱……"。《诸病源候论》载："历节风之状，短气自汗出，历节疼痛不可忍，屈伸不得是也。"皆说明病变部位在骨节、筋脉，符合现代医学的定位诊断。唐代孙思邈首次提出了"热毒流于四肢，历节肿痛"这一病理机制，并以犀角汤施治。明代王肯堂对四肢关节痛描述得更为详细，指出："两手十指，一指痛后一指又痛，痛后又肿，骨头里痛。膝痛，左膝痛了右膝痛……昼轻夜重，痛时觉热。"这与类风湿性关节炎活动期的关节表现极为相似。类风湿性关节炎活动期失治、误治，常可致关节变形，肢体废用。对此，《千金要方》记载："夫历节风者著人，久不治者，令人骨节蹉跌。"清代《张氏医通》亦言日久不愈，可致"肢节如槌"状，可见前人认识之深刻。

解师认为，类风湿性关节炎的基本病机为脏腑内蕴湿热毒邪，外感寒湿、风湿的从化、郁化和误治后促化，从而形成湿热毒痹阻经络、筋脉、骨节的病理改变。

1. 先天为阴虚血热，阳气亢盛之体，或后天过食醇酒厚味、辛辣肥甘，脏腑积热蕴毒，复感外邪，引动内毒，形成《诸病源候论》所言："热毒气从脏腑出，攻于手足，手足则煅热、赤、肿、疼痛也。"可见，素体阳盛，脏腑积热蕴毒是形成热痹的内在原因，而外感风寒湿（如受风寒、汗出当风、久伤取冷、居住潮湿等）邪，从阳而热化，因此形成热毒攻于手足骨节，留滞筋脉，痹阻经络的热痹。

2. 风热之邪，直中肌肤，热痹经络。感受风热之邪，直中肌肤，深入脏腑，热郁经络，亦可形成热毒痹，因"风善行而数变，腠理开则洒然寒，闭则热而闷"，风得热其气愈奋，热得风其性愈炽，风热相搏，火性骤急，流注关节，阻滞经络。"风流走不定，久则变成风毒，痛入骨髓，不移其处。或痛处肿热，或浑身壮热。"《普济本事方》载："风热成历节，攻于手足，作赤肿……甚则攻肩背两膝，遇暑热或大便秘即作。"

3. 初因风寒湿郁痹阴分，久则化热攻痛。由于居住潮湿、涉水冒雨、冷热交错等原因，导致阳气不足，卫外不固，风寒湿邪乘虚侵入，注入经络，流于关节，使气血郁闭等发病。然风寒湿邪侵入机体，正气尚弱，且湿性黏滞缠绵，诸邪不能及时外散，其中风为阳邪，极易化热，如《证治汇补》所云："风流走不定，久则变为风毒"，寒湿留连不去，郁闭阳气日久，可导致"寒盛则生热""重寒则热"而化为热毒，"若邪郁病久，风变为火，寒为热，湿变为痰"可郁而化热化火，变生热毒，阻滞血脉，流注关节而发为热痹。此即《类证治裁》所云："初因风寒湿郁闭阴分，久则化热攻痛。"

4. 内蕴湿热，外感邪气，内外合邪，湿热痹阻经络，流注骨节。朱丹溪亦强调："六气之中，湿热为患者居之八九。"清代叶天士认为"湿热流著，四肢痹痛"。吴鞠通也强调："湿聚热蒸，蕴于经络，寒战热炽，骨骱烦痛。"湿热之形成，一是感受暑湿，二为饮食不节，脾胃受损，湿邪内生，郁而化热。若外感风寒湿之邪引动内在之湿热，内外相合，湿热流注骨节，阻于经络，从而形成湿热痹。明代王肯堂所著的《证治准绳》也认为："肢节肿痛，痛属火，肿属湿，兼受风寒，发动于经络之中，流注于肢节之间。"

5. 失治误治，泛用辛温，化热助火，火毒内生。临床上常可见到活动性类风湿性关节炎的患者，本属里热外寒证，但是医者拘泥于"风寒湿三气杂至合而为痹"之说，治痹"不分经络，不分脏腑，不分表里，便作寒湿脚气，乌之附之乳之没之，种种燥热攻之……，以致便溺滞涩，前后俱闭，虚燥转甚，肌肤日消"，若只视外在寒湿之邪而忽视了脏腑蕴热的内因而误用辛温香燥之品，结果促使外侵的风寒湿邪热化，形成湿热毒痹阻经络、骨节。更为严重的是，目前临床上大多数患者都有泛用大剂量糖皮质激素史，大剂量糖皮质激素起到了添加剂的作用，容易促使寒湿之邪化热、生火、蕴毒，轻则伤津耗气，重则灼阴炼液，形成活动期湿热毒未除而阴虚内热复生并存的局面。

解师提出，本病由于患者素体脏腑积热，或阴虚血热，或阳气偏盛，外感风寒湿热毒，而致湿热毒蕴结，导致湿热痹阻经络，流注骨节，攻注脏腑。其病位在骨节、筋脉，其次在经络、血脉。其病机概而论之为湿热瘀痰。病性属热，以湿为本，兼热毒、痰瘀。而其基本病机为湿热毒痹阻经络、筋脉、骨节。类风湿关节炎活动期的治疗主要以清热立法，热重于湿者，清热解毒；湿重于热者，清热利湿解毒；湿热伤阴者，清热与滋阴并用。

痛　风

痛风是一种嘌呤代谢紊乱的遗传性疾病，以血尿酸增高为特点，而痛风性关节炎是以尿酸盐沉积在关节囊、滑囊、软骨、骨质及其他组织中，引起相应的病损及炎性反应。由于患者不合理膳食，如摄入过量蛋白质，因此，痛风患者明显增多，发病率逐年增高。

痛风性关节炎急性发作期属中医"痛风""热毒痹""历节病""白虎历节"等辨证范围，正如《金匮要略·中风历节病篇》指出："趺阳脉浮而滑，滑则谷气实，浮则汗自出。"正是说明脾胃湿热，热蒸液泄，可成为本病。《金匮要略》又言其"历节病"的病因为："少阴脉浮而弱，弱则血不足，浮则为风，风血相搏即疼痛如掣。盛人脉涩小，短气自汗出，历节疼，不可屈伸，此皆饮酒汗出当风所致。诸肢节疼痛，身体尪羸，脚肿如脱，头眩短气，温温欲吐，桂枝芍药知母汤主之。"其中"风血相搏"与"饮酒汗出当风"与痛风性关节炎的诱发因素极为相似。《外台秘要》言："其昼静而夜发，发即彻髓酸疼不歇，其病如虎之啮，故名白虎之病也。"与痛风性关节炎的发病时间多在夜间基本一致。元代以后，始有痛风之称，但值得注意的是，中医学所谓的痛风，它包括了现代医学的多种以疼痛为主的关节炎，痛风性关节炎也在其中。如《张氏医通》言："痛风而痛有定处，其痛上赤肿灼热或浑身壮热，此欲成风毒。"又"肥人肢节痛，多是风湿痰饮流注，瘦人肢节痛是血枯，……老人性急作劳，患两腿痛，动则痛甚，或血痢用清药，恶血流入经络隧道而变痛风。……壮年人性躁，兼嗜厚味，患痛风挛缩，此挟痰与气证"。

解师认为，痛风性关节炎的基本病机非外感邪气所致，此乃脏腑积热，内伏毒邪，而致"热毒气从脏腑出，攻于手足，手足则灼热赤肿疼痛也"。

1. 脏腑积热，内伏毒邪：乃患者素日过食醇酒厚味，膏粱辛辣，热毒、湿热毒内伏于脏腑，正如龚廷贤在《万病回春》中指出："一切痛风，肢节痛者，痛属火，肿属湿……，所以膏粱之人，多食煎炒炙煿、酒肉、热物蒸脏腑，所以患痛风，恶疮痈疽者最大多。"作者认为"脏腑蕴结，内伏毒邪"是痛风发作的根本原因。

2. 外因并非全为邪：痛风发作的原因并非受凉、潮湿所致，而是在饱餐、酗酒、过度疲劳、外伤、感染、药物、出血、异性蛋白治疗、放射治疗等外因条件下而发病，形成《诸病源候论》所言："热毒气从脏腑出，攻于手足，手足则焮热、赤、肿、疼痛也。"并非"风寒湿三气杂至合为痹"，医家多泥于风寒湿三气杂至之说，一直沿用祛风除湿散寒药物，只治其标实疼痛，无根治内毒之本，可谓前人认识之不足。

3. 热壅血瘀，毒攻骨节：热毒、湿热毒流注于下肢骨节，痹阻于经络，致气滞血凝，热毒充斥血脉，故骨节疼痛如虎之啮，日久，热毒灼湿为痰为浊，凝结肌肤、经络、骨节为痰核，留于皮下。

解师提出，综观本病，由于脏腑积热，内伏毒邪，加之劳倦内伤、饮酒饱食、膏粱辛辣、劳力外伤等外因，而致"热毒气从脏腑出，攻于手足，手足则灼热、赤、肿、疼痛"，形成痛风发作期的基本病机为内生湿热毒，充斥血脉，痹阻经络，流注骨节，着于肌肤。其病位初为血脉，继而骨节、经络、肌肤。其病性为实热证。由于其为内生毒邪，外邪引动所致，与其外感风寒湿热痹阻经络由浅入深的痹病截然不同。

骨关节炎

骨关节炎是一种严重危害中老年人生活的常见关节病变。据统计，我国骨性关节炎患病人数已达亿人。目前，骨关节炎分为原发性骨性关节炎和继发性骨关节炎。原发性骨关节炎是指原因尚未明确的，因关节软骨退变导致关节功能障碍的骨关节病；继发性骨关节炎是指由明确的因素引起的关节软骨变性和退行性变，导致关节功能障碍。

解师认为，骨关节炎的发病与以下机制有关：

1. 肝肾亏损，筋骨失养，不荣则痛。发病的病因非外感邪气所致，而是由于患者年高体衰，骨弱肾精亏虚，髓腔不充，骨失所养，骨骼缺乏精微物质而发生退行性变。骨骼不坚则骨质疏松，关节边缘外生骨疣。

2.肝虚失疏，气血凝滞。近代著名医家张锡纯指出："气血郁滞肢体疼痛之证"除有"风寒湿三气合而为痹"外，"尚有因肝虚不能疏泄，相火即不能逍遥流行于周身以致郁于经络之间，与气血凝滞而作热作痛"者。肝血不足，筋脉失其润养，精血同源，血亏精少，骨筋失养，成为每次发作疼痛的内在原因。

3.外力诸因，血瘀气滞，不通则痛。患者多由于外力因素（强力劳动、久行站立、扭伤等），骨疣压迫经络血脉，致气血运行不畅，血瘀气滞则发生负重的骨节疼痛、肿胀、屈伸不利。大多数患者每次发病与天气变化无关，可见并非外感风寒湿三邪所致。

4.骨弱肌肤盛，湿郁化热，湿热下注。临床所见，骨性关节炎患者的体型多为《金匮要略》曾指出的"骨弱肌肤盛"之体，即肾虚湿盛之人，湿盛的部分患者，可湿郁化热，湿热蕴结，流注于骨节，而以两膝、踝骨节最为常见。

解师提出，由于患者年高体衰，骨弱肌肤盛，肝肾精血亏损，筋骨失养，加之外力因素（如强力劳动、久行站立、扭伤等）而致筋骨失养及血瘀气滞，或湿热下注引起负重的骨节疼痛或肿胀发病。其病位在筋骨，与肝、肾有密切关系。多为本虚标实，发作期以血瘀气滞湿阻标实为主，缓解期以肝肾亏损、精血不足本虚为主。其基本病机为血瘀气滞湿阻。

系统性红斑狼疮

系统性红斑狼疮（SLE）是一种病情复杂而严重的全身性自身免疫性疾病。患者免疫功能失调，细胞免疫降低，而体液免疫功能亢进，以免疫复合物增多所致的血管炎为病理基础。能累及皮肤、黏膜、浆膜、血管、关节、心脏、肾、肝、脑、胃、肠、血液、淋巴等全身组织和器官。

从中医来看，系统性红斑狼疮的临床表现以皮肤损害为主，面部皮肤出现红斑时，应以"鬼脸疮""蝴蝶疮""阳毒发斑"辨证论治，如《金匮要略》指出："阳毒之为病，面赤斑斑如锦文，咽喉痛，唾脓血。"如血小板减少或血管炎出现的皮下出血者，与《外科正宗》一书中记载的"葡萄疫其患……郁于皮肤不散，结成大小青紫斑点，色如葡萄，发在遍体头面"相似；以关节疼痛为主者，属于"周痹""痹证"；有脏器损害者，可根据出现的症状而命名，如肾病、肾功能不全者，属"水肿""关格"；有肝脏损害者属"黄疸""胁痛"；有心脏损害者，属"心悸""悬饮""胸痛"；有狼疮肺表现者，属"积饮""喘证"等辨证论治。

解师认为，系统性红斑狼疮是由于先天禀赋不足，精血亏虚，或后天阴精耗损，阴虚火旺，阳盛血热，复感受风寒暑湿燥火热毒邪，从阳化热；热壅血瘀于肌肤、筋骨，重者深入气营血分、毒攻脏腑。其基本病机为热壅毒瘀，气阴两虚。

1.内因：先天禀赋不足、精血亏虚、肾阴亏耗，或后天劳伤过度；或女子值经期、妊娠期、产期，阴血暗耗；或肝气郁结，郁久化火，火盛伤阴；或所欲不得，忧郁气结，暗伤阴血；或房劳过度，阴精耗损于下，相火妄动，火炎于上，以上诸因形成阴虚火旺，阳盛血热，成为发病的内在根据。

2.外因：感受风寒暑湿燥火热毒邪是形成本病的外因，其中，风暑燥火热之阳邪与内在阴虚血热同气相求，从阳化热；寒湿之阴邪从阳郁而化热；另外，风热、暑热、阳热之毒可由表及里；或肌肤着于药毒；或烈日风热、阳毒暴晒直入肌肤经络，蚀于筋骨，而出现皮肤红斑和骨节肌肉疼痛、肿胀。

3.传变：热毒由卫分传入气营血分，热壅血瘀，导致气营两燔，而出现皮肤斑疹、高热不退以及骨节肌肉的肿胀疼痛。热壅血瘀深入脏腑，可出现毒邪上攻于脑，内壅于心肺，下注于肾等脏器的改变。毒攻于脏器者，半死半生也。

4.转化：气虚者，变证百出，可表现为肢体乏力，动则加剧，汗出短气，腰膝酸软，舌质淡胖嫩，脉沉细等症；肾气虚固摄不能，精微下注而出现尿蛋白、尿潜血或肉眼血尿；肾阳虚衰，气虚不能化水，水湿泛滥于肢体而出现的低蛋白血症引起的水肿，或腹水、胸水；气虚推动乏力而运停滞者，可出现女性闭经或皮下瘀斑或血液黏稠密度增高；气虚不能统摄血液而致贫血并有各种出血倾向；气虚卫外不固阴液外泄，表现为汗出、易感冒等。

解师提出，由于先天禀赋不足，精血亏虚，肾阴亏耗或后天阴精耗损，阴虚火旺，阳盛血热，复感受风寒暑湿燥火热毒邪，从阳化热；热壅血瘀于肌肤、筋骨，重者深入气营血分、脏腑。急性期以清热凉血解毒化斑为主，过渡期邪退正虚以清热养阴益气相兼顾，相对缓解期以益气养阴兼清解余毒为主。

白塞综合征

白塞综合征又称眼－口－生殖器三联征，本病的发生与病毒、链球菌、结核杆菌感染有一定关系，是以口腔溃疡、外生殖器溃疡和眼色素层炎为主要临床表现的疾病。此病于1937年由土耳其 Behcet 医生首先报道，故以他的名字命名。现在认为本病是一种全身性疾病，除侵犯口腔黏膜、眼与外生殖器外，尚可侵犯关节、消化系统、心血管系统、中枢神经系统等多器官。本病累及组织、器官的基本病变是血管炎改变，大多数为渗出性，少数为增生性，有时二者同时存在。受累血管可为动脉，也可为静脉，病变部位可发生充血、水肿、栓塞、狭窄、纤维素渗出和脓疡形成等改变。

白塞综合征的症状表现与张仲景《金匮要略》中论述的"狐惑病"相类似，他指出："狐惑之为病，状如伤寒，默默欲眠，目不得闭，卧起不安……甘草泻心汤主之。"并有"初得之三四日，目赤如鸠眼，七八日目四眦黑"的记载。从"蚀于喉为惑，蚀于阴为狐""蚀于上部则声嗄""目赤如鸠眼""目四眦黑"这些症状来看，与白塞综合征出现的口腔、舌溃疡，声音嘶哑，外阴溃疡及虹膜睫状体炎等症状相似。这些部位与肝经循环有密切的关系。"肝足厥阴之脉，起于大指丛毛之际，……循股阴，入毛中，过阴器，抵小腹，挟胃属肝络胆，上贯膈，布胁肋，循喉咙之后，入颃颡，连目系，上出额，与督脉会于巅。其支者，从目系下颊里，环唇内。"《金匮玉函经二注》中则认为，此病的发生，"非独伤寒变是证，风热病者得生虫也，"并指出："虫生于湿热败气瘀血之中。"

解师认为，白塞综合征是由于脏腑功能失调，致湿热蕴毒，伏藏于内，或外感湿毒，湿热浊毒流注，火毒循经环络上攻所致。

1.过食膏粱厚味、辛辣肥甘、醇酒滋腻之品，或五志过极，肝郁化火，或肝脾不调，湿热内生，湿热蕴毒，伏藏于内，遇外因而发作。《金匮释义》云："狐惑病者，亦是湿热蕴毒之病。"湿热邪毒蕴于脏腑，循经络上攻于口、眼，下注于外阴，甚至攻注脏腑而发本病。

2.外感湿热毒邪，着于诸窍，由邪毒由浅入深，或湿毒自上而下流注，或热毒自下而上攻，因湿热毒邪蕴结脏腑，火热毒循经达络上攻者则口、眼、咽喉肿胀、疼痛、溃疡、目赤；湿热毒蕴结，痹阻经络，流注骨节，浸于肌肤，则见关节肿胀、疼痛、灼热、红斑、结节，伤及肌肤血络，又可致皮肤溃烂、红斑不已；湿性趋下，湿毒甚者流注于外阴、下肢，故外阴溃烂、疼痛、肿胀、结节缠绵难愈，甚则终身不已。

3.湿热灼阴，阴虚血热。湿热蕴结，易灼伤阴液；或素体阴虚，或女子亡血失精，阴亏于下，火炎于上，如《诸病源候论·唇口病诸候》谓："心气通于舌，……脾气通于口。脏腑热盛，热乘心脾，气冲于口与舌，故令口舌生疮也。"因此，湿聚热蒸，上蒸下注于诸窍，发为本病。

解师提出，白塞综合征是由于脏腑功能失调，或素体阴虚血热，加之过食膏粱厚味，辛辣肥甘，醇酒滋腻，或五志过极，肝郁化火，或肝脾不调，导致湿热蕴毒，伏藏于内，遇外因而发作，湿聚上蒸下注于诸窍，发为本病。其病位在血脉，与肝、脾、肾关系至为密切。其病机概而论之有湿（内湿、外湿）、热（内热、外热）、火（内火）、毒（浊毒、时毒、湿毒、热毒、火毒）。此四者在一定的条件下相互影响，相互作用。病性多为湿热火毒，湿热处于下焦，火毒居于上焦。而其基本病机为湿热浊毒，流于下，而火毒循经环络攻于上焦。急性期应杀其虫，以清热利湿解毒为本；治虚热者以滋阴清热为主，即清代魏荔彤认为："狐惑者，阴虚血热之病也，治虫者，治其标；治虚热者，治其本也。"相对稳定期，应以扶助正气与化毒、排毒相结合为主。

紫癜性肾炎

过敏性紫癜性肾炎简称紫癜性肾炎，是常见的继发性肾炎之一，是全身性的以小血管损害为主要病理基础的疾病。初发常有外感发热的症状，继之出现皮疹、瘀点、瘀斑、尿血、便血、腹痛、腰痛、关节疼痛等，临床属中医的"血证、肌衄、发斑、腹痛、水肿、腰痛、虚劳"等范畴。

解师认为过敏性紫癜性肾炎的发生主要是由于素禀差异,食用或接触动风之品,与内热相搏,血热妄行,络伤血溢,或素体阴虚质燥,复感风热之邪,风热与血热相搏,伤及脉络,血溢肌表则发为紫癜。若邪热传经入里,结于下焦,肾与膀胱血络受损而发为尿血。若热毒久留不去,或尿血反复不已,以致气血(阴)亏耗,则血虚无以化气,气虚无以统血,导致血液不循常道,溢于肌肤而成斑,渗于水道而为尿血。临床上初发以实为主,病变以肺、胃为主;病久则由实转虚,则以脾、肾为要。

此外,病程中热毒壅盛,烧炼其血,则血黏而浓,滞于脉中;或热伤血络,迫血妄行,则血溢脉外,从而形成中医"瘀血"之征。病情久延,即使是热毒渐逝,以虚为要的患者,也可因气虚帅血、摄血无权,以致血溢脉中或溢于脉外,从而产生瘀血征。

一、辩证分型

本病中医治疗初期以清热解毒、凉血止血为主;后期以健脾益肾、补气养阴、养血和络为主。临床常分以下 4 个证候辨证论治。

1. 风热外袭证:症见初起恶寒发热,下肢、臀部出现红色斑点,伴有痒感、口渴、咽痛,可有腹痛、关节痛、尿赤或有蛋白尿,舌质红,苔薄黄,脉浮数。治以疏风清热,凉血止血。消风散加减。常用药:荆芥 15 克,防风 15 克,僵蚕 10 克,蝉蜕 10 克,徐长卿 15 克,地肤子 15 克,苦参 12 克,石膏 30 克,知母 15 克,生地 15 克,仙鹤草 30 克,麦冬 15 克,生甘草 6 克。咽痛加双花 10 克、桔梗 10 克、玄参 15 克;紫斑瘙痒,加入夜尤甚,加麦冬 15 克、五味子 10 克、酸枣仁 30 克,或加乌梅 10 克、柴胡 10 克组成脱敏汤。

2. 热毒亢盛证:症见肌肤紫癜稠密,或成团块,颜色鲜红,此起彼伏,发热烦躁,可见尿血、便血,舌质红,苔黄,脉数有力。治以清热凉血,化斑解毒。犀角地黄汤、清营汤加减。常用药:水牛角 30 克,丹皮 15 克,石膏 30 克,麦冬 15 克,炒栀子 15 克,白茅根 30 克,小蓟 12 克,仙鹤草 30 克,生地 15 克,赤芍 15 克,侧柏叶 12 克,生甘草 6 克。高热者,加大青叶 30 克、板蓝根 30 克;便血加地榆炭 15 克、乌贼骨 30 克;关节疼痛者,加生薏米 20 克、威灵仙 15 克。

3. 阴虚火旺证:症见紫癜渐退,头晕腰酸,五心烦热,咽燥咽痛,反复镜下血尿,舌质红,苔薄黄或少苔,脉细数。治以滋阴补肾,凉血和络。二至地黄丸、两地汤加减。常用药:生地 15 克,地骨皮 15 克,山药 30 克,山萸肉 15 克,丹皮 15 克,茯苓 15 克,麦冬 15 克,牛膝 15 克,女贞子 15 克,旱莲草 15 克,仙鹤草 30 克,知母 15 克,生甘草 6 克。紫癜退后,皮肤遗留印痕的,加三七粉 10 克、茜草 15 克;盗汗者,加煅龙牡 15 克、浮小麦 15 克;腰酸痛明显者,加杜仲 15 克、川断 30 克。

4. 气虚血瘀证:症见神疲乏力,面色萎黄,饮食减少,斑疹暗红,腹痛绵绵,尿血或蛋白尿，或有水肿，舌有瘀点、瘀斑，苔薄白，脉细涩或细弱。治以健脾益气，活血化瘀。补中益气汤、当归补血汤加减。常用药：太子参 15 克，黄芪 30 克，炒白术 10 克，当归 15 克，熟地 15 克，山药 30 克，赤芍 15 克，炒蒲黄 10 克，炒茜草 15 克，枸杞子 20 克，仙鹤草 30 克，地龙 12 克，升麻 10 克，生甘草 6 克。水肿加茯苓皮 30 克、车前子 30 克；纳差者，加神曲 15 克，谷、麦芽 15 克。

二、诊治要点

解师在诊治本病时，着重强调以下几点：

1. 辨证重在辨别热、瘀、虚。临床上起病急，病程短，紫癜颜色鲜红，肉眼血尿者，多属血热；有瘙痒兼表证者，多为风热；紫癜颜色暗红，镜下血尿持续，关节肿痛固定，舌质暗红或有瘀点、瘀斑，多为瘀血；久病不愈，倦怠乏力，下肢水肿不消，尿中细小泡沫增多，多见正虚。

2. 早中期慎用补法。紫癜性肾炎早中期表现以实证邪盛为特征，当以祛邪为重；尤其是外邪初侵或再犯之时，当以祛风解毒、凉血化斑为大法。即使有虚证时，也当辨清是否仍有标实，采用扶正祛邪之法。

3. 重视化瘀止血。血瘀内阻是本病的基本病机之一。解师在活血化瘀药的选择上应以赤芍、丹皮、水牛角、炒茜草等凉血活血药为宜，忌用芳香辛燥药物，以免动血耗血，伤及阴分。

4. 后期注重扶正和络。病至后期，往往邪实已不显，而脾肾不足明显，常常表现为气阴两虚，兼有瘀血阻络，故宜健脾益肾、补气养阴、养血和络为主。

第五节　妇科疾病诊治思路

女性以血为本，兼顾肝肾，病机多见血虚、血瘀、血热。女性具有独特的生理病理特点，自《黄帝内经》起，历代医家对妇科疾病均有论述，解师尊《黄帝内经》"疏其血气，令其条达，而致和平"之说，强调女性以血为本，以肝为先天，重视调肝、健脾、补肾的思路，尤其重视补肾。

李时珍云："妇人，阴类也，以血为主。"妇人之病，气常有余、血常不足，多见血虚、血瘀、血热之症。《景岳全书·妇人规》指出："妇人所重者在血，血能构精，胎孕乃成。欲察其病，惟以经候见之，欲治其病，惟以阴分调之。"《血证论》云："凡血症，总以去瘀为要。"故治疗妇科病，常以血药为主，当补血、养血、活血、清热。

肾为水火之脏，藏五脏六腑之精气，肾气盛，天癸方至，肾气衰，则天癸竭。月经能以时下，或地道不通，实际上与"天癸至"或"天癸竭"的关系密切相关。因此，解师在治疗过程中尤其重视平衡肾中阴阳。用药上常用菟丝子、枸杞子、女贞子、覆盆子、巴戟天、淫羊藿、黑顺片等药。

肝体阴而用阳，肝藏一身之血，阴血充足则肝体得养，具备正常的体阴之性。肝主疏泄，调节情志，条达气血，主一身气机的流畅而协调五脏之气，能发挥正常的阳用。女性患者多郁善感，故由肝气郁结引起的病证更为多见，如月经不调、经前乳胀、乳腺腺病、不孕以及更年期综合征等。治宜在心理疏导的基础上，采用芳香之品，疏肝理气解郁，可取得良好效果。以香附、郁金、合欢皮、乌药、路川芎、柴胡、玫瑰花等最为常用。但解师同时考虑肝脏体阴而用阳的生理特点，若肝郁日久，若疏肝无效，或则与其肝阴不足有关。如王孟英所说："气为血帅……然理气不可徒以香燥也，盖郁怒为情志之火，频服香燥，则营阴愈耗矣。"如临床常见月经先期、月经过多，经前乳胀，或五心烦热，或大便干结，见舌尖红，脉象弦细或数者，治宜养其肝阴之体，疏其肝木之用。常用枸杞子、白芍、合欢皮等。

女性生理以经、妊娠、产、乳为特点，月经、妊娠其生理均有赖于气血下注胞宫，而乳汁为血所化，人体气血，依赖水谷之精化生，脾胃为水谷之海，气血生化之源，后天之本，且脾尚有统血作用，与经、妊娠、产、乳关系密切。若脾胃虚弱，则不能生血统血，可能发生经、妊娠、产诸病，常采用健脾和胃之品，如党参、白术、茯苓、木香、砂仁等药。且解师认为崩漏、胎漏、产后恶露不绝等妇科血证，有虚有实，且虚者多，因此临床上血失统摄多见，常采用补气摄血之法，如党参、黄芪、白术等，且考虑脾气主升，常加升阳之品，如柴胡、升麻等。另外，解师认为，脾阳尚需命门之火以温煦，《景岳全书》云："脾胃以中州之土，非火不能生……命门有火候，即元阳之谓，即生物之火。"脾阳不足，往往由于命门火衰、肾阳不足，因此妇科病当中，脾肾阳虚比较常见，如多囊卵巢综合征、不孕症、滑胎、更年期综合征的患者，解师在治疗时尤其注重温阳，常使用淫羊藿、巴戟天、杜仲、鹿角霜、黑顺片、菟丝子等药。

多囊卵巢综合征（PCOS）是以持续性不排卵、高雄激素或胰岛素抵抗为特征的内分泌与代谢紊乱的综合征，是不孕女性中最常见的内分泌与代谢紊乱性疾病。临床表现主要是月经失调、不孕、多毛、痤疮、肥胖、黑棘皮症，远期并发症可能有肿瘤、心血管疾病、糖尿病等。约50%的PCOS患者超重或肥胖，其中多数为腹部型肥胖，超声检查双侧卵巢为多囊改变。近年来，经大量临床研究发现，PCOS为神经、内分泌代谢系统某一调节机制的不平衡而出现多种反馈失调和恶性循环，致使诊断和治疗复杂化。

据报道，PCOS在育龄女性中发病率为5%~14.2%，小于35岁的高达21.6%，大于35岁则仅为7.8%，约20%的育龄女性经超声可见卵巢多囊性改变，约10%的女性有PCOS症状。本病为妇科常见病、多发病，严重影响女性身心健康，给很多家庭带来了生殖方面的痛苦。因其发病机制尚未完全明了，治疗也存在不足之处，故该病成为妇科内分泌研究的热点、难点。西医主要通过降低血雄激素水平、降低黄体生成素LH水平、改善PCOS的胰岛素抵抗和诱发排卵等治疗。

根据PCOS的临床表现，一般认为本病的发生主要与肝、脾、肾三脏功能失调有关。在生理上，肾藏精，肾精化气，此为肾气，肾气对于天癸的生成、储藏、排泄具有重要的调节作用。肝主输泄，具有调畅人体气机、运行气血、调控情志的作用，且肝藏血，脾胃先天之本，　具有将饮食水谷转化为水谷精微的作用，水谷精微经脾输送至全身脏器，从而维持全身脏器正常功能的发挥，水谷精微经心化赤为血，肝肾同源，精血可相互转化，同为天癸的物质基础。在病理上，肝、脾、肾功能失调，必然产生病理状态，肝气受损，最易肝郁气滞，气滞则血瘀，瘀阻胞宫，则月经不畅；脾气受损，最易健运失常，湿浊不化，聚湿生痰，痰凝胞宫，则多囊由生；肝、脾、肾虚，精血化生无由，血不充，精不养，则难以妊娠。

一、病因病机

解师认为，PCOS 的发病机制是由肾（肝、脾）—天癸—冲任—胞宫之间的相互制约功能失调所致，证型多为复合证型，单一证型较少。本病的主要病机：以肝、脾、肾或有过或不及为基本病性，以精、血、气或痰、瘀、结为病理变化，相互交叉错杂，以月经稀少、月经前后不定期、崩漏下血、闭经、不孕以及肥胖、焦躁、痤疮等为主要临床表现。

1.藏精在肾：肾精在 PCOS 发病中起主要作用，祖国医学认为"肾藏精，主生殖"，肾藏精具有促进机体生长发育及生殖功能的作用，故为先天之本。因此 PCOS 发病的先天因素归之于肾，先天禀赋不足，冲任亏虚，血液不能按时满溢，导致月经后期、量少、闭经、胞脉失于温煦而致不孕，最终致 PCOS 发生。现代医学研究认为，肾精与基因相关，认为 PCOS 与家族遗传有一定关系。有学者认为，肾与基因对于遗传和生殖作用具有同等重要性，且两者具有很多共同之处及内在联系。

2.运化在脾：脾在 PCOS 中致病主要是运化失司，化源不足则冲任不充，血海不满，经水无源而断流；或运化失职，水液聚湿成痰，若素体肥胖或恣食肥甘厚味，或饮食不节损伤脾胃，气化失司，水湿代谢失常，湿聚成痰，痰湿下注，壅塞冲任，气血运行受阻，血海不能按时满溢，闭塞胞宫而致不孕，痰湿凝聚体内蕴结而致多毛体胖，最终发生 PCOS。

3.情志在肝：肝主疏泄及情志变化，情志是一项主要的致病因素，而情志致病是通过肝对脏腑功能的影响，肝喜条达而恶抑郁，肝气郁结则化火，气结则血瘀，化火则痰结，痰瘀相搏，影响经脉，则月经紊乱。《济生方·妇人门求子》中曰："子应养血抑气，以减喜怒，阴阳平和，则妇人乐有子矣。"《济阴纲目》中记载：禅妄多郁、情志不畅、经多不调，故难成孕，即论述这一点。

4.多囊产物在痰、瘀、结：当湿浊不化，则会凝聚为痰，痰在外表现为形体肥胖，在胞宫则表现为多囊泡形成；当血行不畅，必为血瘀，瘀阻经脉，则会月经稀发，甚或闭经，瘀在胞宫，亦可为多囊形成。因此，当超声提示一侧或双侧卵巢直径 2 ~ 9cm 的卵泡 ≥ 12 个，我们有理由认为属痰浊结聚，或为瘀血成结，或痰瘀成结。

综上所述，该病涉及多个病变部位，以肾、肝、脾为主，其病机与肾虚、脾虚、肝郁、痰湿、血瘀、郁热等因素相关。其中肾虚是主要环节，血是月经的物质基础，痰瘀结聚是多囊形成的主要产物。正如《医学正传》云："月经全借肾水施化，肾水既乏，则经血日以干涸。"因此，补益肾精贯穿治疗的全程；养血在治疗中则不可缺如；活血化瘀，蠲痰散结是治疗多囊的重要方法。

二、辨证论治

其辨证辨病论治可从以下几点入手：

1. 肾虚：月经初潮迟至、后期、量少，色淡质稀，渐至停闭。偶有崩漏不止，或经期延长；面色无华，头晕耳鸣，腰膝酸软，带下量少，阴中干涩，婚后日久不孕。舌质淡苔薄，脉沉细。

基本治则：补肾调经。

基本方药：熟地、山药、山茱萸、枸杞、红花、当归、续断、寄生。

与现代检查结合辨病：若症见月经稀发，或闭经，超声检查示子宫内膜薄，卵巢呈多囊改变、卵泡≥12个，或性激素检验结果促黄体生成素高，则加强补肾药物，如女贞子、菟丝子、金樱子、紫石英等，在此基础上加散结药物，如三棱、莪术、夏枯草、浙贝、海藻、昆布等；若超声检查示子宫内膜厚，则加用益母草、丹参、牛膝、急性子等；若症见崩漏而超声检查示子宫内膜薄，则在补肾的基础上加用旱莲草、侧柏叶、仙鹤草、棕榈炭、小蓟等；若症见崩漏而超声检查示子宫内膜厚，则加五灵脂、炒蒲黄、桃仁、赤芍、益母草等。

2. 脾虚：月经后期、量少，甚则停闭，或淋漓不净；带下量多，婚久不孕；头晕体重，睡眠不沉，四肢倦怠，疲乏无力，大便溏薄；舌体胖大，色淡，苔厚腻，脉沉滑。

基本治则：健脾益气，兼以益肾养血。

基本方药：党参、白术、茯苓、山药、当归、熟地、白芍、炒酸枣仁、枸杞、女贞子、旱莲草、车前子。

与体征结合辨病：如体胖痰多，或检验示血脂高，则加化湿蠲痰之品，如陈皮、半夏、胆南星、苍术、土茯苓、浙贝、生山楂、泽泻、草决明、绞股蓝等。

肝郁：月经前不定期，量少，经行有块，甚则经闭不孕。精神抑郁，心烦易怒，小腹胀满拒按，或胸胁满痛，乳房胀痛；舌质红，舌苔薄黄，脉弦。

基本治则：疏肝解郁，兼以健脾益肾。

基本方药：柴胡、白芍、香附、川楝子、川芎、当归、白术、茯苓、女贞子、枸杞子、枳壳、丹皮、栀子。

与现代检查和体征结合辨病：若出现痤疮、便秘、多毛，检验睾酮高，则加用清热之品，如黄芩、蒲公英、野菊花、大黄、黄柏、知母、石膏、白花蛇舌草、重楼等；若甲状腺功能检验异常，则加用夏枯草、浙贝、山慈菇、海藻、昆布等。

血瘀痰结：月经迟滞，量少色暗，经行腹痛，或胸胁满痛，乳房胀痛，经行不畅，数天不下，经血黏稠，或闭经，或婚后不孕，肥胖倦怠，舌质黯红，或有瘀点、瘀斑，舌下静脉粗黯，舌苔厚或腻，脉涩。

基本治则：活血化瘀，蠲痰散结。

基本方药：桂枝、茯苓、赤芍、桃仁、女贞子、菟丝子、香附、五灵脂、蒲黄、川楝子、延胡索等。

与现代检查结合辨病：这一证型患者，超声检查大多子宫内膜或薄或厚，薄则加大养血补肾药物，如当归、生地黄、熟地黄、山萸肉、山药等；厚则加大活血通经药物，如丹参、益母草、急性子、土元、水蛭等；超声检查卵巢呈多囊改变、≥12个卵泡，则加大化痰散结的药物，如丹皮、三棱、莪术、浙贝、胆南星等。

总之，补肾、健脾、疏肝、活血化瘀、化痰散结是治疗多囊卵巢综合征的基本方法。肾虚是多囊卵巢综合征的根本病机，故本病治疗应首重补肾，但它又是多种要素相互作用、相互影响的，往往错杂夹挟，如脾肾不足、肝郁脾虚、肾虚血瘀、脾虚挟痰、肝郁痰结等，所以，详细问诊、明辨证情很是重要，另外，不可忽视与现代检验、检查的结合，以有的放矢。

第六节　杂病诊治思路

内伤杂病，重在辨证论治。解师认为辨证论治、辨病辨证相结合是中医诊治疾病的精髓，是中医理论行之于临床实践中的核心。解师历来主张，作为一名真正的中医，就要既专且杂，"杂"，就是大中医的概念，无论内、外、妇、儿的常见病，都应在中医理论的指导下能得心应手地遣方用药；"专"，就是要在某个专科、专病有独特的研究，能获得极好的疗效，尤其是在解决疑难病和复杂病方面有特色与优势。但要做到既专且杂，需要具备扎实而厚重的中医理论根基、精确的辨证和恰当的论治。

随着西医学的进步与发展，对很多疾病的认识有了新的突破，中医也在掌握着大量的西医知识与信息，尤其是作为现代中医人，更是要掌握很多的边缘科学知识，这是解师一贯倡导的，但是，解师坚决反对在临证中只见病不见人，只诊病辨证，以所谓的西医现代知识和现代研究来运用中医中药，不讲辨证论治，脱离中医诊治疾病的精髓和灵魂。很多人认为，中医讲辨证论治有些老套，但解师认为，强调辨证论治是常讲常新的话题，目前有些现代派的中医诊疗，习惯用一个中药方剂套用在西医的一个病名上；在用药上，不辨疾病的寒热虚实，不论药的四气五味，只应用现代药理研究指标，包括抗菌消炎、改善微循环等，这就有悖于中医的辨证论治观。在疾病的发生、发展过程中，随着疾病的不同阶段变化，对人体气血、阴阳会有不同的影响，人体气血、阴阳的失调状态亦会不同，所以，对西医疾病的诊断，中医将根据疾病的不同时期、表现的不同症状，或不同疾病在不同时期表现的相同症状，进行综合归纳，加以辨析，从而得出不同或相同的治疗方法，而以西医之病用一药一方是不会取效的。如湿热下注一证，应之于男性，或可见阴囊潮湿、瘙痒等表现；应之于女性，或可见带下色黄、气味臭秽等表现；应之于膀胱，或可见小便色黄、排尿疼痛等表现；应之与大肠，或可见大便不爽、里急后重等表现。其治则皆可以清利湿热之法。再如西医诊为大叶性肺炎，在应用中药治疗时，总有人把细菌感染定为中医的用药要素，往往把现代药理研究具有抗菌作用的中药叠加组方，虽偶有取效者，但不以中医之辨证论治，多是矢不中的。解师在治疗该病时，根据疾病的发展规律和中医辨证理论，提出了宣卫清气、凉营化瘀的治疗原则，常用银翘散、清营汤、血府逐瘀汤化裁应用，疗效甚佳。

在临床中如何辨证，解师强调要全面求真、审因立法、药简效专。

一、四诊合参、问诊为本、脉诊为根

经言："望而知之谓之神，闻而知之谓之圣，问而知之谓之工，切脉而知之谓之巧。"中医诊病辨证为神、圣、工、巧之术，望、闻、问、切四诊既有其各自所长，又能相互补充、相互检验，四者缺一不可，正如《医门法律》所云："望闻问切，医之不可缺一。"如果诊病辨证过程中单凭四诊之一二，而妄辨证候，肆下汤药，则或可致以偏概全，或可致以伪掩真，如此论治必定药不当病，轻则贻误病情，重则后患无穷。因此，解师指出，医家临证、辨证时务必四诊合参，正如古人所云"善诊者，察色按脉，先别阴阳；审清浊，而知部分；视喘息、听音声，而知所苦"。如此辨证，必能纠其所偏，去伪存真，而成大功。

解师在临证时重视望神色、舌质、舌苔和患者举止；闻之以声、味为主；问则全面细致；切以脉象与苦楚为重点。要求望当以神会，闻当以圣裁，问当以勤工，切当以巧持。四诊合参，自会明辨。因此，解师提出辨证论治时，当四诊合参，然问诊为本。张景岳形容问诊为"诊病之要领，临证之首务"。因为望、闻、切三诊皆有其自身的局限性，通过此三诊收集的临床资料相对来说并不十分完善，也并不完全准确。而通过问诊所收集的临床资料相对于其他三诊来说更完整、更直观，也更准确。解师认为问诊是获得患者信息的第一手资料，既有主观感觉，又有客观体征。通过详细的问诊，能了解起病之诱因、病情之演变、治疗之经过，以及现代技术的检查发现和既往病史等。正如《黄帝内经·素问》所云"诊病不问其始，忧患饮食之失节，起居之过度，或伤于毒，不先言此，卒持寸口，何病能中。"问诊所收集的资料应该成为辨证论治的主要依据，问诊也由此成为四诊其首诊法，清代医家赵晴初所云："望、闻、问贵焉。其中一问字，尤为辨证之要。"解师在临证中很崇尚"十问歌"，问诊细致全面，反对那些不询病情，只凭检验单、报告单枉加断言之治。

脉诊在辨证论治中亦具有重要的作用，解师提出望诊为本，脉诊为根，认为脉诊是医生临诊时心灵反应的一种参悟，是医生与患者之间气血阴阳、脏腑功能、正邪盛衰的一种对话交流。《黄帝内经》首先将脉诊作为诊断疾病的重要依据，"按其脉，知其病"，"微妙在脉，不可不察"，"气口成寸，以决死生"，《景岳全书》中云："欲察虚实，无逾脉息。"把脉诊摆在了临床辨证中的重要位置，历史上也出现了一系列的脉诊专著，如《脉经》《濒湖脉学》《三指禅》等，历代医家对于脉诊亦备加推崇。解师十分重视脉诊在临床辨证中的重要意义，认为脉象一是反映人体脏腑、气血、津液、经络以及正邪盛衰的标志，如《黄帝内经》所载："四变之动，脉与之上下"，说明人体气血阴阳、邪正盛衰的变化，皆应之于脉。其二是通过脉之变化，可辨析疾病之表里、寒热、虚实，病之进退，推断疾病的预后，如《黄帝内经·素问·脉要精微论》中记载："长则气治，短则气病，数则烦心，大则病进，上盛则气高，下盛则气胀，代则气衰，细则气少……"，《景岳全书》中云："脉者，血气之神，邪正之鉴也。有诸中必形诸外，故血气盛者脉必盛，血气衰者脉必衰，无病者脉必正，有病者脉必乖。"其三通过脉诊可知人之体质禀赋，人之先天禀赋和后天素养不同，就会产生不同的脉象，不同的健康人，或相同疾病的不同人，都会有不同的脉象，这是由于人的不同秉质。所以，解师在临床中把脉象所反映的这些方面，作为辨证论治的重要依据。

解师十分推崇《伤寒论》，其把辨病、辨脉、辨证有机地结合起来，《伤寒论》提出"观其脉证，知犯何逆，随证治之"，因此，解师在脉诊时，倡多要素结合，一是结合病因，如同见胁痛，脉弦，若因生气而郁闷，则辨为肝郁气滞，治以疏肝理气；若有跌打损伤之因，则辨为气滞血瘀，治之以行气活血；若因外感而犯，则辨为邪毒蕴结，治以清解毒邪，等等；二是结合病或证候表现，如脉紧，表现胃脘痛症状，则辨为胃中寒邪，治以温胃散寒止痛；若脉紧，表现转移性右下腹痛，则辨肠痈病，治以清热毒、祛瘀热，等等；三是结合病程，中医学对脉象做了形象描述，并对所主病证、病性、病之部位等有了若干的概括，所以，在临床中，既要掌握脉象的形象描述，做到准确认脉，以及掌握脉理及其所主的病证，做到脉证相宜，更要根据疾病的进程，掌握脉象在疾病的发生、发展、转归过程中的各种动态变化规律，作为准确辨证的依据，如肝郁气滞者，初则病机为肝失疏泄，其脉当弦，进一步影响气机畅达，脉可转为沉弦；再进一步可出现气滞血瘀，血脉失于畅达，出现涩脉，这就是病程在不同阶段、不同程度、不同转归，脉象所出现的不同变化。另外，解师还提出要重视诊脉的技术要领，要求以举、按、寻进行三部九候诊脉，以求脉象之神会，他讲，脉不仅有浮、沉、迟、数、弦、紧、滑、涩等之象，在诊脉的寻求中，往往有燥烦或懈怠、动悸或郁结等之感，尤其对神志病的辨证，患者往往表现症状复杂，使辨证莫衷一是，但从诊脉的这些感觉中，就会删繁就简，明确辨证。

总之，辨证论治是一个系统的过程，临证、辨证过程中一定要做到四诊合参，问诊为本，脉诊为要，才能辨对证、辨好证，才能为论治的开展打下坚实的基础。

二、审症求因、明辨病机、治法有度

《黄帝内经》言："治病必求于本"，指治疗疾病时需寻找发病根本原因，从根本上治疗。正如《景岳全书》所云："凡治病之道，必确知为寒，则竟散其寒，确知为热，则竟清其热，一拔其本，诸症尽除矣。"解师谨遵古训，临证时审症而求其因。医生在诊病时，搜集的第一信息是患者所出现的症状，症状是通过患者感觉、病变部位反映出来的，是气血阴阳失调，或病邪作用于人体的结果。症状是现象，如何透过现象看到本质，寻求病因，是临床辨证的重要环节之一，头痛治头、脚痛医脚、发热退热的对症治疗，不求发病原因，是不符合辨证论治要求的。如头痛一症，有外感与内伤之不同病因，外感有风寒、风热之别；内伤有肝阳上亢、瘀血阻络等不同，头痛的表现就不同。再如发热之症，亦有外感与内伤之不同病因，如外感发热，有恶寒发热，属邪在太阳；往来寒热，属邪在少阳；但热不寒，属邪在阳明。而潮热者，有潮热日晡加剧，手足濈濈然汗出，腹部硬满疼痛，是阳明腑实；潮热，身热不扬，午后加重，胸脘痞闷，头身困重，是湿温邪留气分；骨蒸潮热，久热不退，兼有颧红盗汗，是阴虚火旺；潮热，午后或夜间发热，咽燥口干，但欲漱水而不欲咽，是瘀血内停，等等。同一症有不同的表象，如同有胀痛、掣痛、灼痛、刺痛等不同；汗有自汗、盗汗之异。或同一表象其伴随的症状不同，如胃胀，有嗳气不畅，得嗳则舒，因之肝气横逆犯胃；有嗳气频作，为嗳所苦，因之胃气上逆失降，等等。只要细审其症，寻求其因，明理析证，正本澄源，就能正确立法，自然能药半功倍。若辨证时不审症求因，明因论治，或可一时取效，然而必致一症既平，诸症蜂起，疾病缠绵难愈。所以，解师在辨证论治时，十分重视审视症状的不同之处，从细微中发现，在辨思中求因，裁证选方，务使辨证准确，论治得当，提高疗效。

求因是寻找致病因素，目的就是要明辨病机，掌握疾病发生、发展、变化过程中的演变规律，影响疾病发生、发展内在的或外部的机制，探求疾病表里部位、寒热性质以及正邪虚实和脏腑、气血、津液功能失调与机体气机失调、气化失常的必然联系。解师认为这是辨证论治重要的思维理念。所以，明辨病机在辨证论治中有非常重要的作用。《黄帝内经》言"审查病机，无失气宜"和"谨守病机，各司其属"，并有关于病机的十九条记载，对临床正确辨证有很重要的指导作用。解师临证诊病时，无论疾病的表现多么变化多端，临床证候多么复杂多样，总是在求因的基础上，掌握疾病规律，明辨病机，删繁就简，使理法方药贯穿其中。例如，解师在辨痰湿中阻证时，抓住痰湿中阻证形成多为中焦脾气亏虚，失于健运，水谷精微不得正化，从而聚湿生痰，停于中焦的病机。故常不治痰湿，而治脾，不化湿、燥湿、利湿，而健脾、运脾、醒脾，此时针对脾虚之病机，而行健脾益气之法，祛除生痰之源，痰湿之邪自然易除。若单纯以燥湿化痰之法处置之，虽能暂时取效，然不顾其根本，脾虚之因不得除，他日痰湿之邪定然复至。如此论治乃是明辨病机的典范。再如临床治疗肝气失疏泄证时，常在疏肝理气的基础上加用健脾之品，因为肝失疏泄，日久必然横逆乘脾，出现肝脾同病，张仲景曰："见肝之病，知肝传脾，当先实脾。"此时加用健脾之品，先安未受邪之地，既防患于未然，又利肝之疏泄，这就是掌握疾病的发展变化规律，明辨病机，正确施治的案例。

《黄帝内经》中论述了许多治病的大法，使我们对疾病的治疗，有法可依，有规律可循，它指出了气有多少，病有盛衰，故治有缓急，方有大小，有正治，有反治，有反佐以取之等，总的治法不外乎补虚泻实，补不足，损有余，以期阴平阳秘，使正气充实而邪不得凑。后世医家把治疗法则归纳为汗、吐、下、和、温、清、补、消八大法则，经过历代医家的临床运用和研究发挥，创制了许多更为具体的治法，例如，汗法中有辛温发汗法、辛凉发汗法、滋阴发汗法等；再如补法中，又可分为峻补、缓补、温补、凉补、补心、补肾、补脾、补肺等。还可把八法中的各法交叉配合，可以说治病方法变化无穷。对于中医治法的理解，历代医家可谓仁者见仁、智者见智，但他们所论述的治法皆有一个共同特点，就是每一种治法的应用，都以辨析病因、病机为根据，每一种治法的形成，都是掌握了病因、病机变化规律的总结。所以，解师在临床中强调因病因、病机确立治则治法，当常则常，当变则变，治有法度。如常法之用，可依寒则热之、热则寒之、实则泻之、虚则补之等；变法当以病机的转化而灵活权变，因为人有体质禀赋不同，同一病邪依附于不同体质的人，会有不同的病机变化；同一疾病发生在不同的自然气候变化中，会因病邪不同而有不同的病机变化，等等。抓住病机变化的核心，就是确立变法的主要依据。另外，人体的复杂性和致病因素相互作用的复杂性，决定了疾病在发生、发展、变化过程中多因素的复杂问题，就有主症、兼症等复杂的表现，在确定治法时，就要找出支配疾病发生、发展、变化的主导因素，因为这个主导因素是产生主症的根源，在治疗中要始终以这个因素为主要解决对象，同时兼顾影响颇高的非主导因素之兼症，比如喘证这一常见病症，其根本原因是肺失宣降，在治疗时就要围绕产生肺失宣降的原因确定主导的治疗方案，以宣肺降气平喘治法，寒喘者可散寒宣肺、降气平喘；热喘者，可清热宣肺、降气平喘；如果喘而有痰，则当配以化痰之治。只有这样综合全面分析，才能立法正确，疗效确切。

所以，解师指出，临床辨证论治时必须审症求因，以治其本，明辨病机，以明其理，治法有度，以求其效，如此辨证论治，方为从医者之职。

三、依法立方、药求效专、法度严谨

解师认为，历代医家对于方剂组方配伍研究得极为细致，既有《黄帝内经》七方、十剂之说，又有《景岳全书》新方八阵、旧方八阵之谓。然而，所有方剂的组方配伍，都离不开一个总的原则，那就是处方必须以治法作为指导。也就是通常所说的组方时，必须以法组方、依法遣方、以法类方、依法释方。解师指出，方、药是辨证论治的重要组成部分，治病应随症立法，依法统方、依法求方、依法治方、依法立方。提出了法因证出，方证相合，药病相应，立方遣药原则，正如张景岳所云："盖天下之病，变态虽多，其本则一。天下之方，治法虽多，对症则一。"正所谓"用药如用兵，用兵贵计谋，用药贵立法"，立法是治病的关键，依法是组方围绕的中心，无法之方，就如无谋的散兵，难能克敌制胜。解师常说，一张依法而立的好处方，主题明确，内涵丰富；可参透病机，明了治法；可发现制方者之立意，展现制方者之智慧。

解师在处方遣药方面造诣颇深，提出了药求效专的观点。正如张景岳所云："治

病用药，本贵精专" "凡施治之要，必须精一不杂，斯为至善"。解师临床广泛汲取他人经验，选药精当，用药稳健，遣方不以药多为奇，用药不以量重取胜，方药切中病情，四两往往可拨千斤之重，神奇往往寓于平淡之中，常言：药不在多，有效就好；药不在贵，祛病就好。指出要做到选药精当，一是要把握病机，抓住主症，兼顾兼症。因为选药组方的目的是解决影响脏腑、气血、津液功能失调的主要因素，运用方药纠偏，使其达到新的协调。二是要熟知药物的功效主治以及作用特点，在选药时，有一种"众里寻他千百度"之感。三是要熟知针对病症有特异性作用的药物，如胃酸多，在辨证的基础上可用乌贼骨、瓦楞子制酸；痛证可选用元胡索、白芍、白芷止痛等。当然，药求效专并不是指处方的药味越少越好，处方的药量越小越好，必须在辨证论治的基础上，因证立法，依法立方，如此才能做到真正的药求效专。

解师在组方选药上十分讲究法度，常说组方时必须有法度，必须严谨，必须按照中医理论合理用药，提出组方遣药时必须做到法度严谨，讲究组方法度思维，一是整体思维，全面贯穿于理、法、方、药之中。在临床诊疗中，将四诊所获得的资料经过整理、归纳、分析，运用中医整体思维理论立法、遣方、选药，充分体现中医基本理论、辨证论治观念、预防保健思想等具体的系统内容。如在治疗痹证的辨证组方中，从大的组方法度来看，其理论指导在于：在生理、病理理论运用上，与肝、脾、肾脏腑密切，与气血经络相关；在病因、病机理论运用上，与风寒湿密切相关，所以，在立法上就要围绕着上述理论来确立，如补肝以强筋，健脾以充肌，益肾以壮骨，活血通络以蠲痹。这些治法皆有其理论来统领。那么，在具体的组方立法中，无不反映中医对痹的理论认识，如有祛风除湿之法，主要是针对风湿相兼；有祛风散寒法，主要针对风寒相兼；有除湿散寒法，主要针对寒湿相兼；有祛风通络之法，主要针对风中于络；有祛湿利痹法，主要针对湿邪痹阻；有温经散寒法，主要针对寒伤经脉。这些法中之理，也就在于"痹者，风寒湿三气杂至，合而为痹，其风气胜者为行痹，寒气胜者为痛痹，湿气胜者为着痹"。在组方选药上，选活血药和通经药，因为"治风先治血，血行风自灭"，通经之所以活血，活血之所以通经，经通血畅，三邪可除。在治疗痹证的组方中，还要运用中药的引经药理论，根据不同的部位，选用作用不同部位的药物。这在中医治疗任何疾病中，其组方法度无不反映着理与法的紧密关联。二是具体思维，建立在组方结构、药效功能、药性配伍的理论基础上，对具体方剂进行思辨，贯穿于选药组方治病的整个过程。组方结构，要讲究君、臣、佐、使，突出主症主药；随症加减，要讲究权衡变化，如按照辨证、立法的要求，选一张有效处方，再根据患者的具体情况，对方中的药味进行分析，对不符合目前病情治疗要求的，把它减去，或选一二味符合辨证、立法要求的，能在这个方剂中相互配合、相辅相成、增加疗效，使之"方中有药"，药与药之间有着相互的联系。解师很崇尚张仲景在《伤寒论》中的论病、辨证、立法、选方，依法变化，有法有方，随症加减化裁。如小柴胡汤的加减变化，小柴胡汤治少阳之为病，立和解少阳之法，但患者口渴明显，就去半夏，加天花粉以生津液；胸中烦热而不呕，就去半夏、人参，加瓜蒌以荡郁热等；机圆法活，要讲究寒热温凉、宣肃开合、通利收涩、升降沉浮、补泻滋通的合理配伍，这对于解决复杂的病因、病机问题十分重要，如乌梅丸为纠正寒热交互之势，寒热并用；半夏泻心汤治痞，辛苦相伍等。

因此，临证论治时组方遣药必须依法立方，所处之方方能药证相对；必须药求效专，所处之方方能效专力宏；必须法度严谨，所处之方方能收四两拨千斤之效。

汗　证

汗证是指人体因阴阳失调、营卫不和、腠理开阖不利而致汗液外泄失常的病证，据临床表现不同分为自汗和盗汗。自汗，是指不因外界环境因素影响，以白昼时时汗出，动则益甚为主要临床表现的一类病证。自汗既可作为主症独立出现，也可作为兼症或次症出现在其他疾病过程中。《黄帝内经》认为"阳加于阴谓之汗"，汗液是人体阳气蒸化体内津液，发于腠理而成。且汗出与五脏均联系密切，并提出了绝汗、多汗、寝汗、魄汗等汗出异常病症，提出了汗出证总的病因、病机为阴阳不和。关于自汗及盗汗的临床不同表现《三因极一病证方论》曰："无问昏醒，浸浸自出者，名曰自汗；或睡着汗出，即名盗汗，或云浸汗。"在自汗的病因方面，张仲景在《景岳全书·汗证》中提出了"自汗属阳虚，盗汗属阴虚"的观点，认为自汗属于阳虚。而朱丹溪在《丹溪心法》中则提出了"自汗属气虚、血虚、湿、阳虚、痰"的观点。这两种观点均成为后世汗证辨证论治的重要理论依据。在自汗的病因、病机方面，解师在继承前人观点的基础上，不断地创新，认为自汗以元气亏虚为本，对于引起自汗的原因概括起来主要有体质虚弱、情志不调、饮食失节三个方面。元气是人体一切生命活动的原动力，源于先天，补养于后天，系于命门，通过三焦而周而复始的全身巡行，在内有激发、维持五脏六腑的生理功能，在外可司腠理的开阖，固护肌表。体质虚弱，则元气衰少，饮食失宜，则损耗元气，均可造成元气失去固摄之常，使津液无端外泄；而情志不调，扰乱脏腑气机，或饮食积滞，湿热内生，则会导致元气输布运行失调而致汗出异常。

《临证指南医案·汗》提出了治疗汗证的基本大法，即"阳虚自汗，治宜补气以卫外；阴虚盗汗，治当补阴以营内"。目前，大部分医家遵前人之理论，认为自汗多属气虚、阳虚，在临床辨证治疗中多采用益气温阳法治疗，但解师临证重视整体观念和辨证论治相结合。既要掌握自汗的普遍规律，也要结合患者个体的特殊性，根据具体的病情来辨证分析。正如《景岳全书》所云："不得谓自汗必属阳虚，盗汗必属阴虚。"解师指出，临证中要注重元气亏虚在自汗发病过程中的重要作用。不仅仅是阳虚、气虚可以导致自汗，气血阴阳的亏虚也可导致自汗。其治疗方法可从以下几点入手。

1. 补气活血，宁心敛汗。五脏化液，在心为汗。汗为心液，故治汗当治心。心主血脉，《黄帝内经·素问·五脏生成篇》云："诸血者，皆属于心。"《类经》

言："心主血，汗者血之余。"《医宗必读》称："心之所藏，在内为血，在外为汗。"指明心血由津液所化，汗由津液所泄，血汗同源。故夺血者无汗，夺汗者无血。心藏神，汗液的排泄需靠心神的调节。神足则汗液排泄正常，失神则汗液排泄失常。如人在情绪紧张时，可能会出现头出汗、手心出汗等情况。脏腑表里之阳，皆由心所主。以行气变化，随其阳气所在之处而生津，亦随其火扰之处泄而为汗。

心病引起的自汗，病因主要关乎血瘀及气虚两个方面。心主血脉，《黄帝内经》云"血不利则为水"，汗液的代谢失常，也是水湿代谢失常的一种表现。《医林改错》中提出瘀血为汗："血瘀亦令人自汗、盗汗。"瘀血内阻，津无出路，溢于肌肤，故见发为汗出。故而临床治疗上，于教授喜欢应用丹参、川芎、红花等行气活血之药，以化瘀而给疏通脉道，给津液以出路，让津液巡常道而行。心气虚则卫外不固，腠理不密而发为自汗。同时汗出丢失过多，亦可导致气随汗脱，而致气伤更甚。同时，汗出过多，会伤及津液而耗损心血。夫阳为津液之源，阴为津液之根，汗出过多，津液衰竭，阳气亦耗损，故阴阳而相离。《黄帝内经·灵枢·经脉》中曰："阴与阳相离，离则腠理发泄，绝汗乃出，大如贯珠，转出不流，即气先死，故旦占夕死，夕占旦死。"故而临床中，于教授喜用人参、黄芪、五味子等益气养心之品，同时佐以四物汤、养心汤等调养心之气血方剂。

2. 补中摄津，清解胃热。《金匮要略》指出："若五脏元真通畅，人即安和。"脾胃位居中焦，为后天之本，为气血津液化生之源。合司主气之升降之职。《黄帝内经·素问·评热病论》中言："人所以汗出者，皆生于谷，谷生于精。"盖汗以阳气为用，以阴精为料，津液为汗之源也。脾气升动，则肝肾之阴升，胃气沉降，则心肺之阳降，故脾胃之气升降有常，元气畅通，则营卫调和，汗出正常。若脾虚失健，清阳不升，浊阴不降，元气运行紊乱，不能外达肌表固护全身，则玄府不固而自汗。元气虽生于先天，但需要后天之精的不断滋养方能充盛，李东垣云："元气之充足，皆由脾胃之气无所伤，而后能滋养元气。"故脾虚则元气不充，脾健则元气旺盛。元阳亏虚，难以发挥固摄作用，不能固密肌表，统摄津液，则津液外泄而自汗。《保赤存真》中描述："自汗上至胸，下至脐，此胃虚也"，指明脾胃易受饮食所伤，饮食停滞阳明，浊气不降，清气不升，导致中气郁而化热，迫津外泄。临床中解师也注重对于脾胃之气的温补，喜用黄芪、干姜、人参等药物以温补脾胃，同时加用糯稻根、芍药、煅牡蛎等药以固涩敛汗。

解师认为，不仅脾胃阳虚可以导致自汗，脾胃有热亦可导致自汗的发生。解师指出《伤寒明理论》言："其有自汗出者，有但头汗出者，有手足汗出者，悉属阳明也。"阳明之为病，胃家实也，邪热入胃与糟粕相结合，此为阳明腑实，多汗者伴有腹满便闭及潮热等临床表现，大部分患者临床还有口臭、胃脘部嘈杂等症状，此汗出阳明，乃是热灼津液外泄为汗，临床中解师喜用大柴胡汤治疗。同时加用石膏、滑石、寒水石、芦根、石斛等清阳明之热。

3. 温肾益气，祛湿固元。《医碥》言："汗者，水也，肾之所主也，内藏则为液，上升则为津,下降则为尿,外泄则为汗。"故肾之蒸腾气化失职,也可易导致汗液的代谢失常。解师常曰:"肾乃元气之本,生长之根,以始终化之养之道也。"元气赖肾中精气所化生,因此肾中精气的充盛与否直接影响元气的盛衰。且肾为人体阴阳之根本,元阴元阳秘藏之处,故培补元气离不开温肾。另外,解师还指出,阳虚而湿胜,自汗的发生与水湿内停亦有关。湿邪黏滞,或留于肌表,或滞于三焦、胃肠,影响津液正常输布而致汗出。《黄帝内经·素问·痹论》言:"其多汗而濡者,此其逢湿甚也。"在温肾之余,要同样重视健脾和祛湿。解师临床中,在应用济生肾气丸的基础上,多喜加用黄芪、车前子、茯苓、砂仁等健脾渗湿之品。

临床中自汗以虚为主,多为虚实夹杂证,单纯虚证患者并不多见,故临证之时要分清其标本虚实。虚者补之,偏于元气虚则需益气,偏于元阳虚则需温阳,偏于精血虚则补血填精。实者泻之,饮食积滞、气滞痰阻、瘀血内停、湿热内蕴,均可导致元气输布运行失调,故当遵循"逸者行之""结者散之""高者抑之"等理论调理元气。但值得注意的是,虽多数患者以虚为本,补益之法却不可滥用,需辨证审因,而后施治。中医治病贵在辨证与变通,复杂病情一定要抓住共同的病机,若找到一个共同病机则抓主症,于异中求同以治之,灵活应用,就能迎刃而解,还需时刻把握好治病救人、以平为期的原则,才可以取得良效而毋损已病之躯。诚如徐大椿所说:"病未去而用参,则非独元气不充,而病根遂固,诸药罔效,终无愈期。"

痤　疮

痤疮是一种毛囊与皮脂腺的慢性炎症性皮肤病,解师在辨证治疗痤疮方面经验丰富,尤其对五味消毒饮的加减应用具有独到的见解。

古代对于痤疮的病因、病机,多从外邪、肺热、胃肠积热、痰结、冲任失调等方面论述,可谓百家争鸣。解乐业教授纵观近年来中医论治痤疮的研究进展,结合自己多年的临床经验,将痤疮分为热毒内聚、痰湿内蕴、气滞血瘀三大主要病机,并将此三大病机概括了现代医学对痤疮的分期,即丘疹、脓疱、结节、囊肿、瘢痕五期。认为痤疮的发病多由外感风热或素体阳盛,热邪内聚,煎灼血络,积于胃腑,酝酿成痈;或由痰浊内蕴,积聚成湿,湿蕴日久,从阳化热,湿热相合,蒸于颜面;或由中焦枢机不利,或痰湿蕴久,阻滞血脉,热壅血瘀,发为痤疮。

解师认为,本病主要分为以下三型。

1.丘疹、脓疱型。此证型痤疮的发病关键为热毒内聚。外感风热,邪入肌表,或平日饮食不节,过食甘肥厚味,或情志不遂,郁久化热,导致热邪内聚,日久成毒,发于颜面。然当此时,邪气初发,热尚不甚。若因外感则邪浮于卫分,以三焦辨之,则热羁于上焦,故而痤疮亦起于表浅,表现为丘疹、脓疱等皮损。故而此时遣方组药,万不可贪苦贪寒。味过于寒,则药直入血分,恐于气分无益;味过于苦,则直达中焦,难清上焦之热。对于此类型的痤疮,解师多以五味消毒饮为基本方,加蝉蜕、冬瓜仁、炙枇杷叶等散风清热；如兼表证者，加荆芥、薄荷、桑叶等，不但能疏风解表，还能透疹止痒；热毒甚者，加栀子、连翘等清热泻火，尤其连翘与银花相伍，不但能疏散上焦风热，更能增强清热解毒之功，素有"疮家圣药"之称，现代研究亦表明，二药相伍能增强解热抗炎的作用，并能增强对金黄色葡萄球菌、痤疮棒状杆菌的抑制和杀灭，从而发挥对与痤疮发病机制有关的炎症免疫介质的调控。

2.结节、囊肿型结节、囊肿型痤疮。以脾虚气滞，痰湿内蕴为主。脾气虚弱，精微不化，则易生湿生痰。痰湿久蕴，郁而化热，湿与热合，蒸于颜面，发为痤疮。湿为阴邪，其性黏滞，今湿热相合，如油入面，病情多缠绵难遇。不用芳香化浊、清热利湿之品，则病不能祛。《黄帝内经·素问·太阴阳明论》记载："伤于湿者，下先受之。"此证型痤疮多有小便赤涩、灼痛。热易祛而湿难清，湿不清则热益甚，故而此证型者多发为中、重度的结节及囊肿型痤疮。临床上遇到此类患者，当辨明湿与热孰轻孰重，热胜于湿，则邪在阳明之表，应以清热为主，辅以燥湿，临证则以基本方配伍黄芩、黄连、苦参、生山栀等清热燥湿；湿重于热，则病入太阴，以祛湿为主，辅以清热，常以基本方配伍杏仁、蔻仁、生薏米所谓"三仁"利湿清热；食纳较差者，则稍加厚朴、砂仁以调畅中焦气机，帮助脾胃运化。解师认为：湿热阻滞中焦之证，极难速祛，当耐心治疗，随症应变，如操之过切，则病反难愈。

3.瘢痕型。临床上此证型痤疮多为痰湿蕴久、气滞血瘀所导致。《黄帝内经·素问·调经论》云："血气不和，百病变化而生。"王清任也强调："治病之要诀，在于明白气血。"气血病变可以反映于脏腑经络的每一种疾病中，各种疾病的不同阶段，又都反映出气血盛衰的不同变化。因脾气虚弱，痰湿内蕴，正虚邪恋，日久必致阻滞气血，导致气滞血瘀，从而由结节、囊肿型痤疮又进一步发展为瘢痕型痤疮。盖因湿热、气滞、血瘀三者相兼为病，故而此型痤疮多病势缠绵，治疗时颇为棘手，若治疗不及时或方不对证，容易导致面部瘢痕和色素沉着。此型主要缘于湿热、气滞、瘀血，故而解师常以清热祛湿、活血化瘀为基本方法，并配伍小量理气之品，以求气化则湿化，气行则血行。多以五味消毒饮加活血化瘀、祛痰通络行气之品，如桃仁、红花、浙贝母、皂角刺、陈皮等配伍组方；兼血热者，常加牡丹皮、赤芍清热凉血散瘀；心烦不寐者，加酸枣仁、首乌藤。

五味消毒饮出自吴谦的《医宗金鉴》，为治疗疮疡疔毒的经典名方。方中野菊花、蒲公英、紫花地丁能清热解毒，消肿散结，且蒲公英有利湿热之用；紫背天葵清热解毒，散瘀消肿。痤疮的发生和发展，多为火、湿、瘀三种主要因素所致，此三种实邪可单独致病，然而据笔者观察，临床上更多见的是三者之间常常相互影响，兼夹为病，有因为三种实邪内蕴日久导致的虚证，也有因为素体本虚而导致的实邪阻滞，更有虚实夹杂的患者，尤其是重度痤疮的病例中，热毒、痰湿、血瘀与脾气虚、肺阴虚等兼而有之的患者亦不少见。故而解师以八纲辨证为基，结合脏腑辨证，临证时多以五味消毒饮为基本方，伍以入脾、肺经为主的药物，效颇佳。考虑不仅因为肺主皮毛，脾主肌肉，还如《外科正宗》云："粉刺属肺，渣鼻属脾，总皆血热，瘀滞不散，所谓有诸内，形诸外。"如此虚实兼顾，标本同治，疗效颇佳。

第七节 无痛针法

解氏中医强调针刺手法，倡导无痛进针，独创解氏无痛进针法，具体操作要领如下。

1. 勤学苦练，指力充足。在进针手法上要做到进针不痛，必须勤学苦练，保证指力充足。持针时要坚挺牢实，以右手拇、示二指捏持针柄，中指指腹抵住针身，使针身挺直不弯曲；进针时快速有力，速刺皮肤。正如《黄帝内经·灵枢·九针十二原》所言："持针之道，坚者为宝。正指直刺，无针左右。"

2. 右推左持，两手配合。在针刺手法上要求进针不痛，强调针刺技巧，提倡两手配合，如《黄帝内经·灵枢·小针解》曰："右主推之，左持而御之，言持针而出入也"；《难经·七十八难》云："知为针者信其左，不知为针者信其右，进针时必先以左手压按其所针荥俞之处。"在右手持针，左手巧妙配合下，"弹而努之，爪而下之"，如此不仅能够固定穴位，保证进针位置的准确性，而且能够住痛、移痛，确保进针不痛。

3. 重视押手，循而多按。《针灸大成》曰："用针之法，候气为先，须用左指，闭其穴门。"《针灸问对》也强调："盖谓入者，以左手按穴，待气已至乃下针，候其气尽乃出针也。"

在进针时，用左手拇指爪甲在所要选用的穴位上稍用力切压，可使皮下血管滑向一侧，有利于针刺时避开血管，以免刺中血管引起疼痛；还有利于寻找骨缝，使针从骨之间隙刺入，避免刺中骨头引起弯针而产生疼痛，在重切时，可使取穴处产生酸、麻、胀的感应，使受针者预知这种类似的针刺感觉，降低取穴处皮肤的局部敏感而缓解受针者的精神紧张。当针沿爪而下，正中穴位能迅速出现针感而无疼痛之苦。正如《标幽赋》说："左手重而多按，欲令气散，右手轻而徐入，不痛之因。"

4. 缓慢深入，手随心转。针刺入皮下后，当缓慢深入，提插捻转，强度适宜，使手随心转，法从手出，而针无所苦。

"进针不痛"口诀：

进针不痛，的确不难，虚心学习，刻苦钻研，学习之法，练指为先，用一纸本，悬挂壁间，高与臂平，用力于肩，右手持针，针刺纸面，心注于针，目注针尖，手指捻动，勿使针弯，休息即针，勿厌其烦，初针数页，连针百篇，能针百日，自然熟练，临床实习，不要慌乱，先为解释，患者心安，精心取穴，准确方按，揉掐其穴，使其麻酸，手若握虎，势如龙战，以针点穴，疾刺皮面，至其分寸，稍停拨捻，针向痛所，毫无痛感，练针之法，仅此数言。

重视得气。针刺入穴位，受针者会有一种酸、麻、胀、重的感应。施针者会有针下沉紧涩之感。《标幽赋》言："轻慢滑而未来，沉紧涩而已至。"又言："气之至也，如鱼吞钩饵之浮沉，气未至也，如闲处幽堂之深邃。"其具体地描述了得气与否的针下感觉，它对影响临床疗效有关键意义。《黄帝内经·灵枢·九针十二原》："刺之要，气至而生效，效之信，如风吹云，明乎若见苍天。"《标幽赋》引申其又曰："气速至而效速，气迟至而不治。"《灵枢集注》亦云："行针者，贵在得神取气。"均说明针刺得气与否有重要的临床意义。一方面可检验刺针是否中穴，深度是否适宜，是否达到应有的刺激强度，若针刺中穴，深浅相宜，刺激强度适中，则可迅速得气；若针刺离经离穴，或度不及，或刺激强度太弱，都会影响得气，使得气较迟或不得气。另一方面，得气与否还能验查病情之轻重，机体正邪之盛衰，疾病预后之良否。一般说来，病情重，机体一般情况差，正虚邪盛，反应必然不佳，则气迟不至或至而不著，若数针而无气至，则病情危重，预后不良。《难经·七十八难》曰："不得气，是谓十死不治也。"反之，病情轻，机体情况好，正胜邪衰或邪虽盛而正不虚，其反应亦敏感，则得气也速；预后良好。当然，个体上差异对得气有一定影响，则当别论。所以针刺时，在不得气的情况下，要分析原因，力求得气。

取穴是否准确，对针刺得气的影响很大。如果是因刺穴不准确，可将针至皮下，改变进针角度。因为输穴是人体经络脏腑之气输出而聚集于体表的部位，是"神气所游行出入之处"，是针刺反应的敏感点，所以中穴得气是个关键。若针中穴道，气至必速，疗效亦高。

刺针时，捻转提插不及，刺激强度太弱，亦影响得气。若因此而不得气者，则反复提插捻转，以加强局部刺激。尤其是对跌打扭伤、以痛为苦的患者，施以较强的刺激，促使得气更是行之有效。这是由于疼痛而使针刺的感应阈提高，针感不显著，若加强刺激强度，可使经气速至，是镇静止痛、提高疗效的重要方法。

若患者体弱病重、反应性差、不耐强刺激、气迟不至，可将针刺入后在刺针上下沿经循按，或用手指循经轻叩击，以诱导催气，再行捻转刺激，一般可引导气至。这一方法在临床常用，对于虚弱之体，循经诱导，催气速至，还是很有效的。

在留针过程中，由于机体逐渐适应，刺激强度相对减弱和感应提高，会使针感减弱或消退。这时可每隔一定时间再度捻转行针，以增强刺激，这对留针的患者是常用之法，临床称之为中间行针，对提高疗效是很有裨益的。

总之，影响刺针得气的原因很多，临床上要认真分析，及时纠正，在手法上要做到候气、催气。候气是说如果感觉针下虚滑或患者无感应，应当持针留捻，或稍停片刻，再行捻转提插，以激发感应出现。催气是指气来迟缓，感应不显著，则应反复施用手法，提插捻转，加大刺激强度，即所谓气不至者候之，气来迟者催之。《黄帝内经·灵枢·九针十二原》云："刺之而气不至，无问其数，刺之而气至，乃去之。"《针灸聚英》言："气不至者，以手循摄，以爪切掐，以针摇动，进然搓弹，直待气至。"皆为经验之训。

针刺于机体一定部位，随之会产生一种感应，这种感应有时不是局限在针刺处，而是沿着经络途径传导，故称之为循经感传。一般针刺四肢部的穴位时，较易出现循经感传。针刺感传的出现与否及传导方向的控制，与医者的手法有很大的关系，如果手法熟练，经验丰富，便能随心应手，感传又直接影响着临床疗效。因此，正确地掌握手法、控制感传是非常重要的。

针刺治疗疾病，除应用局部取穴外，几乎都离不开远道取穴，即在远离疾病部位取穴，治疗远离取穴部位的疾病。要达到确实的疗效，除正确辨证遣穴外，应用适当的针刺手法，控制针感传导亦是一个重要因素。例如，足三里善疗脘腹疾病，在取用足三里时，如果能使针刺感应传导到脘腹，疗效确实是显著的；在治疗冠心病时取用内关穴，要求针感上下传导，向上多能传至肘关节以上，向下可达手掌及中指，则有通经畅络、行气活血、强心止痛的作用；治疗偏头痛取风池，要求针感沿头侧足少阳向耳前传导，则可立见功效；治疗胃下垂取气海，要求针感向上传导，使患者感到胃向上提，则具有升阳举陷之效；治疗坐骨神经痛刺环跳，要求针感直达足部，则止痛效果更著等。古人认为，针感传导的现象是气血运行的表现之一。《针灸大成》云："有病远道者，必先使气直达病所。"即针感所过，主治所及。

当然，针刺感传的出现可因人而异，因针刺部位而异。一般针向四肢部腧穴多能出现感传，而针刺胸部、头面部腧穴则不易出现感传；反应性较差的患者、截瘫患者则难以出现针刺感传。

要使针感传导，须取穴正确，患者取穴舒适，刺针方便，进针方向正确，针刺刺向要求针感传导的方向，并向同一方向捻转，而押手则紧压其相反的方向。如针刺足三里，要求针感向下传导时，就要在针刺时掌握恰当的角度，使针尖向下倾斜刺入，同时押手紧压足三里穴的上方，使气沿足阳明经向下传至足趾。再如针刺气海穴，一般针感易于向下传导，而将针稍倾斜，针尖向上刺入，押手紧压气海穴下方，则针感可向上传导。《针灸聚英》言："以龙虎升腾之法，按之在前，使气在后，按之在后使气在前，运气走之疼痛之所。"陆瘦燕的《刺灸法汇论》云："针芒的刺入方向，对控制经气的行向有很大的影响，如要经气向上，针芒应诱上刺，如要经气向下，针芒必须下刺颇有效验。"

针灸与方药在治疗疾病中各具特点而又互补为用，针灸在辨证论治中讲究的是经络辨证、腧穴配伍，既讲究局部与远道取穴，又重视传统表里相伍。既有特定腧穴相配，如原络取穴、俞募配伍、八脉交会穴的应用等，又有组穴相使，如四关、四神聪、昆仑、委中、合谷、曲池等。中药组方讲究的是升降沉浮、酸苦甘辛咸、寒热温凉，既有气血双补，又有阴阳并调，既可清热解表，又可发汗解表，既有汗、吐、下、和、温、清、消、补，又兼攻补并施，寒热并用等。若医家能知针明药、辨证论治于临床，则可补偏救弊，而会功效显著。

解霖源先生曾指出，针灸医家不能专限于针灸疗法而尽治疗之能事，而应兼通方药之应用，则治法完备，他提出了医之"三世"："一曰针灸，二曰方药，三曰按摩，非三者不足言医。"《千金要方》云："病有须针者，即针刺以补泻之，不宜针者，直尔灸之……若针而不灸，灸而不针，非良医也，针灸而不药，药而不针灸，亦非良医也。"《黄帝内经》指出："汤液治其内，微针治其外。"《针灸大成》亦云："有疾在腠理者焉，有疾在血脉者焉，有疾在肠胃者焉，然而疾在肠胃，非药饵不能济；在血脉者，非针刺不能及；在腠理者，非灸焫不能达；是针灸药者，医家不可缺一者也。"故在临床实践中常遇到体虚不耐针者，先给予方药扶正调处，有方药治之乏效者，则针灸取效，提出药之不及，针灸所宜，针灸缓进者，药之相辅，则事半功倍。

解乐业先生在针灸临床研究方面颇有造诣，既承家学，得著名针灸专家解霖源早年教诲，又得益于全国名老中医曲衍海的耳提面授，除全面继承，且每有发挥，尤其在针灸治疗急痛症方面积累了丰富的经验，并提出了具有鲜明特色的学术观点。

针刺治疗急痛症重经络，论经辨穴。解乐业先生在诊治急痛症时，十分重视经络反映疾病和经络传导感应，激活气血运行的功能，认为器官、脏腑的疾病反映出来的急痛，都是经络气血不通、气机运行不利引起，必然通过经络反映到"神气游行出入"的某部位，依经诊断，辨经论治，往往速效。

在经络诊断中，解乐业先生重视病位与病性相结合，如头痛的诊治，患者头痛愈急，说明气血阻滞、经络闭阻愈重，在经络的反映愈明显。太阳为人身之藩篱，主肌表，易受外邪侵犯，邪滞经络，致头痛则多表现项枕部痛，亦可表现眉额痛，这与经络所过有密切关系；少阳行人体之侧，主乎转枢，若枢机不利，经脉被郁，致头痛则多表现颞侧部痛；阳明多气多血，其阳亦盛，易生痰火，阻遏经脉，致头痛多表现为额面部痛；厥阴之脉，"连目系，上出额，与督脉会于巅"，其喜条达而恶冲逆，若逆气上冲，气机逆乱，致头痛多表现巅顶部痛。这不仅是根据经络的循行部位而确定病属何经，而且根据经络的生理特点与病因关系而诊断病性，从而针对性地选穴施治。如治疗项枕部疼痛，除局部选用络却、玉枕、天柱外，循经远道取用昆仑、后溪，散邪通经；治疗颞侧部痛，除局部取风池、率谷、太阳等穴外，循经远道取用外关、液门，枢转少阳，通经调气；治疗巅顶部痛，循经远道取太冲、足临泣，以降逆止痛等，都收到了立竿见影之效。

解乐业先生还十分重视切经络诊治病痛，根据切按经络。来诊断病痛之所由，确定施针之所取。常用的方法是切按原穴、下合穴、募俞穴、五输穴、郄穴等。如急腹痛是临床常见的症候，可因多种疾病引起，但由于腹部疼痛的定位常不明确，患者主诉多统而言之腹痛，有些痛症来势之急，患者只是抱腹呻吟，这时应用切按经络诊法有重要意义。积几十年的临床经验，解乐业先生总结出急腹痛按诊定位的一般规律，如若按腹部以中脘压痛明显，多属胃腑之疾，则在胃之下合穴足三里或稍上下有阳性反应；若以脐周压痛明显，多属肠腑之疾，则在上巨虚、下巨虚或其上下有阳性反应；若痛在侧腹及胁下部明显，多属少阳之疾，则在胆之下合穴阳陵泉或其上下有阳性反应。此时在下合穴之阳性反应处施针，止痛效果堪捷，此即《黄帝内经·灵枢》所云："欲得而验之，按其处应在中而痛止，乃其俞也。"解乐业先生治腹痛时，总是先定位而求止痛，再辨证配穴施治，收到了极好的临床效果。

解乐业先生应用经络理论诊治疾病的内容十分丰富，如其所说："经络所具有的诊治功能像一面镜子，通过经络腧穴反映于体表的变化，常可见微知著，查之于外而观之于内，治之于外而验之于内。"

解乐业先生说：急痛症的病机主要是气机运行障碍，升降失常，经络瘀阻，处在邪不得散，不通则痛的病理状态。而针刺治疗急痛症的主要机制，即在于斡旋气机，气行血行，经络畅达，正气周流。《黄帝内经·灵枢·刺节真邪》指出："用针之类，在于调气。"《黄帝内经·灵枢·经始》也说："凡刺之道，气调而止。"从而确立了通调气机、通则痛止的学术观点。

解乐业先生调气止痛，善取远离病灶的四肢特定腧穴。解乐业先生认为：特定腧穴具有脉气所发、经气汇聚、交通内外的特性，有激发经气运行、调畅气机升降出入、散邪通瘀之特殊作用。尤其是对下合穴的应用，解乐业先生更是匠心独具，如胸中之气失于宣发，郁结不畅，或气结痰壅，或气滞血瘀之胸膺作痛，首选阴陵泉，阴陵泉为足太阴脾之合穴，其经循胸而过，与手太阴交会于中府穴，具有通经理气、调畅气机升降之效；若气滞络痹，或肝气郁结，或胆气郁闭所致胁痛，首选阳陵泉（或胆囊穴）以疏肝解郁，利胆通闭；若气机阻闭，或食滞于腑，或邪伤于中，导致腑气不畅之脘腹痛，首选足三里理气和胃，或上巨虚，或下巨虚，行气导滞通肠腑，达到气机通畅、升降有序的目的；若砂石阻络，气涩不行所致腰（肾）痛，首选阴谷，以行气通道，促进排石；若因跌仆损及经脉、经筋，气血不畅，络道痹阻之腰痛，首选委中，以行气散瘀等，皆为经验之谈。

解乐业先生在应用针刺治痛时强调指出，针刺疗法止痛不同于应用单纯止痛作用的药物，针刺止痛的同时，也起到了治疗原发病的作用，不必虑其止痛而掩盖症情。在针刺治痛、把握时机上包括如下几方面：①要争分夺秒，缓急止痛，减轻患者痛苦，在取穴时，应主取远道腧穴，且要少而精，使效宏力专；②对于炎性疾病引起的疼痛，留针时间宜长。解乐业先生认为，留针的过程即是消炎的过程，同时要频行针，保持一定的针刺感应，力争即刻止痛；③在针刺止痛时，不能以痛止即停止治疗，而应利用痛止的有利时机，辨证配穴，可在局部选穴，但要针对性强，直达病所，以足够疗程，使疾病痊愈，以免"死灰复燃"；④对定时而痛或顽固性疼痛，以阴阳消长、按时开穴取穴，选择最佳治疗时机。

分清标本缓急在治疗急痛中有重要意义，以痛与病分标本，痛可为标，病为本。有标急本缓，亦有标急本也急。如治疗冠心病心绞痛，标为痛，本为冠状动脉供血不足。这时应针对性选用1~2个穴，力求短时间止痛，待疼痛缓解，再可辨证配以益气、养心、活血之法；若在痛急之时，即多穴施针，势必加重患者紧张情绪，不利于镇静止痛。再如急性阑尾炎的治疗，痛为标，处在急的过程，本为热邪瘀结，也处在急的过程，若单纯取1~2穴，虽可止痛，但散热散瘀之力不足，不利巩固效果，恐有化脓成痈之虞，这时也应同时取用具有散热清瘀作用的腧穴（如曲池、合谷、天枢、下巨虚等），以增祛邪之力，有利于巩固止痛效果，达到标本同治的目的。

重视心神之用，以求神安心寂。疼痛是人体受到不良刺激后引发的反应，是人体一种感觉机能，这主要由心神辨识产生。《黄帝内经·素问·至真要大论》曰："诸痛疮疡皆属于心。"王冰则注曰："心寂则痛微，心躁则痛甚，百端之起，皆生于心，痛痒疮疡，生于心也。"所以，解乐业先生认为，在各种致痛病因作用下，是否发生痛症，痛的轻重程度及其转归，都与心神之用有关。故治疗急痛症时，亦非常重视心神的参与作用，治心调神，使患者神安心静，情绪稳定，止痛移痛。又因神能导气，故"调其神，令气易行"。解乐业先生治神止痛主要有三个方面。①取用有安神作用的腧穴以助镇痛。对于疼痛较重或顽固性疼痛者，尤其是止痛效果不巩固、反复发作者，常以宁心安神之法助之。穴如神门、大陵为心及心包经原穴，宁心定志；四神聪安神醒脑。如三叉神经痛，配用宁心安神之法，则常在短时间内收效，且疗效巩固，收到事半功倍的效果；②用语言安慰患者。给患者温暖、关怀的语言，能使患者情绪安宁，意志坚强，增强其抗病抗痛的信念，对配合针刺止痛有重要作用；③医生用针用神，全神贯注，心手合一，使之神出于心，注于手，施于针，手随心转，法从手出，得气快，行气快，奏效快。

中 篇——导师医案医话

胃 痛

李某，女，36 岁，工人。

主诉：胃脘胀满发作 10 余年，患者素有胃痛、脘痛，得食痛甚，且有坠胀感，平卧稍舒，舌苔薄，质淡胖，脉细软。

辨证：脾虚气陷。

治法：补中益气，佐以利湿。

处方：补中益气汤加减。

炙黄芪 30 克，炒白术 15 克，白芍 12 克，云苓 12 克，陈皮 9 克，升麻 6 克，柴胡 6 克，枳壳 6 克，炙甘草 6 克。7 剂，水煎服。

二诊：诉胃脘胀满较前减轻，坠胀感消失，舌苔薄，质淡胖，脉细。上方继服 7 剂。

按：该患者为脾虚气陷之胃脘痛，阳明中土，脾胃互为表里，乃后天之本，生化之源，气机升降之枢纽，久患胃痛，脾胃虚弱，中焦气虚，水谷精微无力推动，日久之后，则水湿内阻，故胃虚之证，多挟湿，湿邪不能宣化，清阳不能上升，故治疗中焦气虚时，在补中益气的基础上配伍化湿淡渗利湿之品，其中佩兰、薏米、苍术为良品，且苍术以补中益气，治疗中气下陷者效果显著。

李某，男，36 岁。

主诉：胃脘疼痛 5 年，患者 5 年来胃脘疼痛反复发作，四肢乏力，曾行影像学检查，结果显示为萎缩性胃炎。经中西药物治疗后，效果不良。现症见上腹胀满，嘈杂，嗳气泛酸，大便不成形，苔黄腻，脉弦，湿郁热阻于中焦。

辨证：湿热中阻。

治法：清化湿热，理气和胃。

处方：清中汤加减。

黄连 15 克，厚朴 9 克，陈皮 9 克，木香 9 克，半夏 9 克，云苓 12 克，桂枝 6 克，白芍 18 克，香橼 12 克，焦三仙 10 克。7 剂，水煎服。

二诊：1 周后来复诊，自述胃痛减轻，大便正常，苔薄黄，脉微弦。嘱按前方再服 7 日，后来复诊。

按：临床寒凝、停滞、湿阻所致痞满、腹痛，以二陈汤加桂枝、吴茱萸、木香、苍术、厚朴行以温泄法。舌苔厚腻者，以瓜蒌泻白半夏汤通阳开窍。中焦阳虚、阴寒阻络、胸脘满胀者，用苓桂术甘汤加味，温中化滞。生冷油腻伤脾，由此导致苔腻者，必以云苓、陈皮、香橼、砂仁、焦三仙、白术运化导滞。呕而长鸣，心下痞者，治以半夏泻心汤，辛开苦降。若湿偏重者，加苍术、藿香；若热偏重者，加蒲公英、黄芩；若恶心呕吐者，加竹茹、橘皮；若腹胀者，加厚朴、枳实。

张某，女，48 岁。

主诉：患有慢性胃痛 20 余年。经胃镜检查确诊为萎缩性胃炎。主要表现为胃脘疼痛、遇寒加重、得热痛减。甚则因偶感寒气而疼痛剧作，伴有嗳气、嘈杂，自觉不爽，胃脘冷。压痛明显，舌质紫暗，苔黄而腻，脉沉滑。曾服用散寒止痛、温中暖胃之品，症状未能缓解。

辨证：气血瘀滞。

治法：化瘀通络，理气和胃。

处方：黄连 9 克，栀子 6 克，泽泻 15 克，云苓 10 克，地榆 10 克，芍药 12 克，陈皮 12 克，五灵脂 9 克，三七 6 克（冲），内金 12 克。7 剂，水煎服。

二诊：服药 7 剂，胃脘刺痛减轻，食后脘痞不适，纳食尚可，二便调畅，夜寐安，舌质紫暗红，苔薄黄，脉弦细，嘱按前方继服 7 日，后来复诊。

按：此类患者之胃脘怕冷绝非寒湿，乃是气机阻滞，阻滞不通常有痰湿气血瘀阻气机，使胃阳阻滞于中不能达于外而引起。本例患者初因饮食不当损伤脾胃，脾失运化，胃失和降，气滞中州，故胀满、隐痛，病情迁延日久，水谷不能化成精微，反成湿浊之邪，湿阻气机，故气滞，气行则血行，气滞则血瘀，加之久病入络，故成血瘀之证。舌质紫暗，脉沉细滑，舌脉均为郁热之象，故以黄连温胆汤加行气清化祛瘀之品行其功。

王某，女，31 岁，工人。

主诉：胃脘疼痛 3 年。患者近 3 年胃脘疼痛发作，纳呆脘痛，痛如针刺，或有空虚坠胀感，睡眠可，舌质暗，苔腻，脉弦。

辨证：瘀淤阻络。

治法：补中益气兼化痰饮。

处方：黄芪 30 克，合欢皮 15 克，鸡内金 12 克，绿萼梅 12 克，刺猬皮 12 克，莪术 9 克，三七 10 克，炙甘草 6 克。7 剂，水煎服。

二诊：诉胃脘痛减轻，食欲较前提高，二便调，舌质暗红，苔薄腻，脉弦。上方 7 剂继服。

按：胃病已久，耗气伤精，气衰无从推动，血行瘀滞，久病久瘀，久病久虚，因此，常成气虚血瘀之候，此类病证应取益气化瘀之品方能奏效。益气化瘀之法，补气而不留滞，攻伐而不伤正，破中有补，补中有行。临床实践证明，口服益气化瘀之剂者，胃痛多得到缓解，化饮改善，可见共有推陈致新之功，其中又以黄芪、莪术为佳。

李某，男，30 岁。

主诉：上腹部疼痛反复 8 月余，加重 1 周，平素饮食不节，不知养护，常发为胃脘痛，以上腹部疼痛为主，甚则累及两胁，平素每因饮食不节而发病，舌红苔薄黄，脉弦。

辨证：肝气犯胃。

治法：疏肝理气，行气和胃。

处方：柴胡疏肝散合芍药甘草汤加减。

柴胡 9 克，白芍 15 克，甘草 6 克，枳壳 12 克，川楝子 9 克，元胡 12 克，白芷 12 克，山萸肉 15 克，黄连 9 克，吴茱萸 6 克，合欢皮 3 克。7 剂，水煎服。

二诊：诉上腹部疼痛，两胁肋部疼痛减轻，纳眠可，二便调，舌红苔薄黄，脉弦。上方去川楝子。7 剂，水煎服。

按：临床胃痛，痛及胁肋等有脘胸胀满，嗳气吞酸者，究其病机乃为胃、脾、肝三脏为患，因其虚实并见，寒热错杂，治疗应当调中和胃，调理肝脾为主。临床上常选用芍药甘草汤合柴胡疏肝散，若肝胃气逆，呕吐吞酸，又可以佐以左金丸，若肝经不舒，痛及两胁，又可以佐以金铃子散，甚则适当加入乌贼骨、白及等品。

曹某，男，36 岁。

主诉：上腹部疼痛反复发作 5 年，加重 1 周。患者平素喜食辛辣，每于食后上腹部胀满不舒，疼痛时作时止，甚至痛如抽掣，5 年反复发作，口干口苦，眠可，小便色黄，大便日一行，质可，舌红苔薄黄，脉弦细。

辨证：湿热互结。

治法：清热化湿，理气止痛。

处方：越鞠丸加减。

太子参 15 克，沙参 15 克，炒白术 15 克，苏梗 12 克，香附 12 克，丹参 16 克，旋覆花 12 克，代赭石 12 克，扁豆 15 克，甘草 6 克。7 剂，水煎服，禁食辛辣生冷。

二诊：诉上腹部疼痛减轻，辛辣进食少，口干口微苦，眠可，纳一般，小便色微黄，大便可，舌红苔薄黄，脉弦细。上方继服，7 剂，水煎服。

按：慢性胃炎患者 90% 以上有胀满，且难以清除，胀满一症有虚有实，当细心辨之。大凡口苦、口臭、饭后胀满者，苔厚黄腻，宜化湿、理气等手法，勿犯实实之扰，宜选用越鞠丸、中满分消丸、大腹皮、枳实、枳壳等品。若症见神疲、面萎肢冷、苔白腻而胀者，大体属脾气虚，当选用太子参、白术、枳术丸等；若阳虚兼腹胀，当选用佛手、香橼等理气而不伤阳之品。

赵某，男，50 岁。

主诉：上腹部疼痛反复发作 10 余年，加重 2 天。患者近 10 年来上腹部疼痛反复发作，伴手足厥冷，喜热畏寒，伴口干，时头晕，纳差，舌淡苔薄白，脉沉细无力。

辨证： 脾胃虚寒。

治法： 温中健脾，和胃止痛。

处方： 黄芪建中汤加减。

黄芪 30 克，桂枝 9 克，白芍 15 克，陈皮 9 克，佛手 12 克，香附 9 克，焦三仙各 10 克，香橼 12 克，甘草 6 克。7 剂，水煎服。

二诊： 上腹部疼痛隐隐，手足不温，渴喜热饮，口不干，食欲较前增强，舌淡苔薄白，脉沉细。上方继服 7 剂，水煎服。

按： 临床上如本例患者之胃虚劳十分多见，胃虚劳主见肢倦，得衣缓解，伴泛酸，畏寒喜暖，舌质淡，苔薄白，脉沉细，此与脾关系密切，因胃主受纳，脾主运化，胃以降为和，脾以升为健，胃喜润勿燥，脾喜燥恶湿，胃当通，脾当守，两者作用不同，但相互为用，胃虚劳伤气，脾气虚寒，拟黄芪建中汤滋养中气。

张某，女，47 岁。

主诉： 上腹疼痛反复发作 5 年，加重 1 周。患者近 5 年来上腹部疼痛反复发作，伴上腹烧灼感，伴嗳气不舒，面色萎黄，神疲乏力，头晕目眩，干呕，舌红苔黄，脉弦细。

辨证： 肝胃阴虚，气不生津。

治法： 养阴生津，疏肝止痛。

处方： 柴胡 9 克，佛手 6 克，党参 12 克，沙参 12 克，麦冬 12 克，桔梗 15 克，当归 12 克，白芍 12 克，生地黄 12 克，丹参 15 克，甘草 6 克。7 剂，水煎服。

二诊： 诉上腹部疼痛隐隐，偶有嗳气，神疲乏力减轻，偶感头晕目眩，食欲增加，二便可，舌红苔黄，脉弦细。上方继服。

按： 胃脘痛治疗的初期用疏肝理气法显然是对的，但是为了加强行滞止痛之功，选用辛香药物，但辛香药物虽可行滞止痛，久用必然耗气伤阴，故临床上治疗此类病证，常从益气养阴入手，常有较好疗效，而且此类患者有以下特点：多有长期治疗史，或久用辛香化湿药物，常胃痛隐隐，有烧灼感，泛酸呕吐，面色㿠白，神疲乏力，口咽干燥，舌红少苔，脉细数，常用一贯煎加减。

邢某，男，31 岁，工人。

主诉： 上腹部疼痛半年余。患者半年前因心情不畅出现上腹部疼痛不舒，伴泛酸，有烧灼感，以饥时为甚，伴上腹胀满，心烦，泛酸，纳差，大便时干时稀，舌红苔薄白，脉弦。

辨证： 肝气犯胃，肝胃不和。

治法： 疏肝解郁，理气止痛。

处方： 柴胡疏肝散加减。

柴胡 9 克，当归 12 克，炒白术 12 克，郁金 12 克，丹参 12 克，白芍 12 克，黄连 9 克，吴茱萸 6 克，乌贼骨 2 克，云苓 12 克，炙甘草 12 克。7 剂，水煎服。

二诊： 疼痛减轻，胁肋偶有疼痛，心烦，泛酸，偶有上腹胀满，心烦，纳差，大便时干时稀，舌红苔薄白，脉弦。上方继服。

按： 本例患者属于肝胃不和之证，胃脘痛病机多滞，基本病机无外乎木郁土虚。因为本病病位在胃，脾与胃相表里，脾升胃降，气机不畅则失养，而脾胃的升降变化根本来自肝的疏泄条达，肝气郁滞，肝失疏泄，横逆犯胃，脾失健运，胃气郁滞，导致胃失和降，而致胃痛。此期胃痛主要有以下症状特点：胃脘胀满，疼痛难隐，连及两胁，痛处固定不移，时发时止，伴有心情不畅，嗳气不舒，心烦口渴，纳差。

朱某，男，36 岁。

主诉： 上腹部疼痛反复发作，加重 3 个月，曾服用中西药物治疗，效果不显著。患者每于受寒、进食生冷及热饮后疼痛发作，舌体红，苔白滑，脉弦。行胃镜检查提示慢性胃炎。

辨证： 寒热错杂。

治法： 寒热双解。

处方： 附子 6 克，黄连 9 克，白芍 15 克，甘草 6 克，丹参 15 克，山萸肉 15 克，半夏 9 克，云苓 12 克，陈皮 9 克，焦三仙各 10 克。7 剂，水煎服。

二诊： 上腹部疼痛仍发作，但次数减少，四肢不温，小便可，大便日 1~2 次，纳眠可，舌体红，苔白滑，脉弦。上方继服。

按： 临床上寒热错杂之胃脘痛不在少数，因其寒热错杂，气血阴阳不相顺接，邪气盛正气虚，二者相互交错因而治疗困难，治疗此证时，常选用双治汤，方中黄连苦寒配以附子之辛热，二者相配伍既能祛除沉寒痼冷，又能清扫郁火积热，寒热互投，并行不悖，共复胃腑和降之功。

张某，男，26 岁。

主诉： 上腹胀满 2 年余，加重 3 天。患者近 2 年来工作压力大，饮食失宜，逐渐出现上腹部胀满不舒，发作时撑心阻肋，伴嗳气不舒，饮食无味，舌苔薄白，脉弦。

辨证： 肝气犯胃。

治法： 疏肝理气除胀满。

处方： 四君子汤加减。

玄参 15 克，炒白术 12 克，云苓 12 克，甘草 6 克，厚朴 12 克，白芍 12 克，木瓜 12 克，沉香 6 克，花椒 6 克。7 剂，水煎服。

二诊： 诉上腹胀满不舒减轻，但仍然不适，嗳气不舒，饮食有味，眠可，小便微黄，大便日 1~2 次，质可，舌苔薄白，脉弦。上方继服。

按： 此患者之前服药效果不佳，究其因，《脾胃论》："腹中夯闷，此非腹胀，乃散而不收，可加芍药收之。"主要因为气虚不振，气机逆乱，故痛及胁肋，此类胀满治疗时，方中枳实厚朴，中焦气散汲而不收，故刚药不为用。因此古人创之"胃虚当补，气散当收"的法则。认为当以四君子汤加减白芍等品，若脾气虚，当用人参，胀满者加木瓜，但胃酸、苔厚腻者勿用。

张某，女，48 岁。

主诉：腹痛 3 年，加重 2 天。患者近 3 年来，上腹部疼痛反复发作，以受冷后疼痛为甚，时而痛如针刺，伴畏寒怕冷，时心慌肠鸣，胁肋部疼痛，纳差，睡眠一般，多梦易醒，大便溏稀，夹杂不消化的食物，小便清长，舌淡红苔薄白，脉沉迟。

辨证：脾胃虚寒。

治法：温中健脾，和胃止痛。

处方：黄芪 30 克，桔梗 12 克，白芍 12 克，炒白术 15 克，甘草 6 克，附子 6 克，当归 12 克，元胡 12 克，干姜 6 克，生苡米 3 克，鸡内金 12 克，枳壳 12 克，丹参 3 克，焦三仙各 10 克，合欢皮 2 克，柴胡 7 克。7 剂，水煎服。

二诊：诉上腹部疼痛反复发作次数减少，且疼痛较以前不明显，偶尔痛如针刺，伴畏寒怕冷，时心慌，胁肋部疼痛，纳差，睡眠一般，多梦易醒，大便日 1~2 次，质稀，小便清长，舌淡红苔薄白，脉沉迟。上方继服。

按：临床上脾胃虚寒之腹痛，在中焦气虚湿阻时当注意，一方面虚则补其母，故以桂枝温补心阳；另一方面，补脾阳必温肾中真阳。并且凡是有情绪不畅者，也需要借助肝胆之气来生气，当用柴胡助五脏生长之气。

王某，女，65 岁。

主诉：胃脘疼痛反复发作 3 年，加重 2 天。患者近 3 年来上腹部疼痛反复发作，以情绪激动或受冷后发作或加重，伴烧心、泛酸或嗳气，时口干口苦，嗳气不断，纳差，睡眠可，大便干稀不调，小便可，舌红苔薄黄，脉弦。行胃镜检查提示慢性胃炎。

辨证：寒热错杂。

治法：辛开苦降，攻补兼施。

处方：半夏 9 克，黄芩 12 克，黄连 9 克，干姜 6 克，党参 12 克，吴茱萸 6 克，乌贼骨 3 克，瓦楞子 3 克，白芷 12 克，鸡内金 12 克，枳壳 12 克，栀子 12 克，白及 15 克。7 剂，水煎服。

二诊：诉上腹部疼痛减轻，偶有发作，伴烧心、泛酸或嗳气，口不干，口苦，嗳气不断，纳差，睡眠可，大便时干时稀，小便可，舌红苔薄黄，脉弦。上方继服。

按：患者此前服用辛香温燥药，如二陈汤、平胃散等，效果欠佳，此患者当属寒热错杂、虚实夹杂之胃病。患者中焦阳气不足，失于温煦，故受冷疼痛加重，肝气不舒，疏布失常，内郁化火，日久寒热错杂。

周某，男，59 岁。

主诉：上腹部疼痛不舒 5 年。患者近 5 年来上腹部疼痛反复发作，常在饮食生冷或者遇冷后发作，按压腹部痛点固定不移，伴畏寒怕冷，时痛如针刺，时心慌，腹痛，纳差，睡眠可，大便质稀，小便可，舌暗红，苔白腻，脉沉。

辨证：脾胃虚寒。

治法：温中健脾，和胃止痛。

处方：黄芪建中汤加减。

黄芪 15 克，桂枝 9 克，党参 12 克，炒白术 15 克，云苓 12 克，丹参 30 克，檀香 6 克，砂仁 6 克，附子 9 克，焦三仙各 10 克，元胡 12 克，合欢皮 3 克，炙甘草 6 克。7 剂，水煎服。

二诊：腹部疼痛反复发作，但较前减轻，患者自述感觉良好，按压腹部痛点固定不移，伴畏寒怕冷，时心慌，腹痛，食欲较前增强，但胃口仍一般，睡眠可，大便质稀，小便可，舌暗红，苔白腻，脉沉。上方继服。

按：此患者为脾胃虚寒之胃脘痛，临床中较为常见，其治疗应注意，一定要配伍活血通络之品，因为古人有"久病入络"之说，其常与经络之瘀有较大关系，因此在治疗时当以丹参饮、失笑散等活血通络，如此补气温阳、行气解郁，治疗效果大大提高。

刘某，男，31 岁。

主诉：反复发作上腹部疼痛 1 年。

现病史：患者 1 年前出现上腹部隐痛不适，伴背部不适，时嗳气，无烧心反酸，无恶心呕吐，纳可，大便调，行胃镜检查提示慢性非萎缩性胃炎。舌红，苔黄略腻，脉弦。

辨证：肝胃不和。

治法：疏肝理气，和胃止痛。

处方：柴胡 10 克，白芍 15 克，川楝子 103 克，香附 12 克，川芎 12 克，旋覆花 10 克，代赭石 15 克，党参 15 克，厚朴 15 克，砂仁 6 克，木香 10 克，青皮 15 克，佛手 15 克，炙甘草 6 克。7 剂，水煎服。

二诊（2018-05-24）：服药后，胃痛略有减轻，仍嗳气，舌红，苔白，脉弦。

处方：柴胡 10 克，白芍 15 克，川楝子 103 克，香附 12 克，川芎 12 克，旋覆花 10 克，代赭石 15 克，党参 15 克，厚朴 15 克，砂仁 6 克，木香 10 克，青皮 15 克，佛手 15 克，炙甘草 6 克，蒲黄 10 克，五灵脂 10 克。7 剂，水煎服。

三诊（2018-06-01）：服药后，嗳气较前略好转，上腹疼痛较前减轻，自诉四肢及腹部怕凉，背部疼痛不适，舌红，苔白，脉沉弦。

处方：柴胡 10 克，白芍 15 克，川楝子 103 克，香附 12 克，川芎 12 克，旋覆花 10 克，代赭石 15 克，党参 15 克，厚朴 15 克，青皮 15 克，佛手 15 克，炙

甘草6克，蒲黄10克，五灵脂10克，桂枝12克，黑顺片12克，葛根30克。 7
剂，水煎服。

四诊（2018-06-08）：自诉腹痛较前明显减轻，腹部无明显怕凉，感腹胀，
舌红，苔白，脉弦。

处方：柴胡10克，白芍15克，川楝子103克，香附12克，川芎12克，旋
覆花10克，代赭石15克，党参15克，厚朴15克，青皮15克，佛手15克，炙
甘草6克，葛根30克，干姜15克，半夏15克，莪术15克，黄连12克，黄芩12克，
三棱15克。7剂，水煎服。后自诉无明显不适。

按：患者平素情志不畅，导致肝气不舒，横逆犯胃，胃气不和，升降失常，故
而嗳气，"不通则痛"，导致胃脘疼痛不适，故治疗以柴胡疏肝散加减疏肝和胃，
旋覆代赭汤降逆，《临证指南医案》云："胃痛久而屡发，必有凝痰聚瘀"，故二
诊配合失笑散活血祛瘀止痛后腹痛减轻，四诊腹胀，予半夏泻心汤辛开苦降、和胃
除痞而诸症皆除。

郑某，女，41岁。

主诉：胃痛1个月。

现病史：患者1个月前出现情志郁结时胃脘胀痛，胸闷嗳气，胃纳不振，呕吐，
口干，大便秘。胃镜示：胃小弯部3cm溃疡，黏膜水肿，大弯糜烂。舌苔腻，脉
弦中带滑象。

辨证：肝气犯胃 湿浊中阻。

治法：清疏肝和胃，兼化湿浊。

处方：金铃子散加减。

金铃子15克，半夏15克，延胡索15克， 制香附15克，青陈皮10克，砂
仁10克，枳实10克，瓜蒌15克。7剂，每日1剂，水煎分2次服。

二诊：胃痛减轻，夜寐不安，苔薄根腻，脉弦带滑。

处方：金铃子15克，半夏15克，延胡索15克，制香附15克，青陈皮10克，
砂仁10克，枳实10克，瓜蒌15克，广木香6克，薏米20克，茯苓15克，7剂。

三诊：胃痛减轻而未除，面色萎黄，舌根腻，舌质青。考虑肝胃不和，瘀血留
滞，拟疏肝和胃，佐活血化瘀。

处方：金铃子15克，半夏15克，延胡索15克，制香附15克，青陈皮10克，
砂仁10克，枳实10克，瓜蒌15克，广木香6克，薏米20克，茯苓15克，蒲黄
10克，五灵脂10克，赤芍15克，7剂。

四诊：胃已不痛，吞酸、烧心俱消除。大便正常，日一次，舌红润，苔薄，脉滑。

处方：金铃子15克，半夏15克，延胡索15克，制香附15克，青陈皮10克，
砂仁10克，枳实10克，瓜蒌15克，广木香6克，薏米20克，茯苓15克，蒲黄
10克，五灵脂10克，赤芍15克，7剂。经复查胃镜显示溃疡及糜烂愈合。

按： 本例是肝气犯胃所致的胃脘疼痛。每因情志郁结而发作，疼痛性质为胀痛，胸闷、嗳气、呕吐、脉弦等，皆是肝郁气滞横逆犯胃的表现。舌苔腻、胃纳不振是夹湿之故。方用金铃子散加香附、半夏、砂仁等疏肝和胃，半夏、砂仁兼有化湿作用，大便秘结，故用枳实、瓜蒌。第二次处方用秫米，因为患者夜寐不安，所谓"胃不和则卧不安"。第三次处方加入了活血化瘀的赤芍及失笑散，是由于服前方后痛减而不除，考虑可能挟有瘀血内停，舌青为瘀血佐证。凡久患胃脘痛者，每多有瘀血，所谓"久病入络"，处方加入活血化瘀之品，可提高疗效。

于某，男，48 岁。

主诉： 阵发上腹隐痛 6 年余。

现病史： 胃脘部阵发性隐痛 6 年余。行胃镜检查诊为萎缩性胃炎，经服健脾疏肝和胃之剂 1 个月无效。近日疼痛频作，纳食不香，时有嗳气，夜寐不宁，五心烦热，盗汗，腰酸乏力，遗精，口干不多饮。胃镜检查提示慢性萎缩性胃炎。精神萎靡，形体消瘦，舌质略红，少津无苔，脉沉细数。

辨证： 阴虚火旺。

治法： 滋肾阴，降虚火。

处方： 六味地黄汤加味。

生熟地各 25 克，山药 20 克，山茱萸 10 克，丹皮 10 克，茯苓 15 克，泽泻 12 克，枣仁 30 克，黄柏 10 克，麦冬 15 克，五味子 15 克。7 剂，每日 1 剂，水煎分 2 次服。

二诊： 痛止热除，唯觉头晕、眠差，再予六味地黄丸每日 2 次，每次 8 克，1 个月后诸症消失。胃镜检查胃黏膜恢复正常。

按： 萎缩性胃炎多由饮食不节、劳倦过度、忧思郁结所致。临床所见因胃阴不足者固多，但亦有因肾水匮乏、胃阴失濡、虚火上炎而致者。肾阴乃人身阴精之根本，源乏则流枯。本案由久病失治伤深所致，故见胃脘疼痛而伴五心烦热、盗汗、腰酸乏力、遗精等症。故治法：六味地黄丸滋肾益阴，资其源而裕其流；再加黄柏清虚火，酸枣仁、五味子宁心神，麦冬养胃阴，使肾液渐充而胃津复常，正所谓治病求本之意也。

关某，男，37 岁。

主诉： 上腹部疼痛 18 年，加重 2 年。

现病史： 患者自诉自幼年之时因吃水饺过多而当即感到脘腹胀满，同时腹泻，经治腹泻已止。从此之后，腹部经常胀满，吐酸水，饮食明显减少，反复吐血、便血，曾因消化道溃疡出血而手术治疗，术后胃脘疼痛仍反复发作。现空腹及餐后均感疼痛，饮水或饮茶后即感心口隐隐而痛。若仰卧时，上腹部感胀满，如有物堵其间，大便排无力。面色萎黄，精神萎靡不振。胃镜检查提示为残胃炎。舌质稍淡，舌体大，苔薄白、微黄而滑，边有齿印。右脉浮弦，关虚大，左脉沉弦。

辨证： 脾胃气虚。

治法： 补脾益气。

处方： 桂枝去桂加茯苓白术汤。

炙甘草 15 克，白芍 30 克，白术 30 克，茯苓 20 克，大枣 10 克，生姜 10 克。5 剂，每日 1 剂，水煎分 2 次服。

二诊： 疼痛减其大半，饮食较前增多，胀满已明显减轻。

处方： 炙甘草 15 克，白芍 30 克，白术 30 克，茯苓 20 克，大枣 10 克，生姜 10 克。5 剂。

三诊： 疼痛己止，胀满已除。为巩固疗效，仍服上方 10 剂，未再复发。

按： 本案胃脘痛属虚证，以久病体虚、空腹疼痛、痛而喜按、脉虚气怯为辨。以本方治疗，似不符临床之常规。其实，桂枝去桂加茯苓白术汤其主症即是"心下满，微痛"，而关键是其"微痛"一症。"微痛"，即微微而痛，乃隐痛之变词，隐痛为虚性疼痛，多为脾胃气虚所致。至于"心下满"症，有有形和无形之分。无形之满，多病在气，常为肝气横逆犯胃；有形之满，多病在积，常为水积和食积。然不论何型之"满"，都必须依据"病者腹满，按之不痛为虚"（《金匮要略》），方可应用此方。本方主治及配伍，正为"心下满，微痛"而设。方中茯苓、白术，一治水积，一治食积，二药相伍，健脾利湿，以去"心下满"；炙甘草、白芍相配，酸甘化阴，缓急止痛；生姜行气散水；大枣补脾和营。本方以补为主，兼以攻实，对虚中挟实之"微痛"和"心下满"，较为适宜。

杜某，男，66 岁。

主诉： 上腹疼痛 20 余年。

现病史： 患者反复发作胃痛 20 余年，经中西药物屡治无效，近日加重，形体消瘦，面容不展。胸膈痞胀作痛，两肋满闷不舒，脘腹灼痛，痛极则彻于胸背，固定不移，从心下至脐腹隆起板硬如石，按之亦痛，腰背如负薄冰，饿懔而寒。时而泛酸上冲咽喉，呕吐黄绿酸苦诞水，心中嘈杂，知饥而不能食，唯喜烫饮，饮而不多。大便干结难解、小便短涩，手足不温，少气无力，入夜难寐。胃镜检查提示慢性萎缩性胃炎。舌淡苔白滑腻，脉来沉迟，息间仅两至半，且短而弱。

辨证： 脾胃虚寒。

治法： 扶阳、散寒、止痛。

处方： 乌梅丸加减。

制附片（先煎）10 克，干姜 15 克，桂枝 15 克，细辛 3 克，黄连 5 克，黄柏 10 克，当归 20 克，川椒 5 克，党参 10 克，乌梅 2 枚。7 剂，每日 1 剂，水煎分 2 次服。

二诊： 痛稍减，呕吐酸苦水已少，遂以吴萸四逆汤加味治之。

处方： 制附片（先煎）15 克，吴茱萸 9 克，干姜 20 克，肉桂 10 克（研末，泡水兑入），丁香 5 克，茯苓 30 克，白胡椒 3 克（研末，兑服），甘草 15 克，7 剂。

三诊：患者吐出黄绿苦水盈盂，吐后胸胃痞胀舒缓，白滑苔渐退。照原方附片量增至20克，每日1剂，连进10剂，愈服越见吐，痛不减反有所增之势，小便色赤，但较长，已10余日不大便，诊视则白滑苔已退尽，但舌本透白而无血色，脉转缓和稍有神，仍喜滚饮而畏寒，正邪交作，势均力敌。拟方白通汤加上肉桂。

处方：制附片(先煎)15克，干姜30克，葱白9克，肉桂10克(研末，泡水兑入)，连服二剂，大便始通，色黑如漆，腹痛，痞硬稍减，能略进饮食。再服数剂，大便则畅泻，色黑绿，臭不可当，脘腹疼痛及痞硬顿失其半，胃逆作酸已减少。此阴寒溃退，元阳渐复。

四诊：照原方去葱白加茯苓30克，砂仁15克，白术30克，甘草10克。连进5剂，大便由稀而溏，色渐转黄，饮食渐增，舌质已略显红润之色，脉沉细一息已四至，腹中痞硬已消去八九，唯胃脘中仍感灼辣疼痛，时而吐酸水一二口，复主以乌梅丸方。服3剂，吐止痛减，食量增加，背寒肢厥已回温。唯形体枯瘦，正气未充，精神尚差，胃中尚时而隐痛，继以桂附理中汤加黄芪，并兼服乌梅丸，每日3丸。每服均见好，连服十数余剂而愈，体健如常。

按：此病历经20余载，根深蒂固，邪实而证顽矣，欲除病根，非大剂辛温连进，方能奏效。此证每于服药之后，或见脘腹增痛，或吐酸、便泻、小便色赤而浊等征象，可一时有所表露，此乃药与病相攻，驱邪之兆，若药能胜病，犹兵能胜敌，倘畏惧不专，虽欲善其事，而器不利也，古云："若药不瞑眩，厥疾弗瘳"。将此理告病者，务期早除痛苦。

孙某，男，35岁。

主诉：胃脘部疼痛反复性发作5年。

现病史：患者5年前出现胃脘部疼痛不适，每于夜间3点左右加重，先后多次胃镜检查示慢性非萎缩性胃炎，服用中西药物效果不显著。目前症见：平素易着急生气，刻下胃痛，于每日夜间3时左右加重，上半身怕冷，不敢进食过凉、过热食物，二便可。舌体胖大，舌边红，苔白，脉沉弱，左关脉弦。

辨证：邪陷厥阴，寒热错杂。

治法：辛开苦降，泄肝和胃。

处方：乌梅10克，川椒10克，细辛3克，炮附子10克，干姜10克，黄连10克，吴茱萸6克，桂枝30克，炒白芍30克，白芷15克，元胡15克，陈皮10克，枳壳30克，姜半夏10克，炙甘草15克，大枣6枚，蜂蜜2勺。7剂，水煎服，日1剂。

二诊：服药后，胃痛明显减轻，晨起时稍有隐痛，近日鼻炎发作，打喷嚏，上身仍感怕冷，食欲较差，舌红胖大，苔薄白。

处方：乌梅10克，川椒10克，细辛3克，炮附子10克，干姜10克，黄连10克，吴茱萸6克，桂枝30克，炒白芍30克，白芷15克，元胡15克，陈皮10克，枳壳30克，姜半夏10克，炙甘草15克，大枣6枚，蜂蜜2勺，砂仁10克，鹅不食草 10 克，高良姜 10 克。7 剂，水煎服。

按："厥阴病欲解时，从丑至卯上"。患者病发于夜间 3 点左右，正是厥阴主时。患者上半身怕冷，舌红，进食过寒、过热食物胃痛加重，具寒热错杂之征，体现了厥阴病阴尽阳生、阴阳转化的特点。方中保留乌梅丸原方之乌梅、细辛、桂枝、黄连、干姜、炮附子、川椒。方中乌梅，取其至酸之味、至柔之性，入肝经以敛肝泻肝；川椒、细辛、干姜、附子、桂枝之辛温刚燥，配黄连之苦寒，寒热刚柔并用，养肝阴，疏肝用，调阴阳，具有调肝、理脾、和胃之功。正如章虚谷在《医门棒喝·伤寒论本旨》所说："木邪肆横，中土必困，故以辛热甘温助脾胃之阳，而重用酸以平肝，佐以苦寒泻火，因肝木中有相火故也。"加入芍药于土中泻木，另以蜂蜜、大枣、甘草补脾精以健中气；配伍吴茱萸，取法左金丸，泻肝和胃；《临证指南医案》云："胃痛久而屡发，必有凝痰聚瘀。"故配伍白芷祛瘀生新以止胃痛。方中陈皮、枳壳、半夏取法二陈汤以祛湿化痰。

于某，男，45 岁。

主诉：反复胃脘疼痛 10 年余。

现病史：反复胃脘疼痛 10 年余。曾行胃镜检查示慢性萎缩性胃炎伴重度肠上皮化生及淋巴组织增生和局部腺体中度不典型增生。曾服西药治疗无好转。现症见情绪易怒，胃脘疼痛，伴有胀满感，嗳气频作，纳少口苦，嘈杂易饥，大便干结。胃镜及病理示：慢性萎缩性胃炎伴重度肠上皮化生及淋巴组织增生和局部腺体中度不典型增生。舌红，苔薄黄，脉弦细。

辨证：肝火犯胃，胃阴亏虚。

治法：疏肝清热，和胃养阴。

处方：一贯煎加减。

北沙参 15 克，麦冬 15 克，白芍 15 克，黄连 6 克，甘草 6 克，吴茱萸 12 克，石斛 10 克，佛手 12 克。7 剂，每日 1 剂，水煎分 2 次服。

二诊：胃脘疼痛、嗳气、口苦消失，嘈杂不明显。

处方：北沙参 15 克，麦冬 15 克，白芍 15 克，甘草 9 克，石斛 10 克，佛手 12 克，继服 7 剂。症状基本消失，守二诊方继服 1 月，复查胃镜提示慢性萎缩性胃炎伴轻度肠上皮化生，二诊方继服。

按：患者情绪急躁易怒，怒则伤肝，肝郁化火，则灼伤胃阴；胃阴不足，则纳呆口苦，嘈杂易饥，大便干结；胃气不和，则脘腹胀满，嗳气频作。舌红，苔薄黄，脉弦细，为肝胃不和之象。慢性萎缩性胃炎病程长，治疗困难，对本病的治疗，应遵循有是症用是方的原则，对理气药物的选择，不宜使用过分香燥之品，且不宜久用，以免耗气伤阴。

小结

"胃脘痛"一名最早记载于《黄帝内经》,《黄帝内经·灵枢·邪气脏腑病形》中指出:"胃病者,腹胀,胃脘当心而痛。"首先提出胃痛的发生与肝、脾有关。脾胃在中焦,为后天之本,气血生化之源,五脏六腑、四肢百骸皆赖以所养。脾为太阴湿土之脏,喜温燥而恶寒湿,得阳气温煦则运化健旺;胃为多气多血之腑,有喜润恶燥之特性,既需阳气蒸化,亦需津液濡润,以助腐熟水谷、通降胃气。脾胃互为表里,一纳一化,一升一降,燥湿相济,共同完成水谷的受纳、精微化生、输布及升降、统摄等功能。

脾胃的病理主要表现为运化、受纳、升降、统摄等功能的异常。胃受纳、腐熟水谷及通降功能失常,可致纳差,并影响中气之运行,以致发生胃痛、胃痞及便秘等,若胃失和降、胃气上逆,则可出现嗳气、恶心、呕吐、呃逆等症状。脾胃为病,可影响到其他脏腑,尤其是与肝、肾关系最为密切。解乐业教授强调脾为先天之本,肾为后天之本,相互为用,若脾虚化源不足,五脏之精少而肾失所养,肾阳虚衰则脾失于温煦,运化失职,导致泄泻、便秘、四肢不温、手足怕冷等;肝木疏土,助其运化之功,脾土营木,利其疏泄之用。如果肝郁气滞,乘侮脾胃,则脾胃不健,可导致胃痛、腹痛等症状,所以腹痛、胃脘痛虽归属于脾胃,但是亦与肝、肾等其他脏腑有关。

当代治疗胃痛当以疏肝和胃法居多,解乐业教授也认为脾胃与肝关系密切,同时情志与五脏的生理活动息息相关,可大大提高中药治疗胃痛的疗效。对于较长时间的脾胃虚寒胃脘痛,解乐业教授认为久病多虚、多瘀,多有气滞,所以临证时多采用理气通滞之品,如香橼、陈皮、焦三仙等,同时多用柴胡来升发肝胆之气,以助五脏之气。临床上多用辛香药物行气止痛,解乐业教授认为辛香药物久用多耗气伤阴,因此常从益气养阴入手。

临床上,解乐业教授对于实证胃痛多以温胃散寒、消食导滞、平逆散火、疏肝解郁、止痛法治疗,常选用香苏散合良附丸、保和丸、化肝煎、清中汤等方,常用药有陈皮、青皮、柴胡、半夏、栀子、茯苓等;对于虚证胃痛多以养阴益胃、温中健脾、和胃止痛等法治疗,常用一贯煎合芍药甘草汤、黄芪建中汤等方,加以炒白术、云苓、陈皮、柴胡、炙甘草等药,疗效显著。

在胃脘痛的治疗中,解乐业教授也常用鸡内金来消食、健胃、助消化,他认为,胃脘痛中纳差多由于清阳不升,脾胃湿邪阻滞气机,而鸡内金可以消食导滞,促进胃液分泌,提高胃酸度及消化力,使胃运动功能明显增强,胃排空加快。同时他强调胃痛经久不愈,往往虚实夹杂,治疗时当补虚泻实,重视调畅中焦气机。脾胃为病,需要辨别虚实寒热,但是临床中兼杂证多见,如寒热错杂、虚中夹实等,因此,灵活运用。

泄　泻

于某，男，65 岁。

主诉：腹泻反复发作 10 余年。大便每日 4~5 次，质稀不成形，夹消化不良食物，遇冷后加重，得温则痛减，伴腹痛，腹部喜温喜按，时腰膝酸软，畏寒怕冷，纳差，睡眠可，舌淡，苔薄白，脉沉细。

辨法：脾肾阳虚。

治法：温肾健脾，固涩止泻。

处方：党参 15 克，炒白术 15 克，云苓 12 克，陈皮 9 克，砂仁 9 克，甘草 6 克，薤白 15 克，薏米 30 克，扁豆 30 克，山药 30 克，桔梗 12 克，肉桂 9 克，五味子 6 克，补骨脂 12 克，吴茱萸 6 克。7 剂，水煎服。

二诊：大便每日 2~3 次，质稀不成形，夹消化不良食物，伴腹痛，腹部喜温喜按，腰膝酸软，畏寒怕冷，食欲增强，睡眠可，小便可，舌淡，苔薄白，脉沉细。上方继服。

按：泄泻一证在临床上较为常见，其基本病机为脾虚湿盛，但临证时医家一定要注意肾阳亏虚在脾阳不足中发挥的作用。古人谓肾中藏真阴真阳，且肾主司二便，关门不利，则泄泻甚。因此，在治疗脾阳不足之泄泻时，特别是泄泻经久不愈时，需加吴茱萸、补骨脂补肾以助阳。

丛某，女，45 岁。

主诉：腹痛、腹泻反复发作 5 年，加重 4 天。

现病史：下腹疼痛，伴肠鸣、腹泻反复发作 5 年，尤以春、夏两季发作频繁，几乎每月都要发作 1~2 次，饮食稍不注意即会发病，每次发作可持续 5~15 天，甚感痛苦；近因与朋友聚餐后诱发腹痛、腹泻 4 天，刻诊：腹痛以左下腹为甚，伴肠鸣腹泻，每日 5~8 次，大便多为少量稀糊状，并带有黏液，往往腹痛剧时即欲腹泻，泻后则腹痛减轻。伴有精神疲乏，纳差，时作干呕，口苦，舌红苔薄黄，脉弦细。

辨证：肝郁脾虚，湿热中阻。

治法：疏肝健脾，清热燥湿。

处方：痛泻要方合半夏泻心汤。

法半夏、黄芩、陈皮各 10 克，炒白术 12 克，白芍、葛根各 15 克，蒲公英 30 克，黄连、干姜、防风、炙甘草各 6 克。7 剂，每日 1 剂，水煎分 2 次服。

二诊：诸症基本消失，大便日 1 次，但仍不成形，胃纳稍差。

处方：法半夏、黄芩、陈皮各 10 克，炒白术 12 克，白芍、葛根各 15 克，蒲公英 30 克，黄连、干姜、防风、炙甘草各 6 克，党参 15 克，砂仁 6 克，炒鸡内金 15 克，怀山药 15 克，茯苓 12 克，续服 7 剂。

三诊时诸症已愈，续予二诊方 5 剂量，除蒲公英外，诸药共经烘烤后粉碎为细末，再以蒲公英煎取浓汁，泛上药末为丸如绿豆大，烘干后密闭储藏备用，每服6克，开水送下，日3次。未再复发。

按： 该病的主要病机为脾虚肝郁、湿热中阻，治疗当以健脾疏肝、清热燥湿为主法，故以痛泻要方合半夏泻心汤加减作为治疗本病的基本方，多能取得较好的疗效。

张某，女，65岁。

主诉： 大便溏，便前腹痛5年余。

现病史： 患者5年多前出现大便溏，便前腹痛，食后腹胀，精神差，多次大便常规均正常，既往肠镜检查示慢性结肠炎，现大便稀软，日3~6次，便前腹痛，胃脘作胀，食后尤甚，面色不华，精神困疲，喜暖畏寒，舌质淡，苔薄腻，脉弦。

辨证： 脾阳虚。

治法： 扶脾抑肝，温运中阳。

处方： 黄芪建中汤加减。

炙黄芪20克，炒白术20克，桂枝6克，白芍20克，防风15克，茯苓20克，焦山楂15克，干姜10克，大枣10克，炙甘草10克。7剂，每日1剂，水煎分2次服。

二诊： 大便虽溏，性质转稠，次数亦减，便前腹痛减轻，精神较前好转，但腹中胀气未除。

处方： 炙黄芪20克，炒白术20克，桂枝6克，白芍20克，防风15克，焦山楂15克，干姜10克，大枣10克，陈皮10克，广木香10克，7剂。

三诊： 时偶有腹痛，大便未成形但稠，日2~3次，便前腹痛减轻，精神较前好转，腹中胀气有所消退。

处方： 炙黄芪20克，炒白术20克，桂枝6克，白芍20克，防风15克，焦山楂15克，干姜10克，大枣10克，陈皮10克，广木香10克，14剂。

四诊： 腹痛、腹胀均除，大便成形，日1~2次，精神及饮食均明显好转。

按： 本案患者史5年余，神疲色萎，喜暖畏寒，属久泄虚寒之症，张景岳云：凡脾泄久泄证，大都与前治脾弱之法不相远，但新泻者可治标，久泄者不可治标，且久泄无火，多因脾肾之虚寒也。根据本案症状来辨，应以脾虚为主，但初诊时脉象弦，右胁作胀，可见肝气偏旺，故以扶脾抑肝、温运中阳为治疗原则。

孙某，女，37岁。

主诉： 腹泻1年。

现病史： 患者1年来常因受冷、饮食不慎而反复发作腹泻，曾多次到多家医院就诊，服用中药、西药（抗生素）等治疗，虽有好转，但停药后很快复发，难以治愈。面色萎黄，倦怠乏力，口渴，纳差，大便稀溏，每日5~6次，小便清长，舌质淡，苔薄腻，脉细缓。

辨证：脾肾阳虚。

治法：健脾、补肾、化湿。

处方：四君子汤合四神丸加减。

党参 20 克，炒白术 15 克，茯苓 12 克，山药 10 克，芡实 15 克，补骨脂 10 克，肉豆蔻 6 克，吴茱 9 克，炒麦芽 10 克，藿香 10 克，炙甘草 6 克。7 剂，每日 1 剂，水煎分 2 次服。

二诊：患者自诉胃纳较前明显好转，服用第二剂时排出成形大便，考虑患者病程较久，阳气久虚。

处方：党参 20 克，炒白术 15 克，茯苓 12 克，山药 10 克，芡实 15 克，补骨脂 10 克，肉豆蔻 6 克，吴茱 9 克，炒麦芽 10 克，藿香 10 克，炙甘草 6 克，五味子 6 克，熟地黄 20 克，牡丹皮 12 克，官桂 12 克，川牛膝 15 克，7 剂而愈。

按：脾胃虚弱所以不能腐熟水谷，输布精微，除脾胃本身之外，同时也需要肾阳之温煦，"肾为胃关，开窍于二阴，所以二便之开闭皆肾主，今肾中阳气不足，则命门火衰、阳虚盛极之时，即令人洞泄不止也。泄泻日久，脾虚益甚，脾胃虚弱不能运化精微，聚水成湿"，"湿盛则濡泻"，所以健脾、补肾、化湿为主要治则。

于某，女，31 岁。

主诉：腹泻反复发作 5 年。

现病史：患者 5 年前出现大便不成形，行大便及肠镜检查未见异常，服用中西药物效果欠佳，遂来就诊。现症见：大便不成形，日 2~3 次，平素情绪急躁时诱发，常感觉胁部胀满，腹部喜暖，易发口腔溃疡、唇生疮、口苦、口干、口臭、疲倦乏力，食后容易胃胀，月经先期。舌淡胖，边齿痕，苔前薄白中后黄腻，脉弦数。

辨证：肝脾不和，上热下寒。

治法：调和肝脾及寒热。

处方：乌梅 15 克，黄连 10 克，黄柏 6 克，桂枝 10 克，附子 6 克，细辛 3 克，干姜 10 克，当归 10 克，川椒 6 克，党参 15 克，柴胡 10 克，枳壳 10 克，白芍 15 克。7 剂，水煎服，日 1 剂。

二诊：服药后，腹泻止，日 1 次，但大便仍不成形，舌脉如上。

处方：乌梅 15 克，黄连 10 克，黄柏 5 克，桂枝 5 克，附子 6 克，细辛 5 克，干姜 8 克，当归 5 克，川椒 5 克，党参 15 克，柴胡 6 克，枳壳 6 克，白芍 6 克。7 剂，水煎服。

按：患者久泻不止，采用各种治法方药效果欠佳，刘完素曰："久泻乏效，仲景论厥阴经治之是也。"肝气上冲导致上热，平素容易情绪急躁、口腔溃疡、唇生疮、口苦、口干，肝肾阳虚导致大便不成形、疲倦乏力。慢性久利正气已虚，邪气未尽，其治疗如功专清肠导滞则伤其正，如一味扶正收涩则敛邪气，唯扶正祛邪是其正治，以乌梅丸化裁，姜辛附及川椒配伍，辛热甘温助肠胃中阳气，黄连、黄柏配伍，苦寒酸涩清热燥湿涩肠。诸药合用，能温能清，能补能涩，故可治疗寒热错杂之慢性泄泻。《黄帝内经·素问·阴阳应象大论》云："清气在下，则生飧泄，浊气在上，则生䐜胀。"而乌梅丸清上温下，益气生津，制肝木安脾土，恢复脾胃升清降浊功能，从而可治疗脾胃病中因寒热互结、阴阳两虚而引起的泄泻。

小结

泄泻是以排便次数增多、粪便稀溏，甚至泻出如水样为主要表现的病证。最早记载于《黄帝内经》，为后世奠定了泄泻的基础，《黄帝内经·素问·气交变大论》中有"飧泄""注下"等病名，提出风、寒、湿、热均可致病。泄泻的基本病机变化为脾虚湿盛，也与肝肾有关，泄泻病性也有虚实之分，实证多由湿盛伤脾或饮食伤脾，而虚证多见于劳倦内伤、大病久病之后。

暴泻以实证为主，久泻以虚证为主，临床上解乐业教授治疗实证多采用芳香化湿、解表散寒、清热燥湿、分消止泻、消食导滞，如藿香正气散、葛根芩连汤、保和丸等，而虚证多采用益气健脾、化湿止泻、温肾健脾、固涩止泻，如参苓白术散、附子理中丸合四神丸等，常选用炒白术、云苓、党参、陈皮、炙甘草、砂仁等药。临床上由脾虚、阳虚导致的泄泻较为多见，故解乐业教授常用炒白术来健脾益气、温中补虚。

辨证时解乐业教授强调应注意风药的使用，暴泻经久不愈，可发展为久泻，因此临床上对于慢性腹泻来讲，脾气不升亦是其病机关键，风药轻扬升散，可助脾气上升，由此运化能健，泄泻可止，解乐业教授多选用吴茱萸、补骨脂补肾以助阳。同时临床上虚实夹杂患者居多，因此要注意虚实辨证，灵活加减运用。

呕　　吐

张某，女，40岁。

主诉：恶心、呕吐发作1个月。患者近1个月来恶心、呕吐反复发作，甚则朝食暮吐，伴倦怠乏力，时腹胀，畏寒怕冷，四肢不温，喜热饮，面色㿠白无光，纳差，睡眠尚可，大便日行1次，质清稀，小便频，舌淡胖，苔白微腻，脉弦。

辨证：脾胃虚寒。

治法：温中健脾，和胃降逆。

处方：党参12克，炒白术15克，云苓12克，干姜6克，炙甘草6克，生姜9克，半夏9克，木香6克，砂仁6克，熟地15克，全蝎9克，远志12克，僵蚕12克。7剂，水煎服。

二诊：恶心、呕吐仍偶有发作，严重时亦会朝食暮吐，伴倦怠乏力，但较前减轻，时腹胀，畏寒怕冷，四肢不温，面色㿠白无光，纳差，睡眠尚可，大便日行1次，质清稀，小便频，舌淡胖，苔白微腻，脉弦。上方继服。

按： 呕吐临床上无外寒热，热者多为胃火上逆，寒者多为脾阳亏虚，此患者朝食暮吐，即为脾阳不足的呕吐，但脾阳不足用药时，一方面加补肾助阳之品，另一方面加祛湿通络之虫药方能奏效。

刘某，男，28岁。

主诉： 干呕半年。

现病史： 患者长期饮食不规律，半年前出现纳差、食少、恶心欲吐，给予相关治疗，症状反复发作，近3天来多食即出现恶心干呕症状，口服止呕、促进胃肠蠕动药物无明显缓解，遂来我院。现症见：频频干呕，自觉胃脘灼热不适，手心热，时有心烦，夜寐不佳，大便干燥，小便黄。胃镜检查提示慢性非萎缩性胃炎。舌质红，苔少，脉弦细。

辨证： 胃阴不足，气失和降。

治法： 养胃滋阴，平逆止呕。

处方： 益胃汤加减。

沙参15克，麦冬12克，玉竹15克，半夏9克，枇杷叶12克，竹茹10克，旋覆花10克（包），代赭石20克（包），苏梗10克，枳壳8克，白芍30克，甘草6克。5剂，每日1剂，水煎分2次服。

二诊： 药后呕吐缓解，无胃胀、烧心，偶有胃脘不适，睡眠转佳，心烦好转。大便溏，日1次，口干，尿黄。舌脉同前。

处方： 沙参15克，麦冬12克，玉竹15克，半夏9克，枇杷叶12克，竹茹10克，苏梗10克，枳壳8克，白芍30克，甘草6克，莪术10克，山药15克，大枣5枚。5剂，诸症悉平。

按： 张仲景《金匮要略》云："呕吐，纳少，呃逆，口渴咽干，舌红少苔，脉虚数，麦门冬汤主之。" 胃属阳明燥土，得阴而安，具有喜柔润而恶刚燥之性，古人养胃阴的代表方是金匮麦门冬汤和叶天士的养胃阴汤，在脾胃病的治疗中凡见胃阴不足、津液内耗、胃失和降者，均可选用。在滋养胃阴时需兼顾以下两方面：养胃阴与理气兼顾，须配合降气之品，如杷叶、竹茹等，使补而不滞；养胃阴与养肝阴兼顾，配以白芍、乌梅等酸甘化阴之品，肝体阴而用阳，胃阴不足，常会引起肝阴不足。

小结

呕吐是由于胃失和降，气逆于上，迫使胃内容物从口而出的病证，可以单独出现，亦可以与其他病同时出现，临床上需要以虚实为纲，虚证多伴有恶寒怕冷，或者口干舌燥、倦怠乏力等症状，实证多伴有发病急促或反复发作，多由痰饮、气滞、食滞导致。临床上呕吐多为虚实夹杂，治疗时当以和胃降逆为治疗原则，但是需要根据虚实不同情况分别处理。

呕吐病位在胃，与肝脾关系密切，其基本病机为胃失和降，胃气上逆。解乐业教授强调在临证时要本着整体观，注意脾胃功能以及与其他脏腑的相互影响，脾主运化，以升为健，与胃互为表里，若脾阳素虚，或饮食所伤，则脾失健运，饮食难化，或水谷不归正化，聚湿为痰为饮，停蓄于胃，胃失和降而为吐。肝主疏泄，有调节脾胃升降的功能，若情志所伤，肝气郁结，或气郁化火，横逆犯胃，胃气上逆，亦可致吐。

呕吐病性之虚实可相互转化与兼夹。如实证呕吐剧烈，津气耗伤，或呕吐不止，饮食水谷不能化生精微，易转为虚证。虚证呕吐复因饮食、外感时邪犯胃，可呈急性发作，表现为标实之证。临床上须详加辨别。解乐业教授在临床上对于虚证呕吐尤为擅长，多采用温中健脾、和胃降逆等治法，常用党参、炒白术、云苓、砂仁、熟地、远志等药，效果显著。

呃　逆

呃逆是指以喉间频发短促呃呃声响、不能自制为主要表现的病证。春秋战国时期就有关于本病的记载，《黄帝内经》中称本病为"哕"，认为是胃气上逆而发病。呃逆的发生多与外邪犯胃、饮食不当、情志不遂、正气亏虚等原因有关。当代社会生活水平不断提高，饮食结构也在不断改变，对此解乐业教授认为，过食生冷、辛辣、油腻、肥厚之品是导致脾胃疾病的主要原因之一。呃逆的病位在胃、膈，与肝、脾、肾、肺密切相关。其病性有虚有实，虚实寒热之间又可相互转化和兼夹。

孙某，男，62岁。

主诉：呃逆半年余。

现病史：患者半年前行右肺鳞状细胞癌根治术，术后行化疗，化疗后出现呃逆不止，经多方治疗，效果不显。每于精神紧张之时，呃逆更甚。自觉胃中饱闷，时有逆气上冲，气冲有声，声短而频，不能自制。近来逐渐加剧，以致情绪不安、心情烦闷、睡眠差，影响生活起居。来我处就诊时症见：呃逆频作，面色少华，舌淡质嫩，苔腻微黄，脉象沉缓而弦。

辨证：脾胃虚寒。

治法：温中降逆，调和气机。

处方：旋覆代赭汤加味。

旋覆花（包）10克，代赭石20克，法半夏9克，党参15克，砂仁9克，厚朴10克，生姜15克，大枣10克，甘草6克。5剂，每日1剂，水煎分2次服。

二诊：呃逆减少，间隔时间有所延长，脘闷气逆亦感减轻。情绪亦好转，睡眠、饮食均有改善。脉沉缓，关部尚弦。腻苔已退，苔薄白而润。继以温中益气、和胃降逆治之。

处方： 党参30克，旋覆花（包）10克，代赭石20克，法半夏9克，砂仁9克，厚朴10克，生姜15克，大枣10克，甘草6克，公丁3克，柿蒂6克，5剂。

三诊： 呃逆停止不再发作。

按：《景岳全书》曰："致呃之由，总由气逆。"乃中焦气机升降失司，逆气上冲所致。阳虚有寒者，宜温中降逆为主，不离乎调理升降气机为原则。方中旋覆花下气消痰，降逆止嗳，是为君药。代赭石质重而沉降，善镇冲逆，但味苦气寒，故用量稍小为臣药；生姜用量独重，一为和胃降逆以增止呕之效，二为宣散水气以助祛痰之功，三可制约代赭石的寒凉之性，使其镇降气逆而不伐胃；半夏祛痰散结，降逆和胃，并为臣药。党参、炙甘草、大枣益脾胃，补气虚，扶助已伤之中气，为佐使之用。诸药配合，共成降逆化痰、益气和胃之剂。

脂 肪 肝

冯某，男，46岁。

主诉： 呕恶厌油、纳呆腹胀1周。3年前查体发现乙肝表面抗原（HBsAg）阳性，谷丙转氨酶（ALT）升高，经治疗后时有反复，近1周感呕恶厌油、纳呆腹胀、大便不爽、小便黄赤、烦热口渴、困倦乏力。舌红，苔黄腻，脉弦数。查肝功：ALT 102U/L、AST 76U/L、谷氨酰转肽酶（GGT）80U/L。血脂：总胆固醇（CH）6.95mmol/L。B超示：脂肪肝，脾大。诊断：慢性乙型肝炎、脂肪肝。

辨证： 六气皆从火化，无论痰、湿、气、食等，郁滞日久，皆易化热，湿与热合，湿热内阻。症见腹胀、胁痛、呕恶、口渴不欲饮、厌油纳呆、尿黄、大便黏腻不爽、周身困重、烦热。舌红，苔黄腻，脉弦滑或弦数。

治法： 清热利湿。

处方： 方用茵陈蒿汤加减。

茵陈15克，栀子9克，大黄3克，生甘草3克，竹叶9克，白茅根15克，泽泻12克，车前草20克，败酱草15克，板蓝根20克，竹茹9克，白豆蔻9克，生薏苡仁20克，瓦楞子20克。14剂，水煎服。

二诊： 除小便仍稍黄外，余症均消。复查肝功：ALT 38U/L、AST 26U/L、GGT 62U/L。血脂：CH 5.53mmol/L。B超示：脾脏大小正常，脂肪肝消失。以原方研末冲服，每次6克，每日3次，以巩固疗效。

按： 对脂肪肝之湿热蕴结型，予清热利湿法治之，解乐业教授多用茵陈蒿汤、甘露消毒丹、三仁汤、龙胆泻肝汤等加减化裁，多取茵陈、栀子、大黄、竹叶、田基黄、通草、龙胆草、赤小豆、车前草、虎杖、滑石等清热利湿之品。胁痛者加佛手，呕恶食少者加竹茹、焦三仙，ALT升高者加茵陈、败酱草，甘油三酯升高者加决明子、山楂、荷叶，脾大者加生瓦楞子、牡蛎。

王某，男，52 岁。

主诉：两胁胀痛10天。10天前感两胁胀痛，伴上腹胀满、心烦易怒，生气后加重，平素常叹气。B超示：轻度脂肪肝。查体肝脾肋下未及。舌淡红，苔薄白，脉弦。

辨证：情绪不畅，气机郁结，阻于肝络，不通则痛，故见两胁胀痛；气机阻滞于中焦，可见上腹胀满；叹气为肝气不舒之表现。舌淡红，苔薄白，脉弦，皆为肝郁气滞之舌脉。

治法：行气导滞。

处方：药用柴胡疏肝散加减。

柴胡9克，白芍15克，枳壳9克，生甘草3克，川芎9克，佛手9克，旋覆花9克（包煎），海蛤壳15克，山楂20克，威灵仙9克。10剂，水煎服。

二诊：胁痛减轻，感口干，舌红苔薄白，有剥脱，脉沉细弦。上方去威灵仙，加沙参15克，麦冬15克，玉竹15克。10剂，水煎服。

三诊：已无明显不适，仍舌红剥脱，脉沉弦，兼顾行气兼养阴：旋覆花12克（包煎），石斛12克，荷叶12克，青皮、陈皮各9克，香橼皮9克，生甘草3克，丝瓜络15克，生栀子3克，枳壳9克，白芍15克。10剂，水煎服。

四诊：已无不适症状，舌淡红，苔薄白，脉沉弦。B超示：肝脏未见异常，脂肪肝已消失。

按：肝气郁滞是脂肪肝常见病因之一。解乐业教授认为，慢性肝病患者很多可出现胁肋胀痛、脘腹胀闷、心烦易怒、嗳气不舒、叹气等肝气郁滞的临床表现，常因情志刺激而症状加重。治疗予以行气导滞法。常用方药如柴胡疏肝散等，取柴胡、枳实、白芍、青皮、郁金、佛手、川芎、八月札、旋覆花等疏肝理气之药。纳呆者加槟榔、鸡内金，嗳气频繁者加降香、丁香，胁痛者加威灵仙、延胡索，ALT升高者加五味子、乌梅、木瓜等。临床中需要注意的是，虽然疏肝法为正治之法，唯理气药多为辛燥之品，用量不可过大，时间不可过久，且常需配白芍、木瓜等敛肝药，以防耗伤正气。

章某，男，46 岁。

主诉：脘腹胀闷2周。患者于5年前查体时发现脂肪肝，未予系统治疗，2周前感脘腹胀闷，伴肢体困倦乏力，阴雨天加重，睡眠差。查肝功：ALT 35U/L、AST 23U/L、γ-谷氨酰转肽酶（γ-GT）85U/L。血脂：CH 7.53mmol/L、甘油三酯（TG）3.21mmol/L。B超示：脂肪肝（重度）。查体：体胖，巩膜无黄染，未见肝掌、蜘蛛痣，肝脾肋下未触及。舌淡，苔薄白腻，脉沉弦滑。

辨证：过食膏粱厚味，久则聚湿生痰，痰湿阻于中焦，可见脘腹胀闷、周身困重，倦怠乏力。舌淡，苔白腻，脉沉滑，为痰湿内阻之舌脉。

治法：化痰祛湿。

处方：予藿朴夏苓汤加减。

藿香9克，厚朴9克，茯苓12克，制半夏6克，川贝母6克，全瓜蒌6克，茵陈15克，冬瓜仁15克，生薏苡20克，芦根15克，白豆蔻9克。10剂，水煎服。

二诊：诸症稍减，仍感双下肢发胀，纳呆腹胀，舌淡红，苔薄白腻，脉沉细弦。上方去芦根、制半夏，加炒莱菔子15克、木瓜12克。14剂，水煎服。

三诊：已无明显不适，查 γ-GT、CH、TG 正常。B 超示：脂肪肝（中度）。嘱清淡饮食，将上方药味共为细末，水泛为丸，每次6克，每日3次继服。

按：肥胖是脂肪肝的主要原因之一，此类患者多由饮食不节，过食膏粱厚味，久则聚湿生痰，痰浊壅盛所致。症见体质肥胖，胸胁满闷，腹胀，呕恶食少，周身困重，倦怠乏力，大便黏腻不爽，舌淡，苔白或腻，脉沉滑。宜用化痰祛湿法治之。常用方如半夏白术天麻汤、二陈汤、藿朴夏苓汤及大瓜蒌散等。化痰药如瓜蒌、半夏、橘红、茯苓、浙贝母、天竺黄，祛湿药如薏苡仁、冬瓜仁、茯苓、苍术、泽泻、白术，化浊药如藿香、佩兰、荷叶、厚朴花。兼有湿热者，酌加茵陈、黄芩、车前草、竹叶等；呕恶者加竹茹、枇杷叶、芦根；肝区痛者加丝瓜络、威灵仙、路路通；ALT 升高者，则去半夏，加夏枯草、茵陈、败酱草；肝大者，加海蛤壳、鸡内金。

李某，男，48岁。

主诉：右胁刺痛2周。长期大量饮酒史20余年，2周前右胁刺痛，纳少，大便黏腻不爽，睡眠差，乏力。舌暗有瘀斑，脉沉涩。查肝功：ALT 72U/L、AST 60U/L、γ-GT 137U/L。血脂：CH 6.39mmol/L。B超：脂肪肝（中度）。查体：颈部可见蜘蛛痣，肝掌（+），肝脾肋下未及。

辨证：长期饮酒，酒毒伤肝，日久入络，形成瘀血，瘀血阻络，可见右胁刺痛。舌暗有瘀斑，脉沉涩，为瘀血阻络之舌脉。

治法：活血通络。

处方：予水红花子汤加减。

水红花子15克，泽兰12克，青皮9克，橘络9克，丝瓜络15克，瓜蒌15克，红花9克，甘草3克，山楂15克，决明子15克，郁金15克，板蓝根15克，丹参15克，白豆蔻9克，生龙骨30克，生牡蛎30克。20剂，水煎服。

二诊：右胁痛减轻，纳食增加，体力转佳，睡眠及大便均改善，上方加茵陈15克继服。20剂，水煎服。

三诊：诸症消失。复查肝功：ALT、AST 正常，γ-GT 72U/L。B超示脂肪肝已消失。

按：解乐业教授认为脂肪肝血瘀阻络型多见于肝炎后及酒精性脂肪肝。症见胁肋胀痛，面部及胸部有蟹爪纹缕，肝掌，纳食减少，可有肝大、脾大，舌多暗或有瘀斑，脉沉涩。治宜活血通络。常用方如水红花子汤、膈下逐瘀等，药如水红花子、泽兰、土鳖虫、桃仁、丹皮、赤芍、红花、香附、川芎等。肝区刺痛者加延胡索、丝瓜络，呕恶腹胀者加炒莱菔子、竹茹；齿衄者加三七粉、藕节；ALT 升高者加车前草、竹叶；HBsAg 阳性者加板蓝根、百花蛇舌草。

吴某，女，62 岁。

主诉： 右胁隐痛 1 个月。患者自 5 年前绝经后身体开始发胖，5 年间长胖 30 斤。近 3 年每年查体 B 超均显示为中度脂肪肝，未予重视，未治疗。1 个月前感右胁隐痛不适，偶有头晕、耳鸣，睡眠差，心烦，眼干，口干舌燥，偶有盗汗，大便干。查肝功：ALT 35U/L、AST 23U/L、γ-GT 90U/L。血脂：CH 8.03mmol/L、TG 2.35mmol/L。B 超示：脂肪肝（中度）。查体：体胖，巩膜无黄染，未见肝掌、蜘蛛痣，肝脾肋下未触及。舌红少津，苔少，脉虚细。

辨证： 患者高龄，肾精亏虚，水不滋木，肝肾阴虚，肝络失养可见右胁隐痛；阴虚心失所养，可见心烦；肝开窍于目，肝阴虚可见眼干；阴津亏虚，肠道失于濡养，可见大便干。舌红少津，苔少，脉虚细，为肝肾阴虚之舌脉。

治法： 滋补肝肾。

处方： 予一贯煎合六味地黄汤加减。

沙参 15 克，麦冬 9 克，枸杞 12 克，当归 12 克，生地 9 克，山药 9 克，丹皮 15 克，栀子 6 克，泽泻 9 克，茯苓 9 克，山药 12 克，酸枣仁 30 克，火麻仁 12 克。14 剂，水煎服。

二诊： 除心烦外诸症减轻，舌红，苔薄白，脉细。上方栀子加量至 9 克，加淡竹叶 12 克。14 剂，水煎服。

三诊： 无明显不适，查肝功：ALT 35U/L、AST 23U/L、γ-GT 90U/L。血脂：CH 6.37mmol/L、TG 1.82mmol/L。B 超示：脂肪肝（轻度）。嘱清淡饮食，将上方药味共为研末为丸，每次 6 克，每日 3 次继服。

按： 肝肾阴虚型脂肪肝多见于中老年人，尤其是绝经期的女性和并发糖尿病的患者。丹溪云："阳常有余，阴常不足。"肝体阴而用阳，赖肾水以滋养，高龄或久病肾精亏耗，水不滋木，肝肾阴虚致成此疾。症见右胁隐痛不适，腰膝酸软，头晕耳鸣，睡眠不佳，视物昏花，口干舌燥或有午后潮热、盗汗。舌红少津，苔少，脉虚细或细数。治宜补益肝肾。常用方如一贯煎、六味地黄汤加减。

小结

脂肪肝是一种多病因引起的、病变主体在肝小叶、以肝细胞内中性脂肪异常沉积为主的临床综合征。在我国古代医籍中，大多把脂肪肝归属中医"胁痛""肝癖""痰浊"等范畴，目前中医药已成为脂肪肝治疗的重要方法。解乐业教授在脂肪肝的临床实践中，一方面重视研究促进脂肪肝发生发展的环节，并运用中医药去阻断这些环节，从而延缓脂肪肝的发生发展；另一方面重视辨证论治，既能明显减轻症状，又可改善相关化验检查指标，且绿色安全。

解乐业教授认为脂肪肝的形成与肝脏的生理、病理均有非常密切的关系。"土得木而达"说明了肝主疏泄的重要性,脾胃对饮食的受纳腐熟及对水谷精微的吸收、转输和运化的功能,不仅需要本身功能的正常,更需要肝气的调节与疏通,故肝主疏泄功能正常是保证脾胃运化功能正常的先决条件。如果肝主疏泄的功能失常,则气机不畅而郁滞,包含膏脂在内的精微物质无法正常输布于全身,就会导致膏脂在体内的转输、排泄发生异常,转变成为病理性的痰湿脂浊,最后在肝脏累积,形成脂肪肝。其病位主要在肝,病机为本虚标实,本虚以脾肾为主,标实主要与气滞、痰湿、血瘀有关。

解乐业教授对脂肪肝的治疗思路和临床研究,是根据脂肪肝发生发展的规律,借鉴西医研究成果,把辨病与辨证有机结合,强调从寻找病因及诱因、改善脂肪代谢紊乱、减轻肝细胞炎症反应、阻止肝纤维化的发生发展四个主要环节入手,采取辨证论治,疗效甚佳。

胆 系 病 证

高某,女,40 岁。慢性胆囊炎。

主诉: 右胁胀痛 3 年,加重 2 周。3 年前情绪不畅后出现右胁胀痛,每因劳累或情志刺激后发病。曾间断服用利胆片治疗,始终未获痊愈。发作时右胁胀痛,牵及肩背,纳差,腹胀,夜眠多梦,烦躁易怒,二便正常,舌质淡,苔薄白,脉沉弦。B超示:胆囊炎。

辨证: 情绪不畅,肝失疏泄,气机郁结,胆汁排泌不畅,不通则痛,可见右胁胀痛;肝郁乘脾,脾虚无力运化,可见纳差,腹胀;舌质淡,苔薄白,脉沉弦,为肝郁脾虚之舌脉。

治法: 疏肝健脾利胆。

处方: 柴胡 9 克,白芍 15 克,枳实 12 克,青皮 9 克,半夏 9 克,牡蛎 30 克,郁金 15 克,黄芩 9 克,酸枣仁 30 克,党参 15 克,白术 15 克,茯苓 15 克,甘草 6 克。7 剂,水煎服。

二诊: 诸症均明显减轻,效不更方。上方继服 7 剂后痊愈。

按: 患者为慢性胆囊炎迁延不愈,加之屡用苦寒利胆之品,伤及脾气,土虚则木愈旺,木旺致土愈虚,致使病情反复,难以治愈。治法应以疏肝、健脾、利胆为主。慢性胆囊炎是临床常见病、多发病,医家往往受"六腑以通为用"及"肠泻胆亦泻"理论的束缚,以及"炎症"观念的影响,治疗上多以清热利湿、通腑泻下为主,虽可一时见效,但长期疗效并不理想。解乐业教授认为慢性胆囊炎病程中胆汁排泄不畅是主要因素之一,胆汁排泄减少则助脾胃运化能力减弱,故见纳差、腹胀等脾虚症候;又由于脾主肌肉,脾虚则胆囊收缩力减退,导致胆囊收缩频率降低,胆汁排泄不畅,以致病后反复发作。故加强胆囊收缩、提高胆囊收缩频率是治疗慢性胆囊炎的关键所在。临床及实验研究表明,黄芪、党参、白术等健脾药物可提高胆囊收缩能力，促进胆汁排泄，恢复胆囊功能。因此，采用健脾利胆法治疗慢性胆囊炎不仅可以提高治愈率，还可明显降低其复发率。

李某，男，52 岁。胆囊结石。

主诉：右上腹撑胀伴肝区胀痛 3 年，加重 1 天。患者于 3 年前即感右上腹撑胀，肝区胀痛，B 超检查诊断为胆囊炎，间断服用消炎利胆片治疗。1 天前复感右上腹撑胀、肝区胀痛加重，后背撑胀，发热，体温最高可达 38°C，大便干，小便黄。查肝功能正常，HBsAg 阴性；B 超示：肝脏形态、大小、回声均正常，胆囊 150mm×70mm，壁厚 5mm，毛糙，胆汁透声可，内可探及 6mm×5mm 强回声光点伴声影，随体位活动。结论：胆囊结石。查体：腹软，肝脾(-)，墨菲征(-)。舌淡红，苔薄黄腻，脉沉弦细。

辨证：肝失疏泄、胆汁排泌不畅，不通则痛，可见右上腹撑胀，肝区胀痛；日久化热，煎灼胆汁，沉积而为石，而成胆囊结石，病变在胆腑。胆腑热结，可见发热；热盛津伤，可见大便干。舌淡红，苔薄黄腻，脉沉弦细，为少阳热结之舌脉。

治法：清热利胆，通腑排石。

处方：金钱草 4 克，郁金 15 克，鸡内金 12 克，白芍 15 克，青皮 9 克，柴胡 12 克，生牡蛎 30 克，熟大黄 9 克，半夏 9 克，枳实 9 克，黄芩 12 克，甘草 6 克。7 剂，水煎服。

二诊：右上腹撑胀、肝区胀痛明显减轻，后背撑胀减轻，未再发热，二便调。上方去枳实，加枳壳 15 克加强行气消胀，继服 14 剂。B 超示：肝脏形态、大小、回声均正常，胆囊壁壁厚 3mm，毛糙，其他无阳性发现。结论：胆囊炎。至此，胆囊结石已消失。嘱坚持清淡饮食。

按：胆为六腑之一，以通为用，以降为顺，据此认识，结合"肠泻胆亦泻"的理论，解乐业教授治疗胆石症多采用利胆溶石、通腑排石之法，常常取效。此病案为少阳病重症，少阳病容易郁而化火，可表现为热象，故用大柴胡汤和解少阳。方中柴胡、郁金、青皮、半夏、金钱草、黄芩疏肝理气、清热利湿、和解少阳；熟大黄、枳实破结下气、通腑排石；鸡内金健脾、和胃、消积；白芍、甘草缓急止疼。据现代药理研究，柴胡有抗炎及降低血浆胆固醇的作用，还有较好的利胆降酶作用；金钱草增加胆酸的生成和排泄，使胆道括约肌松弛，有利于胆汁的排泄；郁金促进胆汁的分泌和排泄，有显著的利胆作用，还有镇痛和抗炎作用；大黄所含大黄酸可使奥狄括约肌扩张，胆囊收缩，并且可疏通毛细胆管内胆汁的淤积，从而增加胆管舒缩功能。

罗某，男，46 岁。胆囊息肉。

主诉：肝区隐痛不适半月。患者于 5 年前查体发现胆囊息肉，大小约 3mm×1.6mm，因无明显不适，未予治疗。近半月来因大量饮酒又感肝区隐痛不适，伴纳差、腹胀、乏力、大便不爽、小便黄，舌淡红，苔薄黄，脉沉弦滑。查肝功：γ-GT 69 U/L，其他无阳性发现。B超示：肝脏形态、大小、回声均正常，胆囊大小为 64mm×32mm，壁厚4mm，毛糙，胆汁透声可，内可探及5mm×3mm强回声光点，不伴声影，不随体位活动。结论：胆囊息肉。

辨证： 酒毒伤肝，肝失疏泄，胆失通降，肝胆气机阻滞，不通则痛，可见肝区隐痛不适。舌淡红，苔薄黄，脉沉弦，为肝胆气滞之舌脉。

治法： 疏肝利胆，软坚散结。

处方： 柴胡12克，甘草5克，川郁金15克，鸡内金9克，金钱草15克，生牡蛎30克，蛤粉15克，皂角刺9克，醋莪术9克，半夏9克，浙贝9克，黄芩9克，虎杖12克。14剂，水煎服。

二诊： 上症均减轻，纳已正常，两便调，舌淡红，苔薄白，脉沉弦。上方去虎杖，加白术15克、茯苓15克，以健脾化痰。28剂，水煎服。

三诊： 复查肝功：γ-GT 50 U/L，B超示：肝脏形态、大小及回声均正常，胆囊大小为53mm×28mm，壁厚2mm，胆汁透声可，结论：肝胆未见异常。前后服药共40余剂，胆囊息肉已消。

按： 胆囊息肉是一种常见的胆道疾病，从病理角度常分为胆固醇息肉、炎症性息肉、腺瘤性息肉、腺肌瘤等，多数属良性病变，现代医学主要以手术切除为治疗手段。本病在古籍中没有病名记载，根据其临床表现可属"胁痛""胆胀""积瘕"等范畴。胆为中精之腑，输胆汁而不传化水谷糟粕，其性中清不浊，以通为顺。若嗜食油腻辛辣肥甘，或饮酒无度，肝失疏泄，胆失通降，日久脾失健运，以致湿热痰瘀蕴结于胆腑而成本病。根据以上病机认识，遵循"留者去之"和"结者散之"的原则，解乐业教授认为胆囊息肉的治疗应在疏肝利胆的基础上，重用软坚散结、化瘀消积之品方能取得满意疗效。方中柴胡、川郁金、金钱草疏肝利胆；黄芩、虎杖清热利湿解毒；生牡蛎、海蛤粉、半夏、浙贝、皂角刺、莪术等软坚散结，化瘀消积；白术、茯苓健脾益气，扶正消瘕。纵观全方，疏、利、清、化共用，扶正祛邪并举，从而使痰消瘀散，息肉自然消失。

张某，男，56岁。胆囊萎缩。

主诉： 身目黄染半月。患者于半月前无明显原因出现巩膜及全身皮肤发黄，周身瘙痒，尿黄如浓茶，大便色白似陶土，饮食尚可，余无明显不适。近日查肝功：ALT 108U/L，AST 78U/L，γ-GT 196U/L，总胆红素（TBil）170mol/L，直接胆红素（DBil）146 mol/L，B超示：肝（-），胰（-），胆囊约缩小至3.1cm×1.1cm。结论：胆囊萎缩。查体：巩膜及全身皮肤中度黄染，腹软，肝、脾（-），墨菲征（±）。舌红，苔黄厚腻，脉滑数。诊断：阻塞性黄疸、胆囊萎缩。

辨证： 胆囊萎缩致胆汁排泄不畅，外溢肌肤，可见皮肤黄染；溢于双目，可见双目黄染。舌红，苔黄厚腻，脉滑数，为肝胆湿热之舌脉。

治法： 通腑泻热，利湿退黄。

处方： 茵陈60克，栀子9克，熟大黄9克，田基黄30克，车前草30克，龙胆草9克，白蔻仁6克，郁金15克，金钱草30克，生甘草6克。15剂，水煎服。

二诊： 患者自述服药有效，身痒减轻，仍尿黄，舌红，苔薄黄腻，脉滑数。上方加赤小豆30克、生薏仁15克、赤芍15克。20剂，水煎服。

三诊： 患者黄疸已明显减退，大便颜色已基本正常，尿黄较前减轻，舌脉同前，上方去车前草，加芦根15克、竹叶9克。15剂，水煎服。

四诊： 查肝功：ALT 26 U/L，AST 21 U/L，γ-GT 67U/L，TBil 41mmol/L，DBil 20mmol/L。B超示：胆囊大小为5.2cm×2.6cm，壁厚，毛糙。结论：胆囊炎。至此，胆囊萎缩已愈。

按： 本例患者为胆囊萎缩、胆汁排泄不畅而引起的阻塞性黄疸，属中医"阳黄"范畴，其病因责之于湿热郁阻，其病位发生于肝胆。方中以熟大黄通达腑气，导湿热下行于大肠；重用车前草利水行湿，引湿热利之于小便；茵陈、栀子、田基黄、金钱草清热利胆，促进胆汁分泌与排泄；生甘草清热解毒；郁金行气利胆；白蔻仁行气化浊，兼护胃气。药理研究表明，茵陈、栀子、田基黄、熟大黄等对胆囊收缩、胆总管扩张及胆汁的分泌与排泄等功能均有广泛而确定的作用与影响。胆囊萎缩恢复正常是有其药理学依据的。

肝硬化腹水

肝硬化腹水属于中医"臌胀"范畴，为中医四大难症之一。本病在临床上以腹部膨胀如鼓、青筋暴露、颜面及皮肤色黄或黧黑为主要特征。《黄帝内经·灵枢·水胀》篇对这些临床证候做了比较详尽的描述："腹胀身皆大，大与腹胀等也。色苍黄，腹筋起，此其候也。"朱丹溪说："风劳臌格为真脏病，绝难治。"明代李梴《医学入门》说："凡胀初起是气，久则成水……治胀必补中行湿，兼以消积，更断盐酱。"历代医家对于本病的病因、病机、治疗及预后等方面都各有侧重地进行了研究和探讨，使本病的理论与临床治疗不断丰富和完善，为后世治疗本病提供了许多可贵的依据。解乐业教授根据自己治疗肝硬化腹水的经验，提出了腹水的治疗应注意补虚，而在补虚中健脾尤为重要。因为脾虚则运化失司，运化失司则气结水聚，气结水聚则加重肝络瘀滞，肝络瘀滞则横逆乘脾，脾则更虚，形成恶性循环。《金匮要略》首条便提出"见肝之病，知肝传脾"这一传变规律，同时指出"当先实脾"以阻止此传变的发生。臌胀一病，系因肝脾受伤，疏泄运化失常，气血交阻，致水气内停所引起的病证。此时，脾之正常运化功能已经受损，中土不运，升降失职，进而三焦不通，决渎失职，水液不能正常运行，积于中焦，形成臌胀。此水湿之邪又可进一步困遏脾阳，加重其功能受损。因此，解乐业教授认为，肝硬化腹水一病，肝病已经传脾，此时，在疏肝理气、利水除满的同时，尤应重视实脾。但是，实脾并非仅用健脾益气之剂，还应注意脾虚之轻重和脾虚之类型。若单为脾气虚，则重用益气健脾之品；如兼有阳虚，则应加用温补脾阳之品。在立法用药之时，不仅要注意温补脾阳，更要注重温肾助阳。因久病耗伤阳气，脾阳久虚，必可损及肾阳。而脾脏之正常健运，化生精微，须借助于肾阳之温煦。阳虚者又多伴有气虚，因此，温肾助阳之同时，都应加用益气健脾之品。解乐业教授多在辨证立法的基础上重用黄芪、白术、山药、苡薏仁等品，且对白术的用法颇有讲究。一般轻证即用30克，重证则在60克左右。对辨证为湿盛较甚者，白术宜炙用；阴虚较甚者，宜生用；脾虚较甚者，宜炒用，重用黄芪、白术时要佐用行气药，以防雍滞之弊。解乐业教授提出臌胀治疗六法。

一、宣肺利水法

赵某，男，46岁。

主诉：腹胀1周。患者有乙肝肝硬化病史5年，1周前患者出现腹胀，气逆喘满，纳少，小便不利，大便不畅。微恶风寒，舌淡，苔薄白，脉浮紧。查肝功：ALT 52U/L、AST 38U/L。B超示：肝硬化、腹水（最大深度83mm）。

辨证：肺主气化，为水之上源，通调水道，宣达三焦，下输津液，在水液代谢运行中发挥气化宣达的重要作用。肺气不利，则水液不能宣发下达，故小便不利，水液停聚；肺与大肠相表里，肺气失宣，故排便不畅，肺气上逆，则见气逆喘满。舌淡，苔薄白，脉浮紧，为肺气失宣之舌脉。

治法：宣肺利水。

处方：炙麻黄6克，生石膏30克，炒杏仁9克，赤小豆3克，芦根10克，冬瓜仁30克，车前子(包)15克，生薏苡仁30克，桑白皮12克，法半夏9克，橘皮9克，全瓜蒌12克，海蛤粉15克，椒目9克，生姜皮6克。14剂，水煎服。

二诊：腹胀、气逆喘满均减轻，食纳增多，小便量较前增多，大便较前通畅，出现咳嗽，咳白痰，舌淡，苔薄白，脉浮。加白前9克、前胡9克。14剂，水煎服。

三诊：腹胀、气逆喘满均缓解，食纳可，小便量可，大便调，无咳嗽、咳痰，舌淡，苔薄白，脉浮。复查B超：未见腹水。

按：本法适宜肺气不利之证。症见大腹水肿，气道喘满，小便不利，大便不畅，微恶风寒，舌淡，苔薄白，脉浮紧。利水不效则需要宣达肺气，又称"提壶揭盖"，肺气宣和，则水湿之邪或散之于体表，或下达于膀胱，或出之于大肠。加减：气短不能自续加桔梗9克；自汗去炙麻黄，加茯苓15克、白术12克；腹胀不能转侧加香橼皮9克；大便不畅加郁李仁15克。

二、健脾利水法

李某，男，58岁。

主诉：腹大肿满2周。患者有乙肝肝硬化病史3年，2周前患者出现腹大肿满，按之如囊裹水，气短乏力，纳呆，便溏，舌淡，边有齿痕，苔薄白，脉沉缓。查肝功：ALT 75U/L、AST 42U/L。B超：肝硬化、腹水（最大深度79mm）。

辨证：脾主运化，脾气健旺，则水液得以运化，不致停蓄而发病；若脾气虚弱，则无力运化水湿，水湿蕴结停聚中焦，则出现腹大肿满，即"诸湿肿满，皆属于脾"。气短乏力、纳呆、便溏、舌淡边有齿痕、脉沉细弱均为脾气虚弱之象。

治法：健脾利水。

处方：六君子汤加减。

党参15克，生白术12克，茯苓15克，清半夏9克，橘皮9克，黄芪皮15克，薏苡仁30克，炒山药20克，泽泻12克，厚朴9克，白扁豆15克，莲子15克。10剂，水煎服。

二诊：腹大肿满减轻，气短乏力减轻，食纳增多，便溏未见明显改善，舌淡，边有齿痕，苔薄白，脉沉缓。上方生白术改为炒白术15克，炒山药加量至30克以加强健脾。7剂，水煎服。

三诊：腹大肿满缓解，稍感气短乏力，食纳可，便溏明显改善，舌淡，边有齿痕，苔薄白，脉沉缓。复查B超：少量腹水（最大深度12mm）。上方去黄芪皮，泽泻减量至6克。7剂，水煎服。

四诊：已无不适症状，舌淡，边有齿痕，苔薄白，脉沉。B超示：未见腹水。嘱患者避免食用生冷食物。

按：本法适宜脾虚证。症见腹大肿满，按之如囊裹水，气短乏力，面色萎黄，四肢倦怠，甚或上肢水肿，纳呆，便溏，舌淡或边有齿痕，苔薄白，脉沉缓或细弱。加减：朝宽暮急为血虚，去党参加当归、芍药；暮宽朝急为气虚，加倍党参、白术；朝暮俱急为气血双虚，用八珍汤。

三、行气利水法

李某，男，65岁。

主诉：腹胀10天。患者有丙肝肝硬化病史12年，10天前患者出现腹大胀急，叩之如鼓，两胁胀痛，嗳气后稍舒，小便不利，烦躁，舌淡红，苔薄白，脉弦紧。查肝功：ALT 60U/L、AST 38U/L。B超示：肝硬化、脾大、腹水（最大深度86mm）。

辨证：水液代谢与正常运行赖气机升降与条达，气行则湿亦随之而行。若肝气郁结，气滞而不行则清气不升，浊气不降，经脉受阻，则水湿因之而阻，停蓄于肠胃之间，渐成臌胀之证。气胀则胀急，叩之如鼓。肝气郁滞，则两胁胀痛、烦躁，嗳气后气机稍畅，故稍感舒快。

治法：行气利水。

处方：平胃散合逍遥散加减。

柴胡12克，白芍12克，苍术12克，厚朴12克，橘皮9克，香附9克，炒枳壳9克，木香6克，佛手9克，白术12克，砂仁9克，地骷髅30克，大腹皮20克，茯苓皮15克。14剂，水煎服。

二诊：腹胀明显减轻，两胁胀痛及烦躁稍改善，小便量较前明显增多，舌淡红，苔薄白，脉弦。上方柴胡加量至15克，白芍加量至18克，香附加量至12克以加强疏肝理气。7剂，水煎服。

三诊：腹大缓解，两胁胀痛及烦躁稍改善，食纳可，小便量可，舌淡红，苔薄白，脉弦。复查B超：腹水（最大深度24mm）。上方柴胡减量至9克，白芍减量至12克，大腹皮减量至12克，茯苓皮减量至9克。7剂，水煎服。

四诊：诸症消失。舌淡红，苔薄白，脉弦。复查B超：未见腹水（最大深度24mm）。至此，腹水消退。

按：本法适宜气滞湿阻证。症见腹大胀急，叩之如鼓，两胁胀痛，嗳气或矢气后稍舒，小便不利，烦躁易怒，舌淡红，苔薄白，脉弦紧或弦滑。心下痞满加枳实12克；尿少加车前子15克、白茅根30克。解乐业教授指出，对某些气滞兼有气虚的患者，单纯考虑行气还不够，必须与补气药配合使用，才能使气血充足，鼓动有力。

四、活血利水法

邹某，男，53岁。

主诉：腹胀5天。患者有酒精性肝硬化病史7年，5天前患者出现腹大坚满，右胁隐痛，查体可见四肢消瘦，面色晦黯，胸腹壁可见脉络暴张，肝掌，前胸部蜘蛛痣，时常齿衄，小便量少，唇青舌紫，苔燥，脉沉涩。查肝功：ALT 58U/L、AST 32U/L、γ-GT 83U/L。B超示：肝硬化，脾大，腹水（最大深度86mm）。

辨证：病初在气，病久入血，形成气滞血瘀，血瘀为病，久可化水，即所谓"先病血结而后水随蓄"。唐宗海曾提出"瘀血化水，亦发水肿"。《寓意草》也认为癥瘕积块是胀病的根源。瘀血化水即成血鼓，除腹大坚满外，表现为一派瘀血证候。

治法：活血通络。

处方：方以水红花子汤加减 。

水红花子15克，土鳖虫9克，泽兰15克，黄芪15克，大黄3克，炒水蛭9克，白茅根30克，马鞭草15克，三棱9克，醋白术9克，青皮6克，三七粉（冲）3克，炒生地黄15克。14剂，水煎服。

二诊：腹胀减轻，仍右胁隐痛，齿衄减轻，小便量增多，唇微青舌紫，苔燥，脉沉涩。上方加丝瓜络20克通络止痛。14剂，水煎服。

三诊：腹胀缓解，右胁隐痛明显减轻，偶齿衄，小便量可，唇微青，舌暗红，苔稍燥，脉沉涩。复查肝功：ALT、AST正常，γ-GT 72U/L。复查B超：少量腹水（最大深度12mm）。

按： 本法适宜瘀血内停、水液积聚之证。症见腹大坚满，四肢消瘦，面色晦黯，胸腹壁可见脉络暴张，肌肤甲错，或见血缕赤痕、肝掌，甚或衄血、吐血，唇青舌紫，苔燥，脉沉涩。齿衄、鼻衄加炒生地黄 15 克、栀子 9 克；皮下瘀斑加炒槐花 15 克、地榆 12 克；烦热、低烧加青蒿 12 克。"初病在经，久病入络"这是慢性疾病发展的一般规律，肝硬化腹水一病也不例外。叶天士指出"经主气，络主血""初为气结在经，久则血伤入络"。若肝失疏泄未能及时改善，气机郁结日久，必将影响血液和津液的正常运行与输布，产生血瘀和痰湿水饮。若此血瘀和痰湿水饮郁积日久，则会由经入络，致使肝络痹阻，瘀滞不通。最终"血不利则为水"，气滞、瘀血、水饮互结，形成臌胀。

五、温阳利水法

于某，女，62 岁。

主诉： 腹胀 6 天。患者有乙肝肝硬化病史 18 年，10 天前患者出现腹大胀满，双下肢水肿，形寒肢冷，面色㿠白，小便短少，大便稀，舌胖质淡、边有齿痕，苔薄白，脉沉细。查肝功：ALT 75U/L、AST 43U/L。B 超示：肝硬化、腹水（最大深度 92mm）。

辨证： 阳气有温化水湿之功用，脾阳不振或肾阳衰微，均可无力温化水湿，导致水湿停积，停于腹中而发为臌胀。脾阳根于肾阳，肾阳虚衰，既失去蒸化水湿的作用，又可导致中阳不振，故临床除可产生水湿积聚发为臌胀外，还可出现一系列脾肾阳虚的证候。

治法： 温阳利水。

处方： 方以附子理中汤合五苓散加减。

附片 9 克，党参 15 克，白术 15 克，干姜 9 克，甘草 3 克，茯苓 15 克，泽泻 15 克，肉桂 6 克，猪苓 15 克，车前子 15 克，牛膝 12 克，黑豆 30 克。14 剂，水煎服。

二诊： 腹胀及双下肢水肿明显减轻，形寒肢冷稍减轻，面色稍白，小便量增多，大便仍稀，舌胖质淡、边有齿痕，苔薄白，脉沉细。上方生白术改为炒白术 15 克，加炒山药 12 克。14 剂，水煎服。

三诊： 腹胀缓解，双下肢无水肿，形寒肢冷明显减轻，面色稍白，小便量可，大便稍稀，舌胖质淡、边有齿痕，苔薄白，脉沉细。查肝功：ALT 53U/L、AST 30U/L。复查 B 超：未见腹水。嘱患者忌食生冷之品，服用附子理中丸半月以巩固疗效。

按： 本法适宜中阳不振证。症见大腹水肿，腹胀，形寒肢冷，面色㿠白，小便短少，脘腹满闷以入夜为甚，舌胖质淡、边有齿痕，苔薄白，脉沉细或脉弦大而重按无力。加减：大腹胀急者加乌药 12 克、炒莱菔子 9 克；下肢水肿者加黑豆 30 克、防己 9 克，或用济生肾气丸。

六、清热利水法

曹某，男，50 岁。

主诉： 腹胀9天。患者有酒精性肝硬化病史3年，9天前患者出现腹胀，面黄、目黄、身黄，胸脘痞闷，肢体困重，恶心厌油，烦热口苦，小便短赤，大便黏滞不爽，舌红，苔黄腻，脉弦滑。查肝功：总胆红素（TBiL）86mmol/L、直接胆红素（DBiL）37mmol/L、间接胆红素（IBiL）49mmol/L、ALT 88U/L、AST 59U/L。B超示：肝硬化、腹水（最大深度82mm）。

辨证： 水湿内蓄，久而化热，或气血痰食诸郁日久化热，与湿相合，留连难去，聚于中焦，发为臌胀。湿热逆于上则见恶心厌油、烦热口苦；湿热注于下则见尿赤大便黏滞；湿邪重浊故肢体困重；湿热蕴于肝胆，迫使胆汁外溢故见黄疸；舌红、苔黄腻、脉弦滑系湿热之象。

治法： 清热利水。

处方： 方以中满分消丸加减。

黄芩30克，黄连9克，知母9克，茯苓15克，泽泻12克，茵陈30克，枳实9克，厚朴9克，砂仁9克，通草6克，白术15克，橘皮9克，荷梗9克，薏苡仁15克，淡竹叶9克。14剂，水煎服。

二诊： 腹胀减轻，面黄、目黄、身黄减轻，胸脘痞闷稍减轻，肢体困重、恶心厌油均减轻，无烦热，口微苦，小便量增多，大便仍黏滞不爽，舌红，苔黄腻，脉弦滑。查肝功：TBiL 50mmol/L、DBiL 28mmol/L、IBiL 22mmol/L、ALT 71U/L、AST 42U/L。B超示：肝硬化、腹水（最大深度56mm）。上方加车前子15克、半夏9克，黄芩减量至15克。10剂，水煎服。

三诊： 腹胀缓解，无身目黄染，胸脘痞闷明显减轻，无肢体困重，恶心厌油均缓解，无烦热口苦，小便量可，大便稍黏腻，舌淡红，苔黄，脉弦滑。查肝功：TBiL 27mmol/L、DBiL 12mmol/L、IBiL 15mmol/L、ALT 53U/L、AST 31U/L。B超示：腹水（最大深度20mm）。上方茵陈减量至12克。7剂，水煎服。

四诊： 无不适。查肝功：TBiL 22mmol/L、DBiL 9mmol/L、IBiL 13mmol/L、ALT 48U/L、AST 30U/L。B超示：未见腹水。

按： 本法适宜中焦湿热证。症见腹大肿胀，胸脘痞闷，肢体困重，恶心厌油，烦热口苦，小便短赤，大便黏滞不爽，或见面黄、目黄、身黄，舌红，苔黄腻，脉弦滑或滑数。身目黄染加茵陈30克、地耳草30克、车前草15克；呕恶加姜半夏9克、紫苏叶9克。

解乐业教授还指出，对于水湿泛滥较甚之臌胀患者，凡形体壮实，病程不太久，无出血倾向者，可先用峻下逐水之剂如十枣汤、舟车丸等，以治其标，待水湿之邪祛之大半后，停用峻下之剂。再用温补脾肾之剂，佐以淡渗利水之品，方可避免前功尽弃，促进病情好转。此外，久病入络还可因肝气郁结、郁而化火引起营阴内耗，或肝病及肾，肾阴受损而起。因此，在疏肝健脾、理气活血的基础上，还应斟加滋养肝肾之品。尤其是在肝肾阴亏较甚之时，滋养肝肾常选用生地、麦冬、枸杞子、白芍之类。为了养阴不碍脾，补脾不伤阴，解乐业教授在滋养肝肾的同时常配伍助脾之品，如党参、白术、茯苓之类；或健脾之中辅以养阴之药。

泛　酸

泛酸是指胃中酸水上泛，多与胃痛一同出现。《黄帝内经·素问·至真要大论》曰："诸呕吐酸，暴注下迫，皆属于热。"认为本病证多属于热，元代朱丹溪《丹溪心法·吞酸》曰："吞酸者，湿热郁积于肝而出，伏于肺胃之间"，说明吞酸与肺气有关。明代龚延贤《寿世保元·吞酸》曰："夫酸者肝木之味也，由火盛制金，不能平木，则肝木自甚，故为酸也"，说明与肝气有关。清代李用粹《证治汇补·吞酸》曰："大凡积滞中焦，久郁成热，则木从火化，因而作酸者，酸之热也，若客寒犯胃，顷刻成酸，本无郁热，因寒所化者，酸之寒也"，说明吐酸不仅有热而且亦有寒，并与胃有关。

病机主要为肝郁、脾虚。对于泛酸，解乐业教授治疗上常用柴胡疏肝解郁行气，辅以金铃子散运肝络。左金丸抑制肝气，由黄连、吴茱萸组成，热甚者加黄芩、山栀子；反酸明显者加乌贼骨、煅瓦楞子，乌贼骨制酸止痛；咳痰多者加瓜蒌、射干、枇杷叶。

张某，男，45 岁。

主诉：烧心、泛酸反复 3 年。患者近 3 年来反复泛酸，烧心反复发作。以情绪激动时为甚。伴口干、口苦，时常吸气时两侧胁肋不舒。时头痛，食欲可，睡眠差，多梦易醒。大便干稀不调，小便色黄。舌红，苔薄黄，脉弦。

辨证：肝郁脾虚。

治法：疏肝解郁，补脾益气。

处方：柴胡 9 克，白芍 12 克，枳壳 12 克，元胡 12 克，郁金 12 克，内金 12 克，蒲公英 15 克，黄连 9 克，吴茱萸 12 克，乌贼骨 3 克，白及 12 克，白芷 12 克，山栀子 9 克，牛膝 12 克，枇杷叶 12 克，炙甘草 2 克。14 剂，水煎服。

二诊：服药半月后复诊，诸症消失，嘱保持良好心态，切勿情绪激动。

按：临床中烧心、泛酸多与胃痛并见，因此在辨证时，要注意不要忽视胃痛，亦需要分清寒热虚实，随症加减，灵活变通。吐酸是指胃中酸水上泛，又称泛酸。若随即咽下称为吞酸，若随即吐出称为吐酸，可单独出现，但常与胃痛兼见。本证有寒热之分，以热证多见。吐酸属热者，多由肝郁化热，热犯肺胃，肺胃气逆所致；属寒者，多因脾胃虚弱，肝气以强凌弱犯胃而成，但总以肝气横逆、邪犯肺胃、气机失和为基本病机。

丛某，男，56岁。

主诉： 烧心、泛酸10余年。患者近10年来烧心、泛酸反复发作，进食油腻、生冷食物及情绪激动时加重，伴嗳气，口干口苦，烧心甚则腹痛，纳饮不香，睡眠一般，大便干稀不调，小便色黄，舌红，苔白，脉沉。

辨法： 肝胃郁热。

治法： 清肝泻火，和胃降逆。

处方： 半夏9克，黄芩12克，黄连9克，干姜6克，党参12克，吴茱萸6克，乌贼骨3克，牛膝12克，瓦楞子12克，白芷12克，蒲公英15克，鸡内金12克，枳壳12克，地榆12克，白及12克。7剂，水煎服。

二诊： 烧心、泛酸仍有发作，进食油腻、生冷食物及情绪激动加重明显，伴嗳气，口干口苦，烧心甚则腹痛，渴不欲饮，纳一般，睡眠一般，大便干稀不调，小便色黄，舌红，苔白，脉沉。上方继服。

按： 烧心无外乎肝郁脾虚，两方面存因，其治疗也应着力于本虚标实，攻补兼施，以半夏泻心汤为主方，辛开苦降，如此干起顺于下焦，脾胃运则下焦通，配以乌贼骨抑酸止痛。

便　秘

便秘是以大便排出困难、排便周期延长，或周期不长，但粪质干结，排出艰难，或粪质不硬，虽频有便意，但排便不畅为主要表现的病证。病位主要在大肠，涉及多个脏腑，基本病机为大肠传导失司。胃与肠相连，胃热炽盛，下传大肠，燔灼津液，大肠热盛，燥屎内结，可成便秘；肺与大肠相表里，肺之燥热下移大肠，则大肠传导功能失常，而成便秘；肝主疏泄气机，若肝气郁滞，则气滞不行，腑气不能畅通；肾主五液而司二便，若肾阴不足，则肠道失润，若肾阳不足则大肠失于温煦而传送无力，大便不通。

便秘的病性可概括为虚、实两个方面。热秘、气秘、冷秘属实，气血阴阳亏虚所致者属虚。虚实之间常常相互兼夹或相互转化。如肠胃积热与气机郁滞可以并见，阴寒积滞与阳气虚衰可以相兼，气秘日久，久而化火，可转化成热秘。阳虚秘者，如温燥太过，津液耗伤，可转化为阴虚秘，或久病阳损及阴，则可见阴阳俱虚之证。解乐业教授认为便秘多为慢性久病，表现为大便干结不行，因此润肠通便是治疗便秘的基本法则，在此基础上，要结合其气血阴阳表现进行辨证论治，对于年老体弱者，同时还需配合扶正。

李某，女，28岁。

主诉： 便秘1年来诊。患者近1年来便秘不舒。大便2~3日1行，便干，伴腹胀，时里痛，大便难出。伴口干、口中无味，时头痛，便后稍有缓解。纳可，嗜食辛辣，眠可，小便黄。舌红，苔薄黄，脉弦。

辨证：热秘。

治法：泻热导滞，润肠通便。

处方：麻子仁15克，大黄3克，杏仁9克，白芍12克，枳实12克，厚朴12克，甘草6克，桃仁12克。7剂，水煎服。

二诊：复诊后自述大便日行1次，腹胀消失，舌脉正常。嘱少食辛辣。

按：本例患者之便秘当属热邪积于肠腹，肠腹不通，燥邪内生。多由于素体阳盛或饮食辛辣厚味，或热病之后，燥热内结，灼伤津液，腑气不通，而致肠道郁热，失于濡润。热积于肠胃，或热病余邪未清，耗伤津液，故大便干燥难排。枳壳、厚朴下气破气除满；大黄气味重浊，直降下行，走而不守，荡涤肠胃，推陈致新，小量又能调中化食，安和五脏；麻仁配大黄亦泄热润肠通便；桃仁、杏仁润肠通便，杏仁又能宣肺降气；甘草和药，全方滋养阴液，清热润肠，以达通便之功。故以麻子仁丸清肠中热邪而运健，但临证时注意便后需要进一步调理。特别是针对热邪来源，针对性用药。同时应该注意辨别是否有热邪伤阴的表现，决定是否需要养阴润肠。

失　眠

失眠既是一个症状，也是一种疾病，是指在良好的睡眠条件下无法入睡或无法保持良好的睡眠状态，导致睡眠不足，可表现为入睡困难、睡眠深度或频度过短、早醒、醒后不能再继续入睡，及睡眠时间不足或质量不佳等，不能满足人体生理需要，又称入睡和维持睡眠障碍。失眠可由各种原因而引起，有的消除导致失眠的原因，睡眠即可良好；但有的失眠则成为一种临床病证。中医内科教科书称之为"不寐"。

《黄帝内经》中称失眠为"不得卧"或"目不瞑"，《难经》称之为"不寐"，《伤寒论》称之为"不得眠"，自清代以来，则多称为"不寐"。解师治疗失眠多从以下几点论治。

一、心主神论

睡眠是人精神活动的一种表现形式，人的清醒与睡眠都与人的精神活动正常与否密切相关，而这种精神活动皆由心神所主，也就是心对中枢神经系统的影响作用。若心主神明出现问题，则会出现精神活动的异常，神经功能失调，入夜不眠。所以，《景岳全书》有言："神安则寐，神不安则不寐。"

（一）热扰心神病案

谷某，女，46岁。

主诉：失眠1年有余。自述入眠困难，整晚睡眠约4小时，伴心烦易燥，心悸不安，口干咽燥，常发溃疡，时汗自出，小便黄赤，舌质红，舌尖尤甚，苔白稍厚，脉弦而不宁。

辨证： 心有郁热，热扰心神。

治法： 清心除烦，安神助眠。

处方： 生地15克，木通6克，淡竹叶12克，麦冬15克，天冬15克，知母15克，炒枣仁30克，当归12克，连翘12克，黄连12克，肉桂6克，栀子12克，丹皮12克，豆豉12克，浮小麦30克，炙甘草6克。7剂，水煎服。

二诊： 服药后烦热之证明显好转，口腔溃疡愈合，睡眠时间有所延长，但仍感入睡困难，时汗出，脉舌同前。上方去木通、竹叶、黄连、肉桂，加夜交藤30克、龙齿30克。7剂，水煎服。

三诊： 睡眠明显好转，可睡眠5~6小时，但服药后，大便稀溏，舌质淡红，舌苔白，脉稍弦。上方去连翘、栀子、丹皮，加白术12克、茯神15克，以巩固疗效。

按： 睡眠是人精神活动的一种表现形式，人的清醒与睡眠都与人的精神活动正常与否密切相关，而这种精神活动皆由心神所主。巢元方曰："若心烦不得眠者，心热也。"在治疗时，常宜清热与安神并举。方如：酸枣仁汤、栀子豉汤、知柏地黄丸、导赤散、泻心汤、黄连阿胶鸡子黄汤等。药如：黄连、黄芩、黄柏、栀子、豆豉、莲子心、连翘、竹叶、生地黄、玄参、知母、炒酸枣仁、柏子仁、夜交藤、龙骨、牡蛎等清心热，宁心神，养心安眠。

（二）心神失养病案

刘某，男，52岁。

主诉： 心悸不眠3月余。自述心悸不安，睡眠质量欠佳，眠而不沉，易惊醒，日间神疲乏力，头晕耳鸣，舌质淡，苔薄白，脉沉弱，偶有结代。心电图示：窦性心律，室性期前收缩。

辨证： 气阴两虚，心神失养。

治法： 补气养阴，宁心安神。

处方： 太子参15克，麦冬15克，五味子9克，炒枣仁30克，丹参30克，黄精15克，茯神15克，柏子仁15克，龙齿30克，磁石30克，甘松15克，当归12克，山萸肉12克，枸杞15克，大枣15克，炙甘草9克。7剂，水煎服。

二诊： 心悸明显改善，睡眠有好转，但仍维持睡眠不佳，仍有期前收缩、头晕耳鸣，脉舌同前，药中病机，效不更方。

该方共服用21剂，睡眠良好，心脏仍有期前收缩，耳鸣，上方加牡蛎30克、水蛭12克。

按： 心神失养，可因心脾不足而气血不能养于心，可因心肾不交而水火失制，精血不能互化而心失所养，亦可因于心气虚弱、心阴不足，心失自养，而致入睡困难，或频度过短，其治当以养心为主，或益气养血，或养血生精，或气阴双补等。方如：养心汤、归脾汤、交泰丸、知柏地黄丸、生脉散、补心丹等化裁加减。药如：太子参、党参、茯苓、茯神、当归、生地黄、熟地黄、麦冬、五味子、黄连、黄柏、黄芪、黄精、百合、灵芝、炒枣仁、柏子仁、丹参、益智仁、覆盆子等。

（三）神不舍于心病案

杨某某，女，52 岁。

主诉： 失眠心烦 2 月余。自述 2 个月来因惊吓致睡眠障碍，表现入睡困难，或虽眠而不深，梦多易惊，伴心烦胸闷，头晕目眩，口苦口黏，恶心，晨起吐涎，食欲欠佳，无寒热，二便调。月经闭绝。舌质红，苔黄腻，脉弦滑。曾服用多种中西药物，罔效。

辨证： 心胆气怯、痰热内扰，神不舍于心。

治法： 清心化痰，镇静安神。

处方： 陈皮 10 克，半夏 9 克，茯苓 15 克，茯神 15 克，竹茹 10 克，枳实 10 克，黄连 9 克，藿香 10 克，佩兰 10 克，柴胡 9 克，黄芩 12 克，龙骨 30 克，牡蛎 30 克，合欢皮 30 克，夜交藤 30 克，炒枣仁 30 克，丹参 30 克，磁石 30 克，甘草 6 克。7 剂，水煎服。

二诊： 服完前方 2 天后来诊，述睡眠较前好转，口苦、恶心、吐涎证除，仍多梦易惊，舌红，苔黄稍腻，脉弦。属痰湿渐退，心神未定，胆气未复。治以清心安神，镇潜定志。上方去藿香、佩兰，加琥珀 3 克（研细，分 2 次冲服）。7 剂，水煎服。

三诊： 诸症减轻，自感精神较前好转，心静不烦，唯感梦多。舌红，苔稍腻，脉弦。病情向愈。效不更方。前方 7 剂，水煎服。

四诊： 服前方 1 周后，述睡眠好，余证皆除，但感睡眠深不易醒，白天亦感困倦，舌淡红，苔薄白，脉缓。属痰湿困阻日久，脾气倦怠，今痰湿已除，心神已宁，脾气倦怠显露，故有神疲倦怠之感。治以健脾益气。方用香砂六君子汤加菖蒲、远志。

处方： 党参 15 克，白术 15 克，茯苓 15 克，砂仁 6 克（碎），木香 6 克陈皮 10 克，半夏 9 克，菖蒲 10 克，远志 10 克。甘草 6 克。6 剂，煎服法同前以善后。

按： 神安心静则睡眠正常，若因于惊吓、思虑、恐惧、悲喜过度等，则易扰动神明，使神离心舍，妄动于外。《景岳全书·不寐》曰："盖寐本于阴，神其主也，神安则寐，神不安则不寐。其所以不安者，一由邪气之扰，一由营气之不足耳。"故神不舍于心则见眠而易醒、反侧难眠、纷扰多梦等，治之当宁神归心，或镇潜安神，或安神定志，以除过思、过喜、过悲。方如：柴胡加龙骨牡蛎汤、菖蒲郁金汤、甘麦大枣汤、栀子豉汤、礞石滚痰丸、导痰汤、黄连温胆汤等。药如：龙骨、牡蛎、珍珠母、龙齿、琥珀、朱砂等，镇潜安神之品常易重用。

二、脑主神明论

脑主神明是突出脑在精神活动中的主导作用，《医学衷中参西录》认为，脑为元神之腑，精髓之海，是神明汇集发出之处。脑主神明，心主血脉，睡眠缘起于脑，主属于心，大脑的思维活动、动静变化直接影响着睡眠。

（一）髓海不足、脑无所养病案

张某，男，43岁。

主诉：失眠伴头晕耳鸣半年余。自述失眠，以似睡非睡为特点，且多梦易醒，伴头晕耳鸣，两目干涩，腰膝酸软，记忆力减退。舌质淡，舌苔薄白，脉沉细。

辨证：肾精不足，脑失荣养。

治法：补肾精，充脑髓，安神志。

处方：枸杞15克，菊花12克，熟地黄15克，山萸肉15克，茯苓12克，制何首乌30克，桑葚30克，麦冬15克，五味子10克，远志12克，女贞子15克，旱莲草12克，炒枣仁30克，柏子仁12克，当归15克，炙甘草6克。7剂，水煎服。

二诊：服药后睡眠明显好转，可深睡3~4小时，但仍头晕耳鸣，眼干腰酸。舌脉同前。处方：上方去制何首乌，加桑寄生15克、石斛12克、磁石30克。7剂，水煎服。

三诊：服药后睡眠基本正常，眼干腰酸好转，但耳鸣如初，舌质淡，舌苔薄白，脉沉稍细。拟以耳聋左慈丸加丹参、水蛭、川楝子、菖蒲、炒枣仁以善其后。

按：髓海不足，脑无所养，而致睡眠质量欠佳、头晕健忘、腰膝酸软，其治当健脑填髓，安神促眠。方如：杞菊地黄汤、健脑补肾汤、安神补脑方等。药如：枸杞子、生地黄、熟地黄、山萸肉、何首乌、桑葚子、淫羊藿、黄精、麦冬、五味子、炒枣仁、刺五加、龙齿、远志、女贞子、旱莲草、益智仁、茯神、当归、太子参等。

（二）清窍失荣、脑神失主病案

孙某，女，57岁。

主诉：失眠伴头晕乏力1年余。自述1年来，入夜难眠，眠而易醒，白天困倦，伴头晕乏力，纳差，大便稀，便次多，日2~3次。舌质淡，舌苔薄白，脉沉弱。

辨证：气血不荣，脑神失养。

治法：补中益气，养血安神。

处方：刺五加15克，白术15克，茯神15克，黄芪30克，当归15克，柴胡9克，升麻6克，莲子肉15克，五味子10克，远志12克，芡实15克，白扁豆12克，炒枣仁30克，丹参15克，大枣15克，炙甘草9克。7剂，水煎服。

二诊：服药后自感有力，白天有精神，但仍睡眠易醒，纳差，大便稀。舌质淡，舌苔白，脉沉无力。处方：上方去五味子，加荷叶10克、夜交藤30克。7剂，水煎服。

三诊：经治自感诸症皆好转，睡眠大有改善。药中病机，效不更方，上方继服14剂。

按：清窍失荣、脑神失主，出现睡眠深度不足，或频度过短，常伴头晕乏力、精神不振。其治当以荣养清窍，安神定志。方如：《普济方》之人参养荣汤、血府逐瘀汤、益气聪明汤、补中益气汤等。药如：党参、当归、熟地黄、茯苓、丹参、枸杞子、黄芪、刺五加、白芍、葛根、水蛭、天麻、炒枣仁、夜交藤、仙茅、仙灵脾等。

三、肝主情志论

肝主情志，主疏泄，喜条达而恶抑郁，《黄帝内经·灵枢·本神》"肝藏血，血舍魂"，"随神往来者谓之魂"。王冰在《黄帝内经·素问》中所说："肝藏血，心行之。人动则血运于诸经，人静则血归于肝脏。"《血证论·卧寐》"……不藏于肺而藏于肝者，阳潜于阴也，不藏于肾而藏于肝者，阴出于阳也。昼则魂游于目而为视，夜则魂归于肝而为寐。"

（一）肝气郁结病案

卢某，女，38岁。

主诉： 失眠伴胸中郁闷4月余。自述睡眠困难，思绪不安，精神低落，伴胸闷胁胀，嗳气频作，纳差，大便不爽。舌质淡暗，舌苔薄黄，脉弦。

辨证： 肝气郁结，情志不遂。

治法： 疏肝理气，解郁安神。

处方： 柴胡9克，白芍15克，枳实12克，茯神18克，当归12克，佛手12克，合欢皮30克，合欢花30克，郁金15克，菖蒲12克，炒谷芽18克，甘草6克。7剂，水煎服。

二诊： 服药后感心情好转，胸闷胁胀减轻，但仍睡眠不佳，多思虑，头闷重，纳差。舌脉同前。说明郁结之气已有所疏散，解郁之法取效，治当兼以健脾。处方：上方加白术12克、砂仁6克、川芎12克。7剂，水煎服。

三诊： 自感身心轻松，情绪好，睡眠改善，思虑减少。舌质淡暗，舌苔薄白，脉弦。原方加丹参以活血安神。

以上治疗月余，诸症除，睡眠安稳。

按： 肝气郁结，表现为焦虑、抑郁、情趣低落、悲伤欲哭、睡眠障碍，其治当遵"木郁达之"，以疏肝解郁之法。方如：柴胡疏肝散、四逆散、逍遥散、甘麦大枣汤等。药如：柴胡、白芍、赤芍、香附、川芎、枳壳、郁金、合欢皮、合欢花、菖蒲、丹参、当归、川楝子、夜交藤、陈皮、青皮、佛手、茯神、炒枣仁等。

（二）肝郁化火病案

刘某，女，40岁。

主诉： 入睡困难伴烦躁易怒2月余。自述因家务琐事烦扰，致睡眠障碍，心烦易怒，夜卧不安，恶梦易惊，口苦咽干，胸闷憋气，大便干燥。舌质红，舌苔黄稍厚，脉弦。

辨证： 肝火上炎，扰神荡魂。

治法： 清肝火、解肝郁、安肝魂。

处方： 柴胡12克，黄芩12克，半夏9克，龙骨30克，牡蛎30克，丹皮15克，栀子15克，菖蒲12克，郁金15克，合欢皮30克，厚朴12克，枳实12克，大黄9克，甘草6克。7剂，水煎服。

二诊：服药后大便通畅，心烦有减，仍睡眠不佳，多梦。舌质红，舌苔黄，脉弦。上方加豆豉12克、远志12克、琥珀3克（冲）。7剂，水煎服。

三诊：自述梦减少，可平稳入睡4~5小时。舌质红，舌苔黄，脉弦。处方：柴胡12克，黄芩12克，半夏9克，龙骨30克，牡蛎30克，龙胆10克，丹皮12克，栀子12克，合欢皮30克，夜交藤30克，郁金15克，远志12克，香附12克，丹参30克，炒枣仁30克，甘草6克。

上方出入月余而愈。

按：肝郁化火，表现为烦躁易怒、焦躁不安、夜不安卧，治当清肝解郁。方如：丹栀逍遥散、菖蒲郁金汤、柴胡加龙骨牡蛎汤、龙胆泻肝汤、天麻钩藤饮、柴胡清肝饮、栀子豉汤等。药如：丹皮、栀子、柴胡、黄芩、龙胆、郁金、菖蒲、连翘、竹叶、莲子心、豆豉、黄连、香附、合欢皮、合欢花、茯神、龙骨、牡蛎、琥珀、珍珠母、天麻、夜交藤等。

（三）肝血虚瘀病案

李某，女，41岁。

主诉：入睡困难伴胸闷刺痛5月余。自述睡眠障碍，表现为难以入睡和夜半惊醒，常感胸闷胁胀，并有一过性针刺样痛，心烦焦躁，月经量少，色暗有血块，经前伴小腹疼痛，乳房有刺痛感。舌质黯有瘀点，舌苔白，脉弦涩。

辨证：气滞于经，血瘀于脉，肝失血养。

治法：行气活血，养肝镇惊。

处方：当归15克，生地黄15克，白芍12克，赤芍12克，川芎12克，桃仁12克，红花15克，柴胡10克，枳壳12克，香附12克，郁金15克，合欢皮30克，炒枣仁30克，山萸肉15克，丹参30克，珍珠母30克，甘草6克。7剂，水煎服。

二诊：服药后睡眠改善，不易惊醒，但仍入睡困难，胸闷胁胀。脉舌同前。上方去山萸肉，加川楝子10克。7剂，水煎服。

三诊：睡眠明显好转，诸症减轻，正值月经来潮，量可、色红、无血块。舌质红，有瘀点，脉弦。上方去珍珠母，继服7剂。

月余后来告知，经治疗睡眠良好，月经正常，无不适症状。

按：肝血虚瘀，肝体阴而用阳，血虚则肝体不养，血瘀则肝不受血，表现为头痛、头昏，胁胀刺痛，夜不能寐，或烦扰多梦，治当养血活血。方如：一贯煎、血府逐瘀汤、柴胡六味地黄汤、杞菊地黄汤、逍遥散、四物汤等。药如：当归、熟地黄、生地黄、山萸肉、麦冬、地骨皮、枸杞、白芍、赤芍、女贞子、丹参、桃仁、红花、山药、黄精、香附、鸡血藤、百合、五味子、何首乌、炒枣仁等。

四、胃失和降论

《黄帝内经·素问·逆调论》云："胃不和则卧不安""阳明者，胃脉也，胃者六腑之海，其气亦下行，阳明逆，不得从其道，故不得卧也"。认为胃气以通为用，以降为顺。若胃气失于和降，则阳气不得静守于舍，入夜则阳燥气动，魄行于外，使之难以安卧而失眠，或胃游溢精气失常，失于纳化，精微匮乏，血失所充，神失所养而致失眠。

（一）食滞胃腑、化生痰浊病案

杨某，男，28岁。

主诉：睡眠不宁伴脘腹胀满月余。自述睡眠不安，常常凌晨3~4点因胃脘胀满不适而醒，白天嗳腐吞酸，腹部饱胀，大便黏腻不爽。舌质淡胖，舌苔厚腻，脉滑数。

辨证：食滞不化，胃降不和。

治法：和胃消食，化浊安神。

处方：枳实15克，白术15克，白蔻仁12克，砂仁6克，木香10克，半夏10克，秫米10克，厚朴12克，滑石18克，青黛3克，竹茹10克，神曲30克，谷芽30克，莲子心15克，甘草6克。7剂，水煎服。

二诊：服药后脘腹胀满除，嗳腐吞酸减轻，但有烧心感，睡眠安稳。舌质淡，舌苔白不腻，脉弦。处方：上方去滑石、青黛，加黄连10克、吴茱萸6克。

按：食滞胃腑，化生痰浊，表现为脘腹胀满，嗳腐呕恶，夜卧不宁，治当和胃消食，化浊安神。方如：半夏秫米汤、平胃散、保和汤、陈平汤、温胆汤、四逆散、生姜泻心汤等。药如：陈皮、半夏、太子参、茯苓、白术、枳实、神曲、山楂、谷芽、黄连、黄芩、大黄、莱菔子、槟榔、厚朴、香附、白蔻仁、苍术、薏米连翘、莲子心、合欢皮、夜交藤、菖蒲、远志、郁金、川芎、吴茱萸、干姜等。

（二）胃津失布、阴不引阳病案

余某，女，39岁。

主诉：心烦不眠、纳差2月余。自述睡眠不实，入夜口干，常需夜半饮水，心烦喜呕，饥不欲食，胃脘隐痛，但口渴不思饮。舌质红，少苔，脉弦细。

辨证：胃津不布，郁热扰神。

治法：益胃气以布津，养胃阴以除烦。

处方：沙参15克，麦冬30克，石斛12克，玉竹30克，柴胡9克，黄芩9克，半夏6克，太子参12克，花粉10克，炒枣仁30克，夜交藤30克，栀子10克，豆豉10克，川楝子10克，陈皮12克，甘草6克。7剂，水煎服。

二诊：心烦喜呕除，口干减轻，仍睡眠不实，梦多，纳差。舌质红苔薄，脉弦细。

处方：上方去柴胡、黄芩、半夏，加砂仁6克、藿香12克、佩兰12克。7剂，水煎服。

三诊：食欲好转，胃痛除，但仍夜间口干，睡眠不实。舌脉同上。处方：上方去川楝子、砂仁、藿香、佩兰，加生地黄15克、知母15克、鸡内金12克。7剂，水煎服。

后守此方继续治疗月余，诸症除而愈。

按：胃津失布，阴不引阳，表现为饥不欲食、渴不欲饮、心烦不眠，治当益胃生津，和调安眠。方如：沙参麦冬汤、益胃汤、一贯煎、小柴胡汤、葛根汤（清代顾靖远《顾松园医镜》载葛根、淡豆豉、薄荷、麦冬、知母、黄芩、甘草）、生脉散、酸枣仁汤等。药如：太子参、麦冬、天冬、沙参、石斛、生地黄、元参、茅根、花粉、栀子、豆豉、炒枣仁、茯神、黄精、山药、人参、当归、丹参、白芍等。

五、营卫失调论

《黄帝内经·灵枢·天年》："黄帝曰：何者为神？岐伯曰：血气已和，营卫已通，五脏已成，神气舍心，魂魄毕具，乃成为人。"《黄帝内经·灵枢·营卫生会篇》则对人体的昼夜节律描述为："人受气于谷，谷入于胃，以传与肺，五脏六腑，皆以受气，其清者为营，浊者为卫，营在脉中，卫在脉外，营周不休，五十度而复大会，阴阳相贯，如环无端。""卫气行于阴二十五度，行于阳二十五度，分为昼夜，故气至阳而起，至阴而止。……夜半而大会，万民皆卧，命曰合阴，平旦阴尽而阳受气，如是无已，与天地同纪。"指出卫气分昼夜于人体的阴阳中循行，夜半时，营卫二气在阴分会和，人即入睡，这种营卫运行的昼夜生物钟节律，使寤寐正常。

吕某，女，47岁。

主诉：失眠伴汗自出半年余。自述半年来睡眠障碍，主要表现为入睡困难，夜半易醒，伴阵发性汗自出，心烦，但感畏寒，夜尿频，月经紊乱。舌质淡红，舌苔白，脉弦无力。

辨证：营卫失调，阴阳不和。

治法：调和营卫，交通阴阳。

处方：桂枝12克，白芍12克，煅牡蛎30克，仙茅15克，仙灵脾15克，巴戟12克，黄柏12克，知母15克，浮小麦30克，大枣12克，炒枣仁30克，当归15克，黄芪30克，丹皮12克，栀子12克，炙甘草9克。7剂，水煎服。

二诊：畏寒，汗出好转，仍心烦不眠，夜尿频繁。脉舌同上。原方去桂枝、白芍、煅牡蛎，加益智仁15克、覆盆子12克。

三诊：诸症均有好转，但仍睡眠不稳，时有夜尿频，口干，舌质淡红，舌苔薄，脉细弱。前方去黄柏，加生地15克、夜交藤30克。

该方服用月余，诸症悉除。

按：营卫之气运行正常有序，则睡眠正常，夜者，卫外而静，营内而安，若卫行脉外而不能随于营，营行脉中而不能并于卫，营卫之行失于常，则夜不暝，昼不精。其治当调和营卫，交通阴阳，方如：桂枝加龙骨牡蛎汤、八珍汤、金匮肾气汤、二仙汤、人参枣仁汤（人参、枣仁、五味子、茯神、归身、草灰、萸肉、乌梅）、当归六黄汤，归芪建中汤、交泰丸、黄连阿胶鸡子黄汤等。药如：桂枝、白芍、当归、黄芪、熟地黄、生地黄、黄芩、黄连、肉桂、黄柏、知母、仙茅、仙灵脾、龙骨、牡蛎、人参、麦冬、炒枣仁、柏子仁、地骨皮、夜交藤、百合、桂圆肉、菖蒲、远志、香附、豆豉、丹皮、栀子、刺五加等。

小结

失眠之疾，病因复杂，既有社会、环境、工作因素，也有自身心理因素、脏腑功能失调，营卫失调，兼见痰、湿、瘀、热之邪等，"不寐，心血虚而有热病也。然主病之经，虽专属心，其实五脏皆兼及也"，故在治疗时除应用安心神、镇潜催眠的药物外，要针对影响神志的病因，审因辨证施治。在辨脏腑方面，不仅要重视心，还应辨是否与肝、胆、脾、肾、胃有关；辨病性，要分清正虚邪实。

多囊卵巢综合征

王某，女，20岁，门诊病例。

主诉： 平素月经规律，近半年饮食不当，体重增加后月经稀发，40~50天一行。现已停经50天，否认性生活史，B超提示双侧卵巢多囊样改变。体形较肥胖，面有痤疮，舌体略胖大，舌质黯红，苔白，脉沉滑。

辨证： 痰瘀互结。

治法： 补肾健脾，活血化瘀。

处方： 生地黄15克，赤芍15克，当归15克，北柴胡10克，醋三棱15克，醋莪术15克，浙贝母15克，酒女贞子15克，急性子10克，益母草30克，醋香附15克，丹参15克，红花15克，炙甘草6克。上药水煎服，日1剂，早晚分服，共7剂。

二诊： 上药服后第5日月经来潮，量、色、质均正常。现月经净，来诊。体形较肥胖，面有痤疮，舌体略胖大，舌质黯红，苔白，脉沉滑。

嘱患者改善饮食，适当活动以控制体重，调整中药处方如下：桃仁12克，赤芍15克，桂枝12克，生栀子12克，醋三棱15克，醋莪术15克，浙贝母15克，酒女贞子15克，清半夏10克，胆南星6克，醋香附15克，丹参15克，红花15克，炙甘草6克，蒲公英15克，白芷15克，牡丹皮12克，荷叶12克，生山楂30克。上药水煎服，日1剂，早晚分服，共10剂。

三诊： 上药服后无不适，自诉体重下降2千克，来诊。体形较肥胖，面有痤疮，舌体略胖大，舌质黯红，苔白，脉沉滑。

嘱患者继续改善饮食，适当活动以控制体重，调整中药处方如下：桃仁12克，赤芍15克，桂枝12克，当归15克，醋三棱15克，醋莪术15克，浙贝母15克，酒女贞子15克，清半夏10克，胆南星6克，醋香附15克，丹参15克，红花15

克，炙甘草 6 克，益母草 30 克，牛膝 15 克，急性子 10 克。上药水煎服，日 1 剂，早晚分服，共 7 剂。

随访：患者连续 2 个月月经来潮，量、色、质均正常，体重共下降 3 千克，嘱其控制体重。

按：解乐业教授治疗多囊卵巢综合征经验方：桂枝 15 克，赤芍 15 克，丹皮 12 克，桃仁 10 克，三棱 15 克，莪术 15 克，浙贝 15 克，女贞子 15 克，沙苑子 12 克，金樱子 12 克，仙茅 12 克，淫羊藿 15 克，香附 12 克，益母草 30 克，甘草 6 克，将上述 15 味原料药用水浸泡，煎熬后去渣得滤液。女贞子、沙苑子、金樱子、仙茅、淫羊藿等补肾药温肾助阳，调经助孕，促进女性性腺轴的恢复；桂枝、牡丹皮、赤芍、桃仁为桂枝茯苓丸之意，具有活血化瘀、缓消症块之功效；加三棱、莪术、益母草增强活血之功效；加浙贝增强化痰之效果；香附解郁理气；甘草调和诸药、健脾、补益后天之气，为使药。诸药合用，补肾为主，使先天肾阳得补，肾之阴精通过肾阳的温煦得以化生，再加上活血化痰、祛其标实为辅，再结合生活调摄，使肾气缓缓恢复，经水自调。

曲某，女，29 岁，门诊病例。

主诉：平素月经不规律，40~50 天一行，近 1 年病情加重，2~3 月一行，现停经 3 月，否认性生活史，B 超提示双侧卵巢多囊样改变。体形较肥胖，面有痤疮，舌体略胖大，舌质淡黯，苔白，脉滑。

辨证：痰瘀互结。

治法：补肾健脾，活血化瘀。

处方：当归 15 克，柏子仁 15 克，赤芍 15 克，桃仁 10 克，酒女贞子 15 克，红花 15 克，制何首乌 30 克，熟地黄 15 克，酒萸肉 15 克 山药 30 克，干姜 12 克，急性子 10 克，枸杞子 15 克，黄芪 30 克，生甘草 6 克，黑芝麻 30 克，益母草 30 克。7 剂，水煎服。

二诊：上药服后第 6 日月经来潮，量、色、质均正常。现月经净，来诊。体形较肥胖，面有痤疮，舌体略胖大，舌质淡黯，苔白，脉沉滑。嘱患者改善饮食，适当活动以控制体重，调整中药处方如下：熟地黄 30 克，当归 15 克，赤芍 15 克，酒女贞子 15 克，桃仁 12 克，红花 15 克，续断 30 克，桑寄生 30 克，牛膝 15 克，盐菟丝子 12 克，醋三棱 15 克，醋莪术 15 克，海藻 30 克，昆布 15 克，金樱子 15 克。7 剂，水煎服。

三诊：上药服后无不适，自诉体重下降 3 千克，来诊。体形较肥胖，面有痤疮，舌体略胖大，舌质淡黯，苔白，脉沉滑。嘱患者继续改善饮食，适当活动以控制体重，调整中药处方如下：熟地黄 30 克，当归 15 克，赤芍 15 克，酒女贞子 15 克，桃仁 12 克，红花 15 克，续断 30 克，桑寄生 30 克，牛膝 15 克，盐菟丝子 12 克，枸杞子 15 克，茯苓 15 克，海藻 30 克，昆布 15 克，金樱子 15 克，玉竹 30 克。7 剂，水煎服。

四诊： 上药服后无不适，自诉体重下降 5 千克，近半年月经 30~40 天一行，有经行腹痛，遂来诊。体形略丰满，面有萎黄，舌体略胖大，舌质淡黯，苔白，脉沉细。调整中药处方如下：熟地黄 30 克，当归 15 克，赤芍 15 克，酒女贞子 15 克，桃仁 12 克，红花 15 克，枸杞子 15 克，茯苓 15 克，党参 15 克，生白术 15 克，牡丹皮 15 克，茯苓 15 克，制何首乌 30 克，丹参 15 克，生甘草 6 克，乌药 12 克。7 剂，水煎服。

按：《丹溪心法》曰："若是肥盛妇人，禀受甚厚，恣于酒食之人，经水不调，不能成胎，谓之躯脂满溢，闭塞子宫"，根据中医理论审证求因，本病多肝、脾、肾三脏功能失调，外加痰湿之邪侵袭，作用于机体而致病。肾为先天之本，主生殖，若禀赋不足，精气未充，天癸匮乏；或久病伤肾，均可导致精不化血，冲任失养，致月经紊乱或闭经，因此主方以熟地、当归、菟丝子、枸杞子、寄生、续断等补肾药以治其本。患者初诊时停经 3 月，脉滑，气血较充足，当以活血治标为药，因此方中在补肾基础上，用红花、桃仁、赤芍、益母草及急性子，这也是解师活血通经的常用药组。当患者月经来潮后，则考虑患者体胖多痰湿的体质，因此应用海藻、昆布配合桃仁、红花以化痰祛瘀。

王某，女，23 岁，门诊病例。

主诉： 平素月经规律，30 天一行，5 天净。近 7 月月经不规则，或 20 天一行，或 40~50 天一行。经期仍为 5 天，经量少。现停经 2 月，手足心热，否认性生活史，B 超提示双侧卵巢多囊样改变。体形匀称，面有痤疮，舌质黯红，苔薄，脉细尺弱。

辨证： 肾虚夹瘀证。

治法： 滋阴降火，活血化瘀。

处方： 桂枝 12 克，赤芍 15 克，当归 15 克，川芎 15 克，桃仁 12 克，红花 15 克，茯苓 15 克，醋三棱 15 克，醋莪术 15 克，益母草 30 克，川牛膝 15 克，白芷 15 克，桑叶 12 克，炒苦杏仁 10 克，生甘草 6 克。7 剂，水煎服。

二诊： 上药服后第 10 日月经来潮，量、色、质均正常。现月经净，口干，手足心热，舌质黯红，苔薄，脉细尺弱。月经已净，则治本以调经，调整中药处方如下：黄柏 12 克，知母 15 克，生地黄 15 克，熟地黄 15 克，酒萸肉 15 克，茯苓 15 克，山药 30 克，牡丹皮 15 克，泽泻 15 克，酒女贞子 15 克，墨旱莲 15 克，当归 15 克，枸杞子 15 克，炙甘草 6 克。14 剂，水煎服。

三诊： 上药服后无不适，正常行经，遂守方不变，昨日月经来潮，月经量较多，遂来诊。患者现月经第 2 日，量多，色鲜红，口干及手足心热明显减轻，舌质黯红，苔薄，脉细尺弱。调整中药处方如下：仙鹤草 30 克，生地黄 15 克，熟地黄 15 克，酒萸肉 15 克，茯苓 15 克，山药 30 克，牡丹皮 15 克，炒栀子 12 克，酒女贞子 15 克，墨旱莲 15 克，当归 15 克，枸杞子 15 克，炙甘草 6 克。7 剂，水煎服。

随访： 患者上药用后月经量正常，已正常行经两次。

按： 多囊卵巢综合征患者以肥胖者多见，但也有一部分患者体形适中，甚至偏瘦。此类患者以痰、火为主要表现，往往处方以滋阴降火为本，常选择知柏地黄丸为基本方进行加减，方中熟地黄滋阴补肾、填精益髓，为君药。山茱萸滋养肝肾、秘涩精气；山药健脾补虚、涩精固肾，补后天以充先天，共为臣药。牡丹皮清泻相火，并制山茱萸之温涩；茯苓渗湿健脾，助山药之健运以充养后天；黄柏、知母滋阴泻火，均为佐药。对于月经延后者，可加用桂枝茯苓丸以活血通经，而有出血倾向者，则加女贞子、旱莲草、仙鹤草以补肾滋阴，止血调经。

不 孕 症

谷某，女，30 岁，门诊病例。

主诉： 结婚 3 年，未避孕而未受孕，经多方治疗无效，月经后期，量少色淡，经期时间短，经行小腹凉隐痛，形寒肢冷，腰膝酸软，面色淡黯，纳呆便溏，白带清稀，舌质淡，苔薄白，脉沉无力。妇科检查无异常，基础体温测定呈单相无排卵。

辨证： 肾脾阳虚型。

治法： 补肾温阳。

处方： 熟附子 10 克，肉桂 6 克，仙茅 15 克，淫羊藿 12 克，山萸肉 15 克，枸杞 15 克，金樱子 15 克，当归 15 克，熟地 30 克，山药 30 克，寄生 15 克，紫石英 30 克，党参 20 克，白术 15 克。14 剂，水煎服。

二诊： 诸症明显改善，基础体温已上升呈双相，上方去金樱子、山萸肉，加桃仁 12 克，红花 15 克，用药两周，月经来潮，色、量好转。

三诊： 经上述治疗两月，月经正常，寒冷症状消除。前方去附子、肉桂，加川断 30 克、菟丝子 15 克。经净即服，并进行卵泡监测，适时备孕。

四诊： 第 3 个月月经延期，查尿妊娠试验阳性。查性激素示孕酮低，给予保胎治疗。处方：川断 30 克，寄生 15 克，山药 30 克，砂仁 6 克，白术 15 克，黄芩 12 克，菟丝子 12 克，沙苑子 12 克，黄芪 18 克，女贞子 15 克，旱莲草 15 克。7 剂，水煎服。

随访： 服药 1 个月。妊娠检查无异常。后足月顺产一男婴，并生长发育良好。

按： 历代医家都注重月经和孕育的关系。万全《妇人秘科》言："女人无子，多因经候不调，……调经为女人种子紧要也。"临床所见月经不调的女性，鲜有能受孕者。故对不孕症的治疗，首先应着眼于调理经候。女性以血为本，而经、妊娠、产、乳数伤于血，故常出现"有余于气，不足于血"的病证。经者血也，调经就是要治血，血足方可孕育胎元。解师的调经之法，常从肝、脾、肾着眼。首先，调经要补益肾气，以固气血之根基。多用左归饮、右归饮、五子衍宗丸等方。注意：气为血之帅，血随气而行，调经要养血，养血要顺气，顺气要疏肝。

林某，女，25 岁，门诊病例。

主诉： 患者结婚 2 年余，同居未受孕，曾到多家医院就诊，多次行输卵管通畅试验，均示输卵管通而欠畅，曾经中西药、宫腔入药等治疗未效。经前乳房轻胀痛，平时小腹时痛行，经腹痛加重，带下量不多，舌质暗红，苔薄白，脉弦细。

辨证： 血瘀阻络型。

治法： 活血益肾，化瘀通络。

处方： 通瘀益肾汤加减。

当归 15 克，赤芍 15 克，桃仁 12 克，红花 15 克，三棱 15 克，莪术 15 克，桂枝 12 克，香附 12 克，菟丝子 15 克，紫石英 30 克，路路通 30 克，土元 12 克，大黄 6 克。14 剂，水煎服。

二诊： 经治 3 个月后月经延期 10 天未潮，查尿妊娠试验阳性。

三诊： 1 个月后出现少量阴道出血，B 超检查提示：宫内妊娠。

拟诊： 先兆流产。

处方： 桑寄生 15 克，菟丝子 15 克，川续断 15 克，阿胶 6 克（烊化），女贞子 15 克，旱莲草 15 克，黄芩 12 克，炒白术 15 克，生地 15 克，茜草 15 克，炙甘草 6 克。10 剂，水煎服。

随访： 用药 10 天阴道流血止，再用药半月胎监正常。后足月顺产一女婴，生长发育良好。

按： 输卵管阻塞导致不孕临床颇为常见，其证候虚实相兼，寒热错杂，治疗不易。从临床上观察，其病因主要有肝气郁结、血瘀、痰湿闭阻、气血亏虚、胞脉失养等。虚则不充，瘀则阻滞，均可导致输卵管不通。治疗上宜审证求因，辨证、辨病相结合，以达通行。在长期的临床实践中发现，输卵管阻塞除外感六淫、内伤七情以致气滞、湿阻、热郁、寒凝外，更有因频繁人工流产、腹部手术致虚致瘀，最终导致瘀血闭阻、胞脉不通。虚、瘀为其病理特点，治宜养血活血、软坚消瘀，攻而通之，但选方用药应避免峻猛破血之品，以免伤伐生机，欲速而不达。

丛某（2020-06-21），女，36 岁，门诊病例。

主诉： 结婚 1 年余，同居未受孕，平素月经规律，30 天一行，经期约 5 天，量中等，色黯淡，夹血块，伴经前乳胀。末次月经 2020-06-01。平素畏寒腹冷，手足不温，带下清稀，腰痛如折，舌质黯淡，苔白，脉沉弱。

辨证： 肾阳虚兼肝郁证。

治法： 温肾疏肝，调经助孕。

处方： 肉桂 10 克，黑顺片 12 克，熟地黄 15 克，酒萸肉 15 克，山药 30 克，当归 15 克，红花 15 克，北柴胡 10 克，醋香附 12 克，大血藤 15 克，煅紫石英 30 克，枸杞子 15 克，盐沙苑子 15 克，桑寄生 15 克，炙甘草 6 克。7 剂，水煎服。

二诊（2020-07-05）： 上药服后第 8 日（2020-06-29）月经来潮，量、色、

质均正常，经前乳胀不明显。现月经净，畏寒腹冷，手足稍温，带下稍多，色白，腰酸，舌质黯淡，苔白，脉沉弱。

患者病情好转，守方不变，给予原方14剂。

随访：患者用药后2月后自然受孕。

按：《傅青主女科》云："妇人有下身冰冷，非火不暖，交感之际，阴中绝无温热之气……今胞胎既寒，何能受孕。"当代很多女性摄生不慎，感受风寒，往往影响受孕，本病例患者畏寒腹冷、手足不温、带下清稀、腰痛如折为典型的下部冰冷不孕，即"宫寒"，解师在中医以金匮肾气丸中之附子、肉桂及三补以温肾助阳，紫石英甘温，女子血海虚寒不孕者宜之，加紫石英、及寄生、沙苑子以增加暖宫之效，柴胡、香附以疏肝。另外，对于女性摄生调护的指导也十分重要。

女性围绝经期综合征

曲某，女，48岁，门诊病例。

主诉：月经不规律1年，潮热、汗出3个月，自觉畏寒畏热，偶有胃脘部不适，烦躁易怒。舌体正常，色质淡黯，苔白，脉沉细。

辨证：肾阳虚证。

治法：温肾敛汗。

处方：二仙汤加减。

仙茅15克，炙淫羊藿15克，制巴戟天12克，当归15克，黄柏12克，知母15克，黄连12克，黄芪30克，郁金15克，煅牡蛎30克，浮小麦30克，炒川楝子7克，合欢皮30克，生甘草6克。7剂，水煎服。

二诊：上药服后，患者潮热、汗出明显缓解，烦躁症状消失，畏寒较重，舌体正常，色质淡黯，苔白，脉沉细。

整方如下：仙茅15克，炙淫羊藿15克，制巴戟天12克，当归15克，黄柏12克，知母15克，肉桂6克，煅牡蛎30克，黄芪30克，炮姜12克，木瓜30克，炙甘草6克，白芍15克，黑顺片10克。7剂，水煎服。

三诊：上药服后，患者仍偶有潮热、汗出，畏寒不明显，自觉胃脘时有胀满不适，舌体正常，色质淡黯，苔白，脉沉细。

整方如下：仙茅15克，炙淫羊藿15克，制巴戟天12克，当归15克，黄柏12克，知母15克，干姜10克，煅牡蛎30克，黄芪30克，五味子10克，木瓜30克，炙甘草6克，白芍15克，陈皮15克，醋青皮15克，浮小麦30克。7剂，水煎服。

按：方中仙茅、仙灵脾、巴戟天，性味辛温，归肾、肝两经，具有温肾壮阳的功能。知母、黄柏，性味苦、甘寒，都能归肾经。二药配合，既能泻妄动之肾火，又能起到抑制壮阳药辛温之性。根据泻肾即是补肾的原理，所以二药在泻肾的同时，又间接具有滋肾阴的作用。方中再配以性甘，温入肝、心、脾经的当归，温润养血，用以协调补肾泻火以调冲任。所以本方功能壮肾阳，泻肾火，滋肾阴，调冲任，协调肾脏阴阳的作用。从本方的配伍法则来看，它具有辛温与苦寒同用，壮阳与滋阴并举，温补与寒泻同施的特点，充分体现出组方中对立统一的辨证法则。所以，本方是一个既温而又不燥，既寒而又不凝滞，既补而又不温热，配伍精妙，药性平稳，运用较广的常用方剂。临床以本方加减，用治更年期综合征、高血压病、月经不调以及其他慢性疾病见有肾阴肾阳不足、虚火上炎的病证，都有一定的疗效。

张某，女，47岁，门诊病例。

主诉（2020-09-13）： 月经不规律8个月，潮热、汗出2个月，末次月经2020-08-10。自觉畏寒畏热，烦躁，汗出沾衣，纳可，眠差。舌体正常，色质淡黯，苔白，脉沉细。

辨证： 肾阳虚证。

治法： 温肾敛汗。

处方： 二仙汤加减。

仙茅15克，炙淫羊藿15克，制巴戟天12克，黄柏12克，知母15克，当归15克，牡丹皮12克，生栀子12克，浮小麦30克，煅牡蛎30克，黄芪30克，首乌藤30克，炒酸枣仁15克，柏子仁15克，炙甘草6克。7剂，水煎服。

二诊（2020-09-20）： 上药服后，患者潮热、汗出明显缓解，仍汗多，月经仍未来潮，烦躁症状消失，畏寒较重，纳可，眠差。舌体正常，色质淡黯，苔白，脉沉细。

患者潮热、出汗症状明显改善，但月经未来潮，整方如下：仙茅15克，炙淫羊藿15克，制巴戟天12克，黄柏12克，知母15克，当归15克，牡丹皮12克，生栀子12克，浮小麦30克，煅牡蛎30克，黄芪30克，首乌藤30克，炒酸枣仁15克，柏子仁15，炙甘草6克，土鳖虫12克，北柴胡12克。7剂，水煎服。

三诊（2021-10-15）： 上药服后，服药期间月经来潮（2020-09-24），量少，色黯，4天净。患者仍偶有潮热、汗出，畏寒不明显，纳可，眠一般。舌体正常，色质淡黯，苔白，脉沉细。患者症状改善，守方不变。7剂，水煎服。

按： 本案例仍以二仙汤为主方治疗女性围绝经期综合征，对于未绝经者，于经前加柴胡疏肝行气，土鳖虫破血逐瘀以调经，首乌藤、柏子仁养心安神，酸枣仁养肝宁心、安神敛汗，可很好地改善更年期综合征引起的睡眠障碍。

痛　经

王某，女，31岁，门诊病例。

主诉： 平素月经规律，量、色、质均正常，偶有轻微痛经，无须服药。近2个月情绪紧张出现经行腹痛，程度较重，难以忍受，于经期7天即感小腹坠胀，于月经第 1 天开始程度加重，持续 2 天，为持续性坠胀痛，经量略多，且血块多，经色黯，自用热水袋热敷无明显缓解，伴乳房胀痛，现为月经第 1 日，伴胃脘部胀痛，睡眠差。舌体正常，色质黯红，苔白，脉弦。

辨证： 气滞血瘀证。

治法： 行气活血，化瘀止痛。

处方： 当归 15 克，赤芍 15 克，北柴胡 10 克，生白术 15 克，茯苓 15 克，茜草 15 克，醋三棱 15 克，醋莪术 15 克，浙贝母 15 克，酒女贞子 15 克，墨旱莲 15 克，生侧柏叶 15 克，石菖蒲 15 克，制远志 12 克，炒川楝子 7 克，醋延胡索 15 克，乌药 12 克，生甘草 6 克，酒黄精 15 克，益母草 30 克。14 剂，水煎服。嘱其经前 5~7 天复诊。

二诊： 上药服后，患者痛经明显缓解，现无明显乳房胀痛及小腹坠胀痛，但精神较紧张，偶有烦躁，睡眠好，舌体正常，色质黯红，苔白，脉弦略滑。整方如下：当归 15 克，赤芍 15 克，北柴胡 10 克，生白术 15 克，茯苓 15 克，茜草 15 克，醋三棱 15 克，醋莪术 15 克，浙贝母 15 克，牡丹皮 12 克，生栀子 12 克，三七 6 克，浮小麦 30 克，炒川楝 10 克，醋延胡索 15 克，乌药 12 克，炙甘草 6 克，醋香附 15 克，益母草 30 克，大枣 10 克。14 剂，水煎服。

嘱其经前 5~7 天复诊。

按： 痛经的病因、病机可归纳为：冲任阻滞或寒凝经脉，使气血运行不畅，胞宫经血流通受阻，以致"不通则痛"；或冲任、胞宫失于濡养，不荣而痛，其病位在冲任、胞宫，变化在气血，表现为痛症。痛经的治疗原则应遵循以下内容。

1. 调理冲任气血为本：痛经总以调理冲任气血为基本原则，临床治法则根据不同的症候，又有行气、活血、散寒、清热、补虚、泻实之异。

2. 先其时而治：痛经的治疗多于经前 1 周左右开始用药，辨证论治，但要注意月经即将来潮，活血化瘀不可太过。

3. 对症治法：治疗痛经在辨证论治的同时，还应选择相应的止痛药配伍以协助止痛。如寒者，可选用温经止痛药，湿经散寒、活血调气止痛；气郁者，可选用行气止痛药，理气化瘀止痛；血瘀者，可选用活血止痛药，活血化瘀止痛；热者，可选用清热止痛药，清热除温、化瘀止痛。

梁某，女，24 岁，门诊病例。

主诉（2021-02-01）： 患者平素月经规律，量、色、质均正常，偶有轻微痛经，无须服药。3 个月前患者受凉后出现经行腹痛，程度较重，难以忍受，于经期 3 天即感小腹坠胀，于月经第 1 天开始程度加重，持续 2 天，为持续性坠胀痛，经量略多，且血块多，经色黯淡，自用热水袋热敷无明显缓解，伴腹泻、呕吐、冷汗出，现为月经第 1 日，伴胃脘部隐痛，睡眠差。舌体正常，色质黯淡，苔白，脉沉弦。

辨证： 寒凝血瘀证。

治法：行气活血，化瘀止痛。

处方：党参15克，生白术15克，茯苓15克，当归15克，白芍15克，赤芍15克，川芎12克，桃仁12克，红花15克，醋五灵脂10克，生蒲黄10克，炒川楝子10克，醋延胡索15克，乌药12克，桂枝12克，牛膝15克，生甘草6克。7剂，水煎服。嘱其经前5~7天复诊。

二诊（2021-02-25）：上药服后，患者痛经明显缓解，自觉经血不畅，经期无腹泻，仍有呕吐、冷汗出，睡眠好，舌体正常，色质黯淡，苔白，脉滑。整方如下：党参15克，生白术15克，茯苓15克，当归15克，白芍15克，赤芍15克，桃仁12克，红花15克，醋五灵脂10克，生蒲黄10克，炒川楝子10克，醋延胡索15克，乌药12克，牛膝15克，生甘草6克，熟地黄15克，急性子12克，益母草30克。14剂，水煎服。嘱其经前5~7天复诊。

三诊（2021-03-25）：上药服后，患者痛经明显缓解，无呕吐，伴胃脘处隐痛，汗出多，睡眠好，舌体正常，色质黯淡，苔白，脉滑。整方如下：党参15克，生白术15克，茯苓15克，当归15克，赤芍15克，桃仁12克，红花15克，醋五灵脂10克，生蒲黄10克，炒川楝子10克，醋延胡索15克，乌药12克，牛膝15克，生甘草6克，熟地黄15克，急性子12克，益母草30克，丹参15克，黄芪30克。14剂，水煎服。

按：蒲黄、五灵脂即为失笑散，具有活血祛瘀、散结止痛之功效。主治瘀血停滞证，症见心腹刺痛，或产后恶露不行，或月经不调、少腹急痛等。方中党参、白术、黄芪以健脾益气，对于脾虚者有治本之效。当归、赤芍、川芎、桃仁、红花、丹参以活血祛瘀；若兼见血虚者，可合四物汤同用，以增强养血调经之功；元胡以化瘀止痛；乌药、川楝子以行气止痛；桂枝以温经散寒。

高血压头痛

宋某，男，49岁。

主诉：患慢性肾小球肾炎3年，近月余，血压控制较差，血压为180/110mmHg，伴剧烈头痛，心烦不寐，大便干，舌质红，少苔，脉弦滑细数。西医在保肾基础上给予硝苯地平缓释片、单硝酸异山梨酯等控制血压，效果不佳。

辨证：阴虚风动。

治法：养血育阴，息风止痛。

处方：桑叶10克，菊花10克，钩藤10克（后下），生石决明20克，生牡蛎20克，白芍10克，甘草6克，木瓜10克。

二诊：头痛减轻，舌红口干，脉弦细。

处方：桑叶10克，菊花10克，钩藤10克（后下），生石决明20克，生牡蛎20克，白芍10克，女贞子10克，旱莲草10克，夏枯草10克，牛膝10克。

三诊：患者自诉头痛消失，夜间安眠，继续服用上方7剂。

按语：脉象弦滑细数，结合病史及舌脉合参，考虑该患者阴分不足，血虚不能养肝，肝阳化风，风动则头痛，舌红且干，阴伤热生。治以养血育阴，清上实下，息风止痛。

刘某，男，56岁。

主诉：慢性肾功能不全6年，反复头痛，心烦易怒，梦多，常年口服安眠药，近10余天上述症状加重，血压190/120mmHg。面色红赤，舌红唇紫，苔黄少津，脉弦数，按之有力。

辨证：肝郁化火，络脉淤滞。

治法：疏调气机，以解肝郁，活血通络，以止其痛。

处方：蝉衣6克，僵蚕10克，片姜黄6克，大黄1克，木瓜10克，钩藤10克，大腹皮10克，槟榔10克，珍珠母20克。7剂，水煎服。

二诊：药后痛缓解，脉象弦数，按之有力，舌红、苔黄、唇紫，舌背络脉粗大紫黑，考虑血分淤滞，用凉血化瘀通络方法。柴胡6克，黄芩10克，川楝子10克，丹参10克，茜草10克，牛膝10克，川芎20克，钩藤10克（后下），生石决明20克，生牡蛎20克，珍珠母20克，蝉衣6克，僵蚕10克，片姜黄6克，大黄1克。7剂，水煎服。

三诊：头痛基本消失。夜晚睡眠显著改善，心情较前平静。诊脉弦数，舌红苔白，仍以前法加减。蝉衣6克，僵蚕10克，片姜黄6克，大黄1克，柴胡6克，黄芩10克，川楝子10克，丹参10克，茜草10克，焦三仙各10克，水红花子10克，川芎20克。7剂，水煎服。嘱其戒恼怒，忌辛辣，戒烟酒。保持心情舒畅，每日锻炼，以防复发。

按语：面色红赤，舌红唇紫。四诊合参，病属木郁化火、肝热生风、络脉淤滞之症。疏调气机，以解肝郁，活血通络，以止其痛。

孙某，女，49岁。

主诉：慢性肾盂肾炎5年余，既往有高血压病史，一直口服替米沙坦控制血压，近2个月来，因情绪因素，血压升高至170/100mmHg，伴头痛、头胀、恶心、胸闷、欲哭，下肢水肿，加用氢氯噻嗪，效果不佳。舌质红，苔薄少津，脉沉弦而紧。

辨证：肝郁脾虚，冲任失调。

治法：疏肝解郁，健脾利湿。

处方：当归15克，川芎15克，香附20克，茯苓15克，青皮20克，柴胡15克，炒白术15克，泽兰10克，墨旱莲15克，大枣15克，砂仁6克，川牛膝15克，龟板20克，甘草6克。6剂，水煎服。

二诊：头胀明显减轻，调整方药当归15克，川芎15克，香附20克，茯苓15克，合欢皮 20 克，柴胡 15 克，炒白术 15 克，泽兰 10，郁金 15 克，大枣 15 克，砂仁 6 克，川牛膝 15 克，龟板 20 克，甘草 6 克。6 剂，水煎服。

三诊： 诉以上症状皆消失，脉沉弦，调整用药：当归 15，川芎 15 克，香附 20 克，青皮 10 克，柴胡 10 克，川牛膝 15 克，龟板 15 克，白芍 20 克，神曲 15 克，荆芥穗 10 克。14 剂，水煎服，6 剂痊愈。嘱其适劳逸，避风寒，畅情志，不适随诊。

按： 舌质红，苔薄少津，脉沉弦而紧，四诊合参，考虑为头痛，肝郁脾虚，冲任失调，给予逍遥散加减。

类风湿性关节炎

于某，女，50 岁，2019 年 11 月 6 日初诊。

主诉： 关节疼痛 1 年，加重 2 个月。1 年前受凉后出现关节疼痛，诊断为类风湿性关节炎，未治疗。2 个月前关节疼痛加重，伴有肿胀，触之灼热，周身酸重，骨节重着，怕冷恶湿，舌质红，苔薄白兼黄，脉象濡数。

辨证： 外感寒湿，郁而化热。

外感寒湿，郁而化热，或内有蕴热，外感寒湿从阳化热，湿热痹阻经络，流注骨节，故关节疼痛、肿胀，触之灼热；湿为阴邪，湿性重着，湿阻气机，故周身酸重，骨节重着；寒湿之邪，尚未完全化热，痹于肌表经络，卫阳不固，故怕冷恶湿；舌质红，苔薄白兼黄，脉象濡数为内有蕴热，而外有寒湿束表之征。

治法： 清热祛湿，通络止痛。

处方： 麻黄 6 克，杏仁 6 克，薏苡仁 15 克，生甘草 6 克，土茯苓 30 克，桂枝 9 克，白花蛇舌草 24 克，青风藤 30 克，穿山龙 30 克，甘草 10 克。7 剂，水煎服。

二诊： 服药后关节疼痛较前好转，周身酸重明显减轻，舌脉同前。上方去麻黄，加防己 10 克、羌活 10 克，祛风除湿通络。7 剂，水煎服。

三诊： 关节肿痛、怕冷减轻，屈伸不利，舌质红，苔薄白兼黄，脉象濡。上方加伸筋草 30 克、透骨草 15 克，舒筋活络。7 剂，水煎服。

按： 人体有筋骨之强弱，肌肉之坚脆，皮肤之厚薄，腠理之疏密，脏腑之盛衰，以及居住、饮食等不同，而表现出复杂的证候。如有的患者身穿厚衣，而关节红、肿、热、痛俱备，亦有关节怕风怕冷，遇阴寒加重，但关节疼痛、肿胀、灼热，各种化验指标异常，对此，辨证的主要依据应以关节客观症状为主，参考其他主观症候，以清热利湿、消肿止痛为主要原则，兼顾外症，方可控制疾病发展，若被兼症所迷惑，重投辛温香燥之品，可形成医家误认作风寒湿三气杂至之说，概以外邪论治，误用辛温，阴液渐耗，其害立现的局面。

张某，女，38 岁，2018 年 8 月 24 日初诊。

主诉： 类风湿性关节炎病史 8 年，自行口服地塞米松片治疗，1 个月前停药后出现关节肿胀、灼热、疼痛剧烈、屈伸不利，发热，周身重着不适，舌质红，舌苔黄腻，舌面干燥少津，脉数。

辨证：湿热痹阻，热重于湿。

外感风寒湿，或外感风热之邪气，加之滥用激素，从阳化热或郁而化热，湿热蕴蒸，热重于湿，热壅血瘀，湿注骨节，热盛则肿，故关节肿胀、灼热、疼痛剧烈、屈伸不利；湿热蕴蒸于气分故伴发热；湿邪阻滞气机，气机不畅故周身重着不适；舌质红，舌苔黄腻，舌面干燥少津，脉象数为湿热伤阴之象。

治法：清热解毒　消肿止痛。

处方：金银花24克，蒲公英18克，紫花地丁15克，野菊花15克，天葵子12克，虎杖30克，板兰根15克，赤芍15克，白芍30克，生甘草9克，细辛6克，蜂房12克。7剂，水煎服。

二诊：服药后关节疼痛较前好转，但仍灼热、肿胀，舌脉同前。上方加半枝莲30克清热解毒、利湿消肿。7剂，水煎服。

三诊：关节灼热减轻，周身沉重，乏力，舌质红，少苔，脉细数。上方去天葵子，加石斛20克、土茯苓30克，清热养阴、利湿消肿。7剂，水煎服。

按：停、减糖皮质激素后的用药仍以辨证为主。一般认为，类风湿性关节炎在使用糖皮质激素时会出现中医所谓的阴虚证候，而停、减糖皮质激素后会出现阳虚、气虚证候，根据临床观察，并非皆如此，类风湿性关节炎患者停、减糖皮质激素后，主要临床表现为关节疼痛、肿胀加重及体温增高三大症状。仍符合中医外感风寒湿热之邪，郁而化热，湿热痹阻经络，流注骨节的基本病机，所不同的是使用糖皮质激素后起到了添加剂的作用，更易助阳化热蕴毒，致伤阴耗气，阴虚血热，灼津血瘀，以致形成湿热毒瘀的局面，对此，治疗仍以中医辨证施治为主。

史某，女，45岁，2019年10月21日初诊。

主诉：四肢关节肿痛5年，胸闷憋气1年。四肢大、小关节疼痛、肿胀、灼热，伴低热。胸闷、憋气，甚则夜间不能平卧，每以呼吸、转侧、咳嗽时加重，口唇发绀，舌质红，苔薄黄，脉弦数。

辨证：饮郁痰阻，痰热壅盛（类风湿肺）。

外感寒湿郁而化热，湿热痹阻经络、骨节，故四肢大、小关节疼痛、肿胀、灼热；湿郁化热，湿热蕴蒸，故长期低热；肺虚卫弱，肺失宣通，气不布津，停而为饮，饮郁痰阻，痰热壅盛，络气不和，逐渐出现胸闷、憋气，甚则夜间不能平卧；络脉不通，气机不畅，故每以呼吸、转侧、咳嗽时加重；气机不通，热壅血瘀，故口唇发绀；舌质红，苔薄黄，脉弦数为饮郁痰阻，痰热壅盛之象。

治法：清热解毒，泻肺行水。

处方：葶苈子30克，青风藤30克，金银花24克，蒲公英18克，夏枯草24克，鱼腥草30克，桑白皮24克，蚤休30克，柴胡15克，黄芩12克，半夏12克，全瓜蒌24克，大枣10克，生甘草9克。7剂，水煎服。

二诊：服药后关节疼痛较前好转，仍咳嗽憋喘，舌脉同前。上方去蚕休，加杏仁9克宣肺止咳平喘。7剂，水煎服。

三诊：关节肿痛减轻，咳喘好转，舌质红，苔薄黄，脉弦数。守方巩固疗效，7剂，水煎服。

按：类风湿肺的胸膜病变属中医"支饮"及"悬饮"之辨证范围，其病因、病机为外感寒湿郁而化热，湿热痹阻经络、骨节，肺虚卫弱，肺失宣通，气不布津，停而为饮，饮郁痰阻，痰热壅盛，络气不和，久则化火伤阴，或耗损肺气。故《金匮要略》有"支饮不得息，葶苈大枣泻肺汤主之"的记载。方中重用葶苈子、桑白皮泻肺行水；黄芩、金银花、蒲公英、鱼腥草清肺火，解热毒；用小陷胸汤之半夏、全瓜蒌、夏枯草以清化痰热，散结解毒；大枣、甘草顾护胃气，青风藤配生甘草具有清热解毒、通络止痛的功效，现代药理研究二者具有类皮质激素样的作用，因此，能抗炎、止痛、消肿，对消除类风湿肺及关节症状具有显著作用。

痛 风

戚某，男，46岁，2018年9月4日初诊。

主诉：右足第一跖趾关节肿痛1天。足趾关节皮肤发红，肿胀，局部灼热，行走艰难，疼痛剧烈如虎之啮，昼轻夜重，全身发热，烦渴汗出，舌质红，苔薄黄燥，脉数。

辨证：热毒炽盛，攻于肢节。

内生湿热毒，充斥血脉，遇外因而毒发于外，痹阻经络，攻注骨节，故足趾关节皮肤发红，肿胀，局部灼热，行走艰难，疼痛剧烈如虎之啮；夜则血行迟缓，热壅血瘀，故昼轻夜重；热毒炽盛，充斥血脉，故全身发热；热毒伤津，故烦渴汗出；舌质红，苔薄黄燥，脉数为热毒炽盛之征象。

治法：清热解毒，利湿通络止痛。

处方：金银花24克，连翘12克，蒲公英18克，紫花地丁15克，野菊花12克，黄柏12克，苡仁30克，丹皮15克，赤芍、白芍各15克，生甘草12克，川牛膝24克，土茯苓30克。7剂，水煎服。

二诊：服药后关节肿痛明显减轻，汗出减少，舌质红，苔薄黄，脉数。上方去蒲公英、紫花地丁，加萆薢30克，利尿排毒。7剂，水煎服。

按：对于痛风性关节炎发作期的药物治疗原则，要立足于排毒、化毒、解毒，因此，利小便是邪有出路的有效途径。利小便选用清热利尿药物，如萆薢、土茯苓、猪苓等。重用萆薢30克、土茯苓30克，以加强利尿排毒之功，使邪毒从前阴而出。

郭某，男，52 岁，2019 年 6 月 13 日初诊。

主诉：左足第一跖趾关节肿胀 2 周。疼痛难以忍受，不分昼夜，隐隐作痛，局部灼热，骨节重着，舌质红，苔黄腻，脉滑数。

辨证：内酿湿毒，流注于下。

湿热浊毒，伏藏于内，遇外因而发于外，痹阻经络，流注骨节，故足趾或其他关节以肿胀为主，或有关节积液；湿重热轻，故疼痛难以忍受，不分昼夜，隐隐作痛，局部灼热；湿浊阻滞于骨节，故以重着为主；舌质红，苔黄腻，脉滑数为湿热内蕴之象。

治法：清热利湿，消肿止痛。

处方：萆薢 30 克，土茯苓 30 克，云苓 30 克，生甘草 9 克，泽泻 30 克，白花蛇舌草 24 克，川牛膝 24 克，山慈菇 12 克，黄柏 12 克，大黄 6 克（后下）。7 剂，水煎服。

二诊：服药后关节肿胀减轻，夜间痛减，大便偏稀，舌质红，苔黄，脉滑数。上方大黄减为 3 克，7 剂，水煎服。

三诊：关节已无肿痛，灼热感消失，舌质红，苔黄，脉滑。守方巩固治疗，7 剂，水煎服。

按：大黄苦寒，《中藏经》载其"本实者，得宣通之性必延其寿；其本虚者，得补益之情必长其年。"其荡涤肠胃的功能可通便泻浊，邪从便出；其推陈致新之能又可活血化瘀，消肿通络止痛，如热毒炽盛、大便秘结者，加生大黄 6~12 克，以泻火解毒、排毒，从后阴而出。大黄对多种实验性炎症动物模型均有明显的抑制作用。口服大黄煎剂，能显著抑制巴豆油引起的小鼠耳部炎性水肿、大鼠棉球肉芽组织增生，降低大鼠甲醛性、蛋清性足肿胀概率。其消炎、抗炎作用，一方面是通过抗菌、抑菌作用，抑制炎性反应；另一方面是通过降低毛细血管通透性，减少渗出来实现的。其抗炎作用在痛风发作期更为明显。

李某，男，48 岁，2018 年 5 月 15 日初诊。

主诉：痛风病史 14 年。双手足关节、耳郭痛风结节形成，小者如豆，大者如鸡蛋不等，关节疼痛，屡发不止，不分昼夜，隐隐作痛，局部灼热，骨节重着，B超发现有泌尿系结石，舌质红，苔黄腻，脉滑数。

辨证：湿浊内蕴，痰瘀互结。

结石之形成不外乎湿浊为火热所煎熬而形成的，皮下结石是由于脏腑积热，内伏毒邪，湿浊为热邪薰蒸煎熬，凝结为痰为瘀，痰瘀着于足趾或其他骨节，形成痛风结节，或生于耳郭，小者如豆，大者如鸡蛋不等；血中有浊毒、热毒，伏藏于内，遇各种致病因素引触而复发，故伴关节疼痛，屡发不止，不分昼夜，隐隐作痛，局部灼热，骨节重着；舌质红，苔黄腻，脉滑数为湿热、痰热之象。

治法：清利湿热，软坚散结。

处方： 熟大黄6克，王不留行15克，皂刺12克，穿山甲9克，金银花24克，连翘12克，夏枯草12克，白芥子12克，金钱草30克，石苇30克，鸡内金12克（研粉冲服），赤芍12克。7剂，水煎服。

二诊： 服药后关节仍有灼热疼痛，舌脉同前。上方加蒲公英18克、黄柏12克，加强清热利湿作用。7剂，水煎服。

三诊： 关节灼热疼痛好转，痛风结节无明显变化，舌质红，苔黄，脉滑数。上方去金银花、连翘，加三棱、莪术各15克。7剂，水煎服。

按： 痛风泌尿系结石的形成机理为《诸病源候论》指出："石淋者，淋而出石也。肾主水，水结则化为石，故肾客沙石。肾虚为热所乘，热则成淋"。朱丹溪亦谓："诸淋所发，皆肾虚而膀胱生热也。水火不交，心肾相郁，遂使阴阳乖舛，清浊相干，蓄在下焦，故膀胱里急，膏血砂石，从小便道出焉，于是有欲出不出，淋沥不断之状，甚者窒塞其间，则令人闷绝矣"。总之，肾虚是石淋之本，湿热、痰浊、瘀血为石淋之标。

骨 关 节 炎

于某，女，69岁，2019年11月19日初诊。

主诉： 下肢关节疼痛5年。5年前受外伤后逐渐出现两膝、踝、腰、髋关节疼痛，呈针刺、刀割样，痛处固定不移，每以活动后加重，关节屈伸不利，查体示双膝关节浮髌试验阳性，有骨擦感，舌质暗红，苔薄白腻，脉细数。

辨证： 肝肾阴虚，瘀血阻络。

肝肾亏损，筋骨失养，外力诸因，致血瘀气滞，不通则痛。两膝、踝、腰、髋关节疼痛，呈针刺、刀割样，痛处固定不移；血瘀于骨节内可有关节积液（浮髌试验阳性），劳者负重，机关不利，故每以活动后加重，关节屈伸不利；劳者骨疣摩擦，故活动时关节可有骨擦感；舌质暗红，苔薄白腻，脉细数为血瘀气滞兼阴虚之象。

治法： 清热散结，活血止痛。

处方： 夏枯草18克，王不留行15克，皂刺9克，红花9克，金银花24克，蒲公英18克，独活15克，白芍30克，赤芍12克，生甘草9克，青风藤30克，香附12克，延胡索12克。7剂，水煎服。

二诊： 服药后关节仍疼痛，负重后加重，腰膝酸软，舌脉同前。上方加续断15克、骨碎补15克补肝肾，强筋骨。7剂，水煎服。

三诊： 服药后关节疼痛好转，仍不能负重，腰膝酸软，舌脉同前。守方继服，14剂，水煎服。

四诊： 服药后关节疼痛好转，腰膝酸软减轻，舌脉同前。上方去夏枯草、蒲公英，加鹿角胶10克、川牛膝15克滋补肝肾，填精补髓。14剂，水煎服。

按： 急者缓其痛；缓者补肝肾。骨疣（骨刺）的发生经历了一个非常缓慢的过程，在这一过程中患者并无临床表现，只有在年高体衰及外力因素的作用下（如关节软骨损伤、闪扭、劳伤、负重、或关节畸形、体胖超重等），急性发作期的关节疼痛、肿胀等症状才表现出来，发为骨疣病。因此，骨刺的大小与病情不成正比，即有的患者关节症状突出，但骨刺病变的程度却很轻，反之亦然。目前，中西医没有一种能根治骨刺的方法，但是，中医中药可通过各种治疗缓解急性发作期的症状、体征，解除患者的痛苦。当患者的症状缓解之后，应注意坚持服用滋补肝肾、填精补髓的药物，如龟板胶、鹿角胶、熟地、杜仲、川牛膝、枸杞子等，亦可常服地黄丸类药物。

徐某，女，67 岁，2019 年 1 月 17 日初诊。

主诉： 双膝、踝关节肿胀，伴疼痛、灼热、周身困乏无力、下肢沉重酸胀（胶着感），查体可见双膝关节浮髌试验阳性，舌体胖，边见齿印，舌质红，苔黄腻，脉象滑数。

辨证： 湿热壅盛，痹阻骨节。

年高体衰，骨弱肌肤盛，多湿多痰，湿郁化热，湿热下注，故关节肿胀、积液（浮髌试验阳性）；下肢膝、踝关节长期负重，复湿伤于下，故疼痛、灼热；湿性重着，湿伤于下，故周身困乏无力，下肢沉重酸胀（胶着感）；舌体胖，边见齿印，舌质红，苔黄腻，脉象滑数为脾虚湿盛，湿郁化热，湿热蕴结之征象。

治法： 利湿解毒，清热通络。

处方： 苍术 9 克，黄柏 12 克，苡仁 30 克，川牛膝 24 克，金银花 24 克，土茯苓 30 克，木防己 12 克，猫爪草 15 克，青风藤 30 克，独活 30 克，车前草 15 克，生甘草 10 克。7 剂，水煎服。

二诊： 服药后关节灼热沉重感减轻，仍疼痛，舌脉同前。上方加白芍 30 克、醋元胡 10 克缓急止痛。7 剂，水煎服。

三诊： 服药后关节疼痛好转，仍不能负重，周身乏力，舌体胖，边见齿印，舌质红，苔黄，脉象滑数。上方去土茯苓，加茯苓 15 克、白术 15 克健脾祛湿。14 剂，水煎服。

按： 急性发作期为什么使用清热药物呢？这是因为急性发作期的病理改变是软骨的破坏及滑膜炎症，特别是慢性增生性关节炎，由骨质增生导致滑膜的无菌性炎症。滑膜水肿、滑膜血管扩张、滑膜细胞分泌异常旺盛、血细胞及胶原细胞渗出、关节腔积液、关节腔内压力增高，可阻碍淋巴系统循环，使关节内酸性代谢产物堆积，如此长时间存留，可加重滑膜炎性，其病理变化为滑膜的充血、渗出、水肿，从而引起关节组织肿胀、疼痛、灼热。而大多数清热药对无菌性炎症具有明显的抑制作用，如金银花对无菌性炎症，不但可抑制炎性渗出，而且具有抗炎性增生的作用。因此，在辨证用药的前提之下使用少量的清热利湿解毒药物确实能取得满意的效果。

系统性红斑狼疮

李某，女，26 岁，2018 年 4 月 26 日初诊。

主诉：面部、躯干、四肢斑疹鲜红，高热持续不退，烦躁、面赤、鼻衄、齿衄，皮肤紫斑，小便黄赤，大便秘结，舌质红绛，苔黄，脉弦细数。

辨证：热壅血瘀，毒陷营血。

热毒炽盛，热毒由气分深入营血，导致热毒壅于营分，血分瘀毒，故出现面部、躯干、四肢斑疹鲜红；热毒炽盛，故高热持续不退，烦躁、面赤；热盛动血，迫血妄行，故鼻衄、齿衄，皮肤紫斑；阴液被灼，故小便黄赤、大便秘结；舌质红绛，苔黄，脉弦细数为热入营血分之象。

治法：清热解毒 凉血化斑。

处方：水牛角 30 克，生地 30 克，丹皮 15 克，赤芍 15 克，羚羊角粉 1 克（冲服），金银花 24 克，连翘 12 克，紫草 15 克，仙鹤草 30 克，三七粉 2 克（冲服），白花蛇舌草 24 克，生甘草 12 克。7 剂，水煎服。

二诊：服药后高热消退，仍皮肤紫斑，鼻衄、齿衄，舌质红，苔黄，脉弦细数。上方去羚羊角粉，加小蓟 15 克、白茅根 30 克凉血消斑。7 剂，水煎服。

三诊：服药后皮肤紫斑颜色变浅，鼻衄、齿衄，舌质红，苔黄，脉弦细数。上方去连翘，加槐米 15 克清热止血。7 剂，水煎服。

按：有出血倾向者重用凉血止血药物。系统性红斑狼疮急性期的患者往往出现出血倾向，如月经量多、鼻衄、皮下紫斑等，故要加重凉血止血药物等，如大小蓟、藕节、白茅根、仙鹤草、紫珠草、槐花米等，其中槐花米有凉血清热止血作用，含有较多的芸香甙成分，能保护血管脆性，改变血管通透性，能治疗热壅血瘀引起的出血证。

谢某，女，45 岁，2018 年 12 月 2 日初诊。

主诉：颜面及四肢水肿，尤以下肢为甚，腰膝酸软，形寒肢冷，面色萎黄，神疲倦怠，腹胀食少，尿少，胸闷心悸气促，不能平卧，舌体胖嫩、质淡，苔白滑，脉细弱。

辨证：热壅血瘀，毒攻于肾。

初因热毒炽盛，热壅血瘀，伤及气阴，阴损及阳，肾阳虚衰，阳不化水，水泛肌肤，故颜面及四肢水肿，水性趋下，故尤以下肢为甚；肾气不足，骨失所养，故腰膝酸软；肾阳虚衰，阳虚不能温煦四末，故形寒肢冷；气血亏虚，不能华其外，故面色萎黄，神疲倦怠；脾气虚衰，运化失司，故腹胀食少；气不化水，不循常道，故水泛肌肤出现尿少；舌体胖嫩、质淡，苔白滑，脉细弱为气虚不能化湿，湿聚内盛之象。

治法：温肾健脾，化气行水，泄浊排毒。

处方: 附子12克(先煎),黄芪60克,车前子15克,淮牛膝24克,熟地30克,山药30克,山萸肉15克,泽泻15克,云苓30克,云苓皮30克,白术12克,生姜6片。7剂,水煎服。同时并用水煎灌肠泄浊排毒:大黄12克,附子12克,蒲公英30克,牡蛎30克,水煎至200mL,温度保持在35~40℃左右,保留灌肠,每日1次。

二诊: 服药后小便增多,怕冷、水肿较前好转,舌体胖嫩、质淡,苔白滑,脉细弱。上方加菟丝子温补肾阳。7剂,水煎服。继续水煎灌肠,处方同上。

三诊: 服药后水肿较前减轻,仍神疲乏力,舌体胖嫩、质淡,苔白滑,脉细弱。血不利则为水,上方去云苓皮,加当归12克、益母草30克活血利水。7剂,水煎服。

按: 药理实验及临床观察,中医辨证施治下使用的补益方药有明显提高血清蛋白总量的作用,如补肾的五子衍宗丸合水陆二仙丹合当归补血汤合补中益气汤合六味地黄汤加减等。再如黄芪注射液静脉滴注后,病理观察证明,其能减轻肾脏的病理损伤,使动物微小病变肾病模型的血清白蛋白有明显回升,因此,重用黄芪能控制尿蛋白的丢失,血清蛋白回升,有利于纠正低蛋白血症引起的各种浆膜炎。

白塞综合征

丛某,女,27岁,2019年9月20日初诊。

主诉: 口腔、咽喉溃疡、肿胀、疼痛,两目红赤如鸠眼,畏光羞明,伴有关节疼痛、肿胀,皮肤结节、瘀斑,小便黄赤,大便秘结,舌质红,舌苔黄腻少津,脉象滑数。

辨证: 火毒炽盛,循经上攻。

脏腑积热、蕴毒,火热毒循肝经、达任脉上攻,故口腔、咽喉溃疡、肿胀、疼痛,两目红赤如鸠眼,畏光羞明;湿热毒痹阻经络、骨节,故有关节疼痛、肿胀;湿为热灼,湿聚为痰,瘀于皮下,故有皮肤结节;热壅血瘀可出现皮下瘀斑;热毒伤及阴液,故小便黄赤,大便秘结;舌质红,舌苔黄腻少津,脉象滑数为湿热伤阴耗液之象。

治法: 清热泻火,利湿解毒。

处方: 龙胆草12克,栀子12克,黄芩12克,柴胡15克,生地30克,车前草15克,泽泻15克,川木通6克,甘草15克,白花蛇舌草24克,川牛膝24克,大黄6克(后入)。7剂,水煎服。

二诊: 服药后口腔、咽喉肿痛好转,仍有溃疡,两目赤热,舌质红,舌苔黄腻少津,脉象滑数。上方大黄加量至9克。7剂,水煎服。

三诊: 服药后大便较前通畅,口腔、咽喉肿痛好转,仍有溃疡,舌质红,舌苔黄少津,脉象滑数。上方加丹皮15克、玄参30克。7剂,水煎服。

按: 祛邪要有出路。岳美中指出:"狐惑病是温热性病,治疗不得法,邪毒无从发泄自寻出路,转为重症。"由于病性多为湿热火毒,虽为病变在肝胆二经,但湿热与火毒有别，湿性趋下，湿热注于下焦，故二阴溃疡者居多；火性炎上，火毒循经上攻于上焦，故口腔、舌溃疡，重者攻注脏腑。可见临证治疗内伏之邪毒，必须使邪有出路，出路在哪里？火攻于上者，可用苦寒之大黄清泄内伏之热毒，通肠腑，泻浊毒，又可引血下行，引热下行，取釜底抽薪之意，使浊毒从大便而出，为清泄之法；湿热注于下焦者以清热、化湿、利湿之法，使"湿去则热孤"邪热从小便而解。

姜某，女，30岁，2018年6月7日初诊。

主诉：外阴、肛周溃疡，伴灼热、疼痛、肿胀、下肢红斑、结节，关节疼痛、肿胀，白带量多、质稠、味臭、色黄，长期低热，肢体困重，舌体胖大，舌质红，苔黄腻，脉滑数。

辨证：湿热蕴结，流注于下。

湿热蕴毒，伏藏于内，遇外邪引发，湿毒下注故外阴、肛周溃疡，热伤血脉，故灼热、疼痛、肿胀；热壅血瘀，故伴有红斑；湿为热灼/炼津为痰，故结节瘀于皮下；湿热痹阻于骨节，故关节疼痛、肿胀；湿毒下注，肝经湿热，故女性白带量多、质稠、味臭、色黄；湿聚热蒸，故有长期低热，肢体困重；舌体胖大，舌质红，苔黄腻，脉滑数为湿热、湿毒蕴结之征象。

治法：清热利湿，祛浊解毒。

处方：生甘草15克，炙甘草15克，黄连6克，黄芩12克，干姜6克，党参15克，土茯苓30克，白花蛇舌草24克，苡仁30克，金银花24克，紫花地丁15克。7剂，水煎服。

二诊：服药后溃疡灼热、肿胀减轻，仍有下肢红斑、结节，舌质红，苔黄腻，脉滑数。上方去干姜，加川牛膝15克、夏枯草15克活血散结。7剂，水煎服。

三诊：服药后溃疡灼热肿胀减轻，仍有下肢红斑、结节，大便偏稀，舌质红，苔黄腻，脉滑数。上方加陈皮10克。7剂，水煎服。

按：甘草的现代医学认识：甘草味甘，性平。张仲景在《金匮要略》中治疗狐惑病以甘草泻心汤主之，况且以甘草为君药，其用量为四两，现代药理研究甘草对人体免疫功能的调节作用是双相性的。一方面甘草多糖具有多种免疫作用，可直接刺激B细胞增殖，诱导IgG、IgM产生增强了体液免疫。另一方面，甘草的复合体，包括甘草酸、核酸、蛋白质、多肽、鞣酸成分，具有抑制体液免疫功能，降低IgE的产生和组织胺的合成，而具有抗过敏的作用。甘草皂苷，又称甘草酸，具有肾上腺皮质激素样、垂体促皮质激素样的作用和雌激素的作用。另外，甘草多糖还具有抗DNA和RNA病毒效应的作用，可降低多种常见病毒的毒力。甘草还能抑制关节炎症肿胀、抗炎、抗变态反应、降低胃酸、抑制溃疡、降低血清胆固醇、保肝利胆、镇咳祛痰、增加肌力、增加体重、解痉、增强非特异性免疫、增强特异性免疫功能、抗过敏等。因此，用于治疗风湿免疫性疾病，以及体液免疫功能亢进而细胞免疫功能低下的白塞综合征尤为适宜。

郁病（帕金森病所致精神障碍）

张某某，女，67岁。

主诉： 喜悲伤欲哭2个月。

现病史： 患者近2个月喜悲伤欲哭，曾多次跳海欲自杀，自感胸闷，时有头晕，时清醒，时糊涂，偶自言自语，神志不清时常胡言乱语，问话少答或不答，纳可眠少，大便偏干，日行1次。舌暗，苔白腻，脉弦。既往史：帕金森病史半年余，脑梗死病史2年余，现口服奥氮平、劳拉西泮片抗焦虑、镇静安眠治疗。体格检查：双目右上凝视，心肺听诊无异常，意识清，接触被动。

辨证： 肝郁气滞，心神失养。

治法： 疏肝清火，养心安神。

处方： 丹皮12克，栀子12克，黄芩12克，龙骨30克，柴胡10克，牡蛎30克，茯神15克，郁金15克，石菖蒲15克，浮小麦30克，大枣10克，炙甘草6克，清半夏10克，天竺黄12克，大黄12克，厚朴15克，琥珀5克，远志12克，丹参15克，地黄30克，百合30克，茜草12克。14剂水煎服，每日1剂。

二诊： 服药后，患者哭泣时间较前缩短，仍感烦躁，眠可，大便偏干，2~3日1行，质不硬，精神状态较前改善，应答切题，纳可，舌质淡，苔薄黄，舌尖红而少苔，脉细弦。上方去丹皮、栀子、黄芩、龙骨、牡蛎、清半夏、柴胡、天竺黄、大黄、厚朴、琥珀、丹参、茜草，改石菖蒲为12克，加连翘10克、莲子心15克、煅龙齿30克。

处方： 茯神15克，郁金15克，石菖蒲12克，浮小麦30克，大枣10克，炙甘草6克，远志12克，地黄30克，百合30克，连翘10克，莲子心15克，煅龙齿30克。14剂，水煎服，每日1剂。

守上方服用3个月，随访诸症减轻，病情稳定。

按： 肝喜条达而主疏泄，长期肝郁不解、情怀不畅，肝失疏泄，可引起五脏气血失调。肝气郁结，横逆乘土，则出现脾虚证，脾虚生化乏源，气血不足，而形成心脾两虚或心神失养之证，表现为喜悲伤欲哭，时清醒，时糊涂，时常胡言乱语，眠少等。肝郁化火，火郁伤阴则大便干，气郁生痰，痰阻于胸则胸闷，气滞日久则血瘀，故见舌暗。柴胡加龙骨牡蛎汤集小柴胡汤、桂枝汤、大柴胡汤、小定志丸、茯苓甘草汤于一体，具有疏肝解郁，和解少阳、通阳泄热，镇静安神作用。研究显示，柴胡加龙骨牡蛎汤证中烦躁易怒、失眠分别居精神症状和躯体症状之首。该汤具有明显的抗抑郁作用，能够保护海马神经元，调节下丘脑-垂体-肾上腺轴功能及增加脑内单胺类递质。《医方集解》评曰：柴胡汤以除烦满，加茯苓、龙骨、牡蛎又能行津液，利小便，加大黄以逐胃热、止谵语；甘麦大枣汤主治脏躁，症见精神恍惚，常悲伤，欲哭，不能自主，心中烦乱，甚则言行失常，舌淡红苔少，脉细微数，复诊时改甘麦大枣汤合方百合地黄汤，是以考虑患者存在阴虚内热（久病伤阴），扰乱心神，故沉默寡言，故心肺同治，阴复热退，以调和百脉。

乳核病（乳腺增生）

张某，女，38岁。

主诉： 发作性双侧乳腺疼痛1年。

现病史： 患者1年前无明显诱因出现双侧乳腺疼痛，于威海四零四医院行B超示：乳腺小结节（具体不详），后多次复查B超，未见明显结节。平素月经不规律，脱后，每次经期10~15天，月经量少，大便稀，日行2次。舌暗，苔黄厚腻，脉滑。

查体：右侧乳房外上象限压痛（＋），未扪及肿块。

辨证： 肝郁痰结。

治法： 疏肝理气，化痰散结。

处方： 丹皮12克，栀子12克，当归15克，赤芍15克，柴胡10克，橘叶15克，橘核30克，川楝子10克，郁金15克，瓜蒌15克，元胡15克，甘草6克，荷叶15克，草决明30克，泽泻15克，香附12克。7剂水煎服，每日1剂。

二诊： 服药后患者右侧乳腺疼痛较前明显减轻，月经仍未至，较既往推后5天，纳眠可，大便偏稀，日行1次，舌暗，苔白微腻，脉滑。上方去荷叶、草决明，加桃仁12克、红花15克。

处方： 丹皮12克，栀子12克，当归15克，赤芍15克，柴胡10克，橘叶15克，橘核30克，川楝子10克郁金15克，瓜蒌15克，元胡15克，甘草6克，泽泻15克，香附12克，桃仁12克，红花15克。7剂水煎服，每日1剂。

上方服用3月，诸症悉除，月经规律。

按： 乳腺增生病属于中医学的"乳癖"及"乳痞"等范畴，多由于郁怒伤肝、肝郁气滞；思虑伤脾，脾失健运、痰湿内蕴，以致肝脾两伤，痰气互结，淤滞成块。或因肝肾不足，冲任失调，阳虚痰湿内结所致。肝性喜条达，恶抑郁，为藏血之脏，体阴而用阳。若情志不畅，肝木不能条达，则肝体失于柔和，以致肝郁，甚则郁而化火。肝郁抑脾，脾虚无以升清，故大便稀。肝藏血，主疏泄，肝郁、血虚、脾弱，在女性多见月经不调、乳房胀痛。上方有疏肝解郁、软坚散结、活血通络之功，是治疗乳腺小叶增生的良方。方中当归、赤芍与柴胡同用，补肝体而和肝用，使血和而肝和，血充而肝柔。加丹皮、栀子以清热凉血，橘叶、橘核苦降辛散，专散肝胃经滞气，长于行气疏肝，散结消肿，常与柴胡、郁金、赤芍、香附等同用。川楝子、元胡行气活血、散瘀止痛，荷叶、草决明、泽泻利湿降脂。

疲劳综合征

邹某，男，41岁。

主诉： 周身乏力1周。

现病史： 患者1周前无明显诱因出现周身乏力，伴懒动，纳少，眠一般，梦多，易醒，大便调，日1行，舌质淡，苔薄白，脉弱。

辨证： 心脾两虚。

治法： 益气补血，健脾养心安神。

处方： 党参15克，白术15克，茯苓15克，当归12克，熟地15克，白芍15克，黄芪30克，黄精15克，炒酸枣仁30克，远志12克，枳壳12克，香附12克，甘草6克。7剂，水冲服，每日1剂。

二诊： 患者乏力症状较前减轻，不再害懒，纳食好转，眠一般，多梦，大便调，日行1次，舌质淡，苔薄白，脉弱，上方加石菖蒲15克。

处方： 党参15克，白术15克，茯苓15克，当归12克，熟地15克，白芍15克，黄芪30克，黄精15克，炒酸枣仁30克，远志12克，枳壳12克，香附12克，石菖蒲15克，甘草6克。7剂，水冲服，每日1剂。

守上方服用1个月，诸症悉除。

按： 慢性疲劳综合征多属心脾两虚。本证多因思虑过度、劳伤心脾、气血日耗所致。心脾气血暗耗，神无所主，意无所藏，故见梦多、眠差、易醒。脾虚运化无力，化源不足，气血衰少，而见食少体倦，懒动，舌质淡，苔薄白，脉细弱。属于中医的"虚劳""不寐""健忘"等范畴，选用归脾汤加减，可以起到补益气血、健脾养心的良好效果。方中党参与熟地相配，益气养血，共为君药。白术、茯苓健脾渗湿，助党参益气补脾；当归、白芍养血和营，助熟地滋养心肝，均为臣药。远志通于肾交于心，菖蒲开窍启闭宁神，远志安神益智，二药伍用，益肾健脑聪智，开窍启闭宁神之力增强，主治头晕失眠、头脑不清、心神不稳、心烦意乱、表情淡漠、老年痴呆等症，是解师治疗失眠多梦的常用组合。

阳　痿

徐达兴，男，41岁。

主诉： 阳事不举1年。

现病史： 患者自诉1年前夫妻备孕二孩后逐渐阳事不举，或举而不久，难以完成。自服"万艾可"后阴茎能举，可以完成性交，然欠坚硬，停药不举。久之性欲下降，夫妻感情不和。现伴阴囊坠胀疼痛，腰膝酸软，容易疲惫，纳可，眠可，舌质暗红，边有瘀斑，苔薄白，脉弦细。

辨证： 精血瘀阻，肾气亏虚。

治法：活血化瘀，益肾兴阳。

处方：丹参15克，蜈蚣2条，柴胡10克，当归15克，地龙10克，巴戟天12克，淫羊藿15克，赤芍15克，仙茅15克，知母12克，黄柏12克，土元10克，甘草6克，山药30克，山萸肉15克。7剂，水煎服，每日1剂。

二诊：服药后患者诉阴茎勃起，阳事已兴，但自觉自控力稍差，无腰膝酸软、阴囊坠痛之感，但近来因工作压力大，睡眠欠佳，舌质红，苔薄白，脉弦细。原方基础上去蜈蚣、土元、赤芍、当归，加金樱子15克、远志10克、仙鹤草30克。

处方：丹参15克，柴胡10克，地龙10克，巴戟天12克，淫羊藿15克，仙茅15克，知母12克，黄柏12克，甘草6克，山药30克，山萸肉15克，金樱子15克，远志10克，仙鹤草30克。14剂，水煎服，每日1剂。

三诊：患者诉阳事正常，诸症悉除，夫妻感情改善。复予上方继服7剂后停药。

按：韩善征《阳痿论》中描述："人有坠堕，恶血留内，腹中满胀，不得前后，先饮利药，盖跌仆则血妄行，每有瘀滞精窍，真阳之气难达阴茎，势遂不举。"患者勃起不举、阴囊坠痛为瘀阻经脉，气血运行阻滞，不容筋脉，故而有不举、疼痛等表现。"久病多虚"，患者腰膝酸软和容易疲惫均为病程日久、肾气方虚的表现。故处方中以蜈蚣之性走窜，通瘀达络。丹参一味功同四物，祛瘀通经，当归、赤芍、地龙、土元活血化瘀，助君药通达经络，柴胡疏肝行气，气行则血行。巴戟天、淫羊藿、仙茅益肾兴阳，山药、山茱萸补肾益气，知母、黄柏滋阴清热。诸药配伍，共奏活血化瘀、益肾兴阳之效。"

痤　　疮

叶某某，女，19岁。

主诉：额头、面部痤疮两年余。

现病史：患者额头、面部于两年前无明显诱因出现痤疮，现右颊部结节1枚，左颊2枚，额头丘疹数枚，痛痒有脓点，面部色红、油光发亮，体型偏胖，食后常腹胀，大便量少，干结。平日断续服用西药异维A酸1年余，外用过药膏（名不详）。舌质红，苔微黄腻，脉濡缓。

辨证：湿热中阻，热壅血瘀。

治法：清热化湿、凉血消痈。

处方：金银花15克，连翘15克，公英15克，野菊花15克，紫花地丁15克，赤芍15克，丹皮15克，紫背天葵15克，薏苡仁30克，白鲜皮12克，白蒺藜12克，瓜蒌仁15克，冬瓜仁15克。7剂，水煎服，每日1剂。

二诊：患者服上方后，额部丘疹明显减少，但痘印明显，面颊仍有3枚结节，大便调，日行1次。参其舌胖，根部黄腻，舌下脉络青紫，考虑为热邪渐消，湿邪仍在，且与瘀血相合，故原方去白鲜皮、白蒺藜，减金银花、连翘剂量为10克，加黄芩 12 克、白术 15 克、红花 10 克以增清热燥湿、化瘀散结之力。

处方：金银花 10 克，连翘 10 克，公英 15 克，野菊花 15 克，紫花地丁 15 克，赤芍 15 克，丹皮 15 克，紫背天葵 15 克，薏苡仁 30 克，瓜蒌仁 15 克，冬瓜仁 15 克，黄芩 12 克，白术 15 克，红花 10 克。7 剂，水煎服，每日 1 剂。

三诊：患者诸症明显减轻，其后用五味消毒饮加连翘 10 克、赤芍 15 克、丹皮 10 克调治月余，诸症痊愈，随访半年，未见复发。

金银花 10 克，连翘 10 克，公英 15 克，野菊花 15 克，紫花地丁 15 克，赤芍 15 克，丹皮 10 克，紫背天葵 15 克。水煎服，每日 1 剂。

按：五味消毒饮出自吴谦的《医宗金鉴》，为治疗疮疡疔毒的经典名方。方中野菊花、公英、紫花地丁能清热解毒，消肿散结，且公英有利湿热之用；紫背天葵可清热解毒，散瘀消肿。痤疮的发生和发展，多为火、湿、瘀三种主要因素所致，此三种实邪可单独致病，临床上更多见的是三者之间常常相互影响，兼夹为病，尤其是重度痤疮病例中，热毒、痰湿、血瘀与脾气虚、肺阴虚等兼而有之的患者亦不少见，故而解师以八纲辨证为基，结合脏腑辨证，以五味消毒饮为基本方，伍以入脾、肺、经为主的药物，收效颇佳，考虑不仅因为肺主皮毛，脾主肌肉，还如《外科正宗》云："粉刺属肺，渣鼻属脾，总皆血热，瘀滞不散，所谓有诸内，形诸外。"

胁痛（慢性胆囊炎）

徐某某，男，64 岁。

主诉：间断右侧胁肋部疼痛伴胃脘部胀痛 1 年，再发 4 天。

现病史：患者近 1 年发生右侧胁肋部疼痛，伴胃脘部胀痛不适，进食油腻饮食后尤甚，患者未予重视，未行特殊治疗。近 4 日患者于劳累后症状加重，右侧胁肋部疼痛，呈间断性，疼痛可放射至肩背部，多于夜间疼痛加剧，常影响患者睡眠，伴食欲减退，进食后胃脘部胀痛，偶有反酸、烧心，伴口干、口苦，以晨起为甚，气短身疲，活动后自汗明显，小便色黄，量少，大便干结，日行 1 次。舌质暗苔薄，脉沉细弦。

辨证：肝郁脾虚。

治法：疏肝利胆，益气健脾。

处方：柴胡 15 克，黄芩 15 克，姜半夏 10 克，太子参 15 克，三棱 15 克，莪术 15 克，五味子 9 克，金钱草 15 克，香附 12 克，川楝子 10 克，鸡内金 15 克，大枣 10 克，甘草 6 克，炒白术 12 克，茯苓 15 克，麦冬 10 克。14 剂水煎服，每日 1 剂。

二诊：服药后患者右侧胁肋部未再发疼痛，食欲较前好转，进食多时仍有胃脘部胀满表现，偶有反酸、烧心，但频次减少，口苦明显减轻，仍气短，活动后自汗，眠佳，小便可，大便正常，日行1次。舌红少苔，脉细数。上方去金钱草、三棱、莪术，加砂仁6克、陈皮15克。

处方： 柴胡15克，黄芩15克，姜半夏10克，太子参15克，五味子9克，香附12克，川楝子10克，鸡内金15克，大枣10克，甘草6克，炒白术12克，茯苓15克，麦冬10克，砂仁6克，陈皮15克。7剂，水煎服，每日1剂。

上方服用月余，症状好转。

按： 本病例特点为：老年患者，素体虚弱，病程长，病情反复，此次因劳累后再发右侧胁肋部疼痛，因肝失疏泄，脉络痹阻，不通则痛；肝病日久，母病及子，则出现睡眠欠佳等心神失养的表现，患者老年本以脾胃虚弱，加之木郁乘土，导致脾胃运化、升降功能失常，出现食欲减退，食后胃脘部胀痛、反酸、烧心等症状，病久耗伤气阴，则会出现气短身疲、自汗等。首诊中患者表现为以右侧胁肋部疼痛为主症的虚实夹杂之证，故以疏肝利胆止痛为主，兼以健脾益气。方中柴胡、黄芩、姜半夏疏肝化痰，香附、川楝子行气解郁止痛，三棱、莪术破血逐瘀、行气止痛。太子参、炒白术、鸡内金、茯苓、甘草益气健脾，以强后天之本。全方合用有疏肝利胆之痛、益气健脾安神之功。二诊中患者胁肋部疼痛尽愈，以脾胃虚弱、气阴不足为主要表现，故以顾护脾胃后天之本，选方香砂六君子汤加减，以善其后。

腰　痛

王某，女，63岁。

主诉： 腰痛3月，活动困难，尿频，下腹里急后重，腰膝酸软，纳差，记忆力减退。形体偏胖，面目水肿，双足踝部水肿，双肾区叩击痛。舌红，苔白腻，脉弦数。既往高血压、胆石病病史5年余。

辨证： 脾肾亏虚。

治法： 健脾温肾，补虚除痹。

处方： 车前子（布包）10克，瞿麦12克，扁蓄12克，滑石15克，焦栀子10克，炙甘草5克，川木通12克，酒大黄8克，杜仲12克，续断12克，桂枝15克，白术9克，厚朴10克。7剂，水煎服。

二诊： 药后腰痛、踝部水肿均减轻，二便畅顺。舌红苔白腻，脉弦细数。上方加金钱草12克、牛膝12克、茯苓12克、泽泻15克。7剂，水煎服。

三诊： 上症显著好转，水肿已消失，右下肢内侧酸痛。舌淡红，脉弦。方独活寄生汤加减：独活10克，桑寄生12克，杜仲12克，牛膝12克，秦艽10克，茯苓12克，防风10克，川芎6克，防党12克，甘草10克，当归9克，白芍15克，三七末（冲）3克，丹参12克，川木瓜9克，骨碎补12克。14剂，水煎服，以固疗效。

按： 此病例必须先祛湿浊痰瘀，解师选用八正散加减以清热泄湿、淡渗通利，配合健脾温肾之品，重建脾胃升降功能。方中川木通、滑石、车前子、瞿麦、扁蓄清热利湿。焦栀子清泄三焦湿热；大黄泻下降火，清理阳明；灯心草清心，导湿热下行；甘草调和诸药。以脾胃为中心分析病因，切合病机辨证用药，效果满意。患者诸恙好转后再选独活寄生汤补虚除痹。该方出自《备急千金要方》，为治风寒湿痹症、肝肾两虚、气血不足的常用方。方中独活、防风、细辛、秦艽驱风祛湿、舒筋制痛；当归温经散寒、通利血脉；桂枝取其温、通之性，下行而补肾；桑寄生、杜仲、牛膝补益肝肾、祛风除湿，以助防党、茯苓益气渗湿、扶正驱邪；白芍补血养肝，"治风先治血，血行风自灭"。为加强治疗滞留于筋骨关节的痰瘀，黄老用三七、丹参活血通脉、祛瘀生新；川木瓜、骨碎补舒筋活络、强健筋骨，养肝益肾。

王某，男，45 岁。

主诉：腰痛伴颈背部僵痛 20 年，加重半月。患者强直性脊柱炎病史 20 年，但未系统治疗。常因受凉或劳累而加重，并逐渐出现脊柱强直，颈椎、腰椎、胸廓活动受限。半月前腰痛加重，伴颈背部僵痛，翻身困难，夜间关节僵痛明显。纳可，多寐，二便调。口唇紫暗，舌暗，苔薄白，脉沉细。

辨证：瘀血阻络。

治法：活血通络，解痉舒筋。

处方：葛根 30 克，白芍 30 克，生甘草 10 克，威灵仙 20 克，生薏苡仁 40 克，川牛膝 15 克，郁金 10 克，川芎 10 克，延胡索 10 克，乌梢蛇 1 条，地龙 10 克，红花 10 克，穿山甲 10 克，蜈蚣 2 条，丝瓜络 15 克，大黄 10 克。7 剂，水煎服。

二诊：腰痛、颈背部僵痛好转，颈椎、腰椎、胸廓活动仍受限，双肩抬举受限，纳可，眠安，二便调。患者症状减，然久病入络，难求速效，效不更方，上方继服 14 剂，水煎服。

按：久痛入络，可酌加虫类药：用药时需根据具体病因、病机选用，若外邪所致，当用乌梢蛇、蜈蚣、地龙、全蝎、僵蚕、蝉衣等药物驱风通络；内邪为患，应选择地鳖虫、九香虫、山甲片、水蛭、虻虫等药物活血通络。久病入络应以活血通络为主，但考虑到天气变化、劳倦内伤、内外合邪等综合因素的存在，有时也需辅以驱风通络的虫类药。同时临床用药需注意同中有异、异中存同的原则，各种药物均有使用的侧重点，如水蛭抗凝活血，伤科多用地鳖虫，胃病久痛入络使用九香虫、山甲片软坚散结通络等，风寒湿痹、瘀血阻络可酌情使用。另外还可根据患者体质和症状，如畏寒，可酌加桂枝、姜黄、细辛，取其辛可通络；久病有痰，久痛入络，故还可用白芥子、半夏、胆星、丝瓜络化痰通络。

韩某，男，38 岁。

主诉：反复发作腰骶疼痛 10 年，加重 2 个月。患者 10 年前因患左眼虹膜炎完善检查，行骶髂关节 CT，诊断为"强直性脊柱炎"，曾先后服用非甾体抗炎药、柳氮磺吡啶治疗，病情时有反复，逐渐出现脊柱前屈畸形。2个月前腰骶僵痛加重，活动困难。就诊时腰骶、背部僵痛，双腹股沟疼痛，咳嗽时加重，弯腰及翻身困难，夜间痛醒，睡眠易醒，双踝肿胀，乏力易倦，不思饮食，大便不成形。舌暗红，舌体胖，苔黄厚腻，脉滑数。

辨证： 督脉瘀滞。

治法： 解痉舒督，清热祛湿。

处方： 汉防己12克，葛根30克，白芍30克，山慈菇10克，蜈蚣2条，紫苏叶10克，槟榔15克，威灵仙20克，生薏苡仁30克，胆南星10克，独活15克，金银藤30克，红藤20克。7剂，水煎服，每日1剂。

二诊： 腰骶、腹股沟区、膝关节疼痛略缓解，双踝关节肿胀、疼痛明显，影响行走，夜间加重，纳、眠尚可。舌体胖，舌红，苔黄腻略花剥，脉滑数。目前双踝肿痛为主，以行气降浊、化湿通络为法，鸡鸣散加减：紫苏叶10克，吴茱萸6克，生姜15克，桔梗8克，槟榔15克，木瓜15克，陈皮10克，葛根30克，白芍20克，蜈蚣2条，山慈菇10克，白花蛇舌草30克。14剂，水煎服。

三诊： 服药后症状明显好转，足踝肿痛明显缓解，腰痛及胸痛有所改善。仍弯腰受限，颈部活动度可，乏力疲倦。舌暗红，苔薄白腻，脉滑略数。以解痉舒督、祛湿通络、补益肝肾为法，汉防己12克，葛根30克，白芍30克，威灵仙20克，生薏苡仁30克，稀莶草20克，桂枝10克，狗脊15克，独活15克，山慈菇10克，蜈蚣2条，乌梢蛇15克，杜仲10克。14剂，水煎服。

按： 肾主骨生髓，脊柱为一身之骨主，骨的生长发育又全赖骨髓的滋养，而督脉精气充足、骨髓充盈，则骨骼发育正常，坚固有力；督脉精气不足，骨髓空虚，则骨质疏松，酸软无力。督脉"循背而行于身后，为阳脉之总督，督之为病，脊强反厥"。肾精不足，髓不得充，骨失所养，肾虚及肝，筋失濡润，导致骨质脆弱、筋脉不柔、皮肉不坚，成为外邪侵入的病理基础。因此，治疗应以辨病与辨证相结合的方法，解痉舒督汤解痉舒督，清热祛湿。解师用药精良，方中防己性味苦、辛、寒，归膀胱、肾、脾经，可祛风湿、止痛、利水。防己自古以来分为汉防己和木防己两大类，汉防己利水消肿作用较强，木防己祛风止痛作用较好。《本草拾遗》言："汉主水气，木主风气，宣通"。但近年来木防己因易造成马兜铃酸肾病而为人们少用，常用汉防己代替。《药类法象》言："汉防己，气寒，味大苦。疗腰以下至足湿热肿盛、脚气。补膀胱，去留热，通行十二经。"现代研究其具有抗炎、镇痛、解热的作用。

虚　劳

丛某，女，64岁。

主诉： 发现贫血半年来诊，患者近半年来头晕，乏力不舒。面色㿠白，神情疲惫。时健忘，失眠多梦，纳差，睡眠质量差。行血液检查结果为中度贫血。舌红，苔薄白，脉细。

辨证：气血不足。

治法：养血补血，益气宁心。

处方：党参12克，黄芪15克，炒白术15克，云苓12克，当归12克，鸡血藤3克，龙眼15克，木香6克，熟地15克，砂仁3克，桂枝9克，合欢皮3克，桔梗12克，甘草6克。7剂，水煎服。

二诊：复查血常规显示轻度贫血，面色红润，较之前精神状态良好，睡眠质量改善，头晕、乏力现象均有所缓解，嘱其继续守方服用，两周后复诊。

按：在中医学中，贫血属于血虚或虚劳亡血，总的说是归于"虚劳"这一内科病证。虚劳又称虚损，是以脏腑亏损，气血阴阳虚衰，久虚不复成劳为主要病机，以五脏虚证为主要临床表现的多种慢性虚弱证候的总称。"诸血皆属于心"，"中焦受气取汁，变化而赤是谓血"，"血之源头在于肾，……精气充足，百脉和畅"。临床上以心肝血虚为主，所以治疗时多选用四物汤、养脏汤、归脾汤等进行临证加减。

表寒里热发热

李某，男，40岁。

主诉：发热两天来诊，且有恶寒、呕恶、小便色黄。发病后动用辛温解表药1剂，未解，又服用了解热镇静的西药，虽多汗、热退，又复起，体温40°C。舌苔黄腻，脉浮数，诊为风寒犯表，入里化热，表实里热证。

辨证：表寒里热。因外感风寒，内有蕴热，苔黄脉数均为里热之象。

治法：解表清里。

处方：荆芥12克，防风12克，芍药12克，连翘12克，半夏12克，藿香12克，黄芩12克，栀子12克，滑石6克，甘草6克。2剂，水煎服。

二诊：服药1剂，热退。嘱再服。

三诊：基本痊愈。

按：由外邪传里化热而表寒未解，或本有内热又感寒邪所致。此类因外出感受风寒而导致的发热，其发热时间虽然短暂，但以以表发汗，易传里化火，因此应当解表清里，方能好转。本证因风寒客表，邪热壅肺，热被寒遏，不得透发，故形成表实里热的证候。风寒困表，卫阳被遏，正邪交争，故见恶寒发热；皮毛为肺之合，肺热则迫津外出，皮毛不固，故有汗出。浮脉主表，数脉主里，表里俱重者脉呈浮数，里重于表者脉呈数象；脉证相参，为表实里热之证。

咳　嗽

丛某，女，40岁。

主诉：咳嗽喉痒，痰少，咯痰不畅，月经近期两月一行，月经量少，遇冷咳嗽，舌暗红，舌苔黄腻，脉浮。

辨证：风邪袭肺，郁闭肺气，肺失宣肃，而致肺气上逆作声，咳吐痰液，遇冷加重，为风邪袭肺之表证，故脉浮；寒坦凝滞血脉，故瘀血内阻，舌质暗红。

治法：疏风化痰，散寒祛瘀。

处方：紫菀9克，当归9克，桃仁9克，细辛3克，桂枝6克，蝉衣9克，竹沥半夏9克，陈皮9克，桔梗6克，江剪刀草15克，枳壳9克，黄荆子12克，杏仁9克，海浮石15克，浙贝母15克，赤芍9克，郁金15克。7剂，水煎服。

二诊：服完前方1周后来诊，述咳嗽症状减轻，喉痒证除，月经仍未至，仍咯痰不畅，舌暗红，苔黄稍腻，脉稍浮。治法：化痰祛瘀，温阳行气。

紫菀9克，当归9克，桃仁9克，细辛3克，桂枝6克，蝉衣9克，竹沥半夏9克，陈皮9克，桔梗6克，枳壳9克，杏仁9克，海浮石15克，浙贝母15克，赤芍9克，郁金15克，柴胡9克，海蛤壳15克。7剂，水煎服。

三诊：咳嗽明显好转，咯痰减轻，脉舌同前，药中病机，效不更方。

按：外感六淫之邪，从口鼻或皮毛而入，侵袭肺系，郁闭肺气，肺失宣肃，而致肺气上逆作声，咳吐痰液。多因起居不慎、气候失常、冷暖失宜，或过度疲劳，正气不足，以致肺的卫外功能减退或失调，邪从外而入，内舍于肺导致咳嗽。正如《河间六书·咳嗽论》所言："寒、暑、燥、湿、风、火六气，皆令人咳。"风为六淫之首，易夹其他外邪侵袭人体。常用止嗽散、桑菊饮、桑杏汤等方加减。

江某，男，65岁。

主诉：咳嗽，晨起咳嗽，痰多色白，咯痰不畅，口干，右侧足跟疼痛，尿频，排尿不尽，大便干燥，舌红，舌苔薄腻，脉浮细滑。

辨证：阳虚头热，痰湿蕴肺。

治法：养阴清肺，宣肃并用。

处方：杏仁9克，白前6克，桔梗6克，黄芩9克，黄荆子12克，南沙参9克，枳壳9克，甘草6克，桃仁9克，海浮石15克，当归9克，鱼腥草15克，金荞麦15克，浙贝母9克，竹沥半夏9克，橘红9克，厚朴6克。7剂，水煎服。

二诊：服完前方1周后来诊，述咳嗽减轻，仍感咽干，尿频，便秘，舌红，舌苔薄腻，脉浮细滑。

杏仁9克，白前6克，桔梗6克，黄芩9克，黄荆子12克，南沙参9克，枳壳9克，甘草6克，桃仁9克，海浮石15克，鱼腥草15克，金荞麦15克，浙贝母9克，竹沥半夏9克，橘红9克，玄参9克，透骨草15克。14剂，水煎服。

三诊: 服完前方 2 周后来诊,述咳嗽减轻,尿频,大便秘结,舌红,舌苔薄腻,脉浮细滑。

杏仁 9 克,白前 6 克,桔梗 6 克,黄芩 9 克,黄荆子 12 克,南沙参 9 克,枳壳 9 克,甘草 6 克,桃仁 9 克,海浮石 15 克,金荞麦 15 克,浙贝母 9 克,竹沥半夏 9 克,透骨草 15 克,一枝黄花 12 克,瓜蒌皮 9 克,补骨脂 9 克。14 剂,水煎服。

四诊: 咳嗽明显好转,尿频稍改善,便秘稍好转,脉舌同前,药中病机,效不更方。

按: 痰湿蕴肺证的代表方为二陈平胃散合三子养亲汤。二陈平胃散由法半夏、陈皮、茯苓、甘草、苍术、厚朴组成;三子养亲汤由白芥子、莱子、紫苏子组成。前方燥湿化痰,理气和中;后方降气化痰。若寒痰较重,痰黏白如沫,畏背冷,加干姜、细辛;若咳逆气急,痰多胸闷,加旋覆花、白前;若久病脾虚,神疲倦怠,加黄芪、党参、白术。

姜某,男,57 岁。

主诉: 咳嗽喉痒,胸闷,咯痰不畅,口干,舌质淡红,舌苔薄腻,脉浮滑。

辨证: 风痰夹热,肺气失宣。

治法: 疏风化痰,清热宣肺。

处方: 黄芩 9 克,紫菀 9 克,瓜蒌皮 15 克,南沙参 15 克,杏仁 9 克,枳壳 9 克,穿山龙 15 克,桔梗 6 克,竹沥半夏 9 克,玄参 9 克,浙贝母 9 克,鱼腥草 15 克,海蛤壳 15 克,蝉衣 9 克,当归 8 克,甘草 6 克,赤芍 9 克。14 剂,水煎服。

二诊: 服完前方 1 天后来诊,查出甲状腺结节、肺结节,舌质淡红,舌苔薄腻,脉浮滑。辅以散结之品。

黄芩 9 克,紫菀 9 克,瓜蒌皮 15 克,杏仁 9 克,枳壳 9 克,穿山龙 15 克,桔梗 6 克,竹沥半夏 9 克,浙贝母 9 克,鱼腥草 15 克,海蛤壳 15 克,蝉衣 9 克,当归 8 克,甘草 6 克,赤芍 9 克,太子参 9 克,郁金 15 克。14 剂,水煎服。

三诊: 服完前方 1 天后来诊,述咳嗽减轻,仍感口干、喉痒。

黄芩 9 克,紫菀 9 克,瓜蒌皮 15 克,杏仁 9 克,枳壳 9 克,穿山龙 15 克,桔梗 6 克,竹沥半夏 9 克,浙贝母 9 克,鱼腥草 15 克,蝉衣 9 克,当归 8 克,甘草 6 克,赤芍 9 克,郁金 15 克,羌活 5 克,海桐皮 15 克。14 剂,水煎服。

四诊: 服完前方 1 天后来诊,述咳嗽明显减轻,仍感口干、喉痒。

黄芩 9 克,紫菀 9 克,瓜蒌皮 15 克,杏仁 9 克,枳壳 9 克,桔梗 6 克,竹沥半夏 9 克,浙贝母 9 克,鱼腥草 15 克,蝉衣 9 克,当归 8 克,甘草 6 克,海桐皮 15 克,白芍 9 克,生姜 2 片,大枣 9 克。7 剂,水煎服。

按: 痰热郁肺的代表方是清金化痰汤。本方由桑白皮、黄芩、栀子、知母、浙贝母、瓜蒌子、桔梗、橘红、茯苓、麦冬、甘草组成。若痰热较甚,咳黄脓痰或痰有热腥味,可加鱼腥草、鲜竹沥、薏苡仁、冬瓜子;若咳逆、痰多、便秘,加葶苈子、大黄、芒硝；若口干明显，舌红少津，加北沙参、麦冬、花粉。

苗某，女，38岁。

主诉： 咳嗽，胸闷，晨起痰黏，咯痰不畅。焦虑易怒，闷气，四肢欠温，中上腹灼胀。舌质淡红，舌苔偏腻，脉弦细滑。

辨证： 寒凝夹痰，肺失宣肃。

治法： 温阳散寒，化痰理肺。

处方： 郁金15克，枳壳6克，桔梗6克，生甘草6克，菝葜15克，桂枝6克，当归9克，猫爪草15克，绿萼梅9克，川芎9克，竹沥半夏9克，海蛤壳15克，薏苡仁15克，乌梅3克，杏仁9克，桃仁9克。7剂，水煎服。

二诊： 服完前方1周后来诊，述胸闷减轻，咳嗽稍减，舌质淡红，舌苔偏腻，脉弦细滑。

郁金15克，枳壳6克，桔梗6克，生甘草6克，菝葜15克，桂枝6克，当归9克，猫爪草15克，绿萼梅9克，川芎9克，竹沥半夏9克，海蛤壳15克，杏仁9克，江剪刀草15克，瓜蒌皮9克，黄芩9克。7剂，水煎服。

三诊： 服完前方1天后来诊，述症状明显减轻，脉舌同前，药中病机，效不更方，原方7剂，水煎服。

按： 咳声高亢激扬者多属实证，咳声低弱无力者多属虚证。病势急骤而病程短暂者多为实证；病势缓慢而病程较长者多为虚证。咳嗽时作，白昼明显，鼻塞声重者多为外感咳嗽；咳嗽连声重浊，晨起时阵发性加剧，痰出咳减者，多为痰湿咳嗽或痰热咳嗽；午后、黄昏咳嗽加重，或夜间有单声咳嗽，咳声轻微短促者，多属肺燥阴虚；夜卧咳嗽较剧烈，持续不断，伴有气喘者，为久病致喘的虚寒证。

曲某，女，47岁。

主诉： 咳嗽，夜间咳甚，喉痒，痰少，色白，口干。舌质淡红，舌苔薄腻，脉浮弦。

辨证： 肺阴不足，风痰壅肺。

治法： 滋阴润肺，疏风化痰。

处方： 南沙参9克，竹沥半夏9克，蝉衣6克，江剪刀草15克，海蛤壳15克，浙贝母9克，枳壳9克，桔梗6克，甘草6克，地骨皮9克，黄芩9克，一枝黄花9克，瓜蒌皮9克，玄参6克，紫菀9克。7剂，水煎服。

二诊： 服完前方1周后来诊，述咳嗽减轻，脉舌同前，药中病机，效不更方，原方7剂，水煎服。

按： 肺阴亏虚代表方：沙参麦冬汤。本方由沙参、麦冬、天花粉、玉竹、桑叶、白扁豆、甘草组成。若咳而气促明显，加五味子、诃子；若痰中带血，加牡丹皮、白茅根、仙鹤草；若潮热明显，加功劳叶、银柴胡、青蒿、胡黄连；若盗汗明显，加乌梅、牡蛎、浮小麦；若咳吐黄痰，加海蛤壳、黄芩、知母；若手足心热，腰膝酸软，加黄柏、女侦子、旱莲草；若倦息无力，少气懒言，加党参、五味子。

曲某，男，46岁。

主诉：鼻流清涕，痰多，后脑疼痛，乏力，大便稀，腹胀。舌质红，舌苔薄白，脉浮滑数。

辨证：风寒夹痰，痰湿阻肺。

治法：疏风化痰，散寒祛瘀。

处方：黄芪15克，防风9克，炒白术15克，辛夷3克，路路通9克，桔梗6克，竹沥半夏9克，蜂房9克，茯苓15克，八月扎15克，化橘红9克，鹅不食草3克，鱼脑石9克，桑寄生15克，白芷3克，甘草6克。7剂，水煎服。

二诊：服完前方1周后来诊，述咯痰减少。舌质红，舌苔薄白，脉浮滑数。

黄芪15克，防风9克，炒白术15克，辛夷3克，竹沥半夏9克，蜂房9克，茯苓15克，八月扎15克，化橘红9克，鹅不食草3克，鱼脑石9克，桑寄生15克，白芷3克，甘草6克，蔓荆子9克，枸骨叶15克。7剂，水煎服。

三诊：服完前方1周后来诊，述症状好转。

黄芪15克，防风9克，炒白术15克，辛夷3克，竹沥半夏9克，蜂房9克，茯苓15克，八月扎15克，化橘红9克，鹅不食草3克，鱼脑石9克，桑寄生15克，白芷3克，甘草6克，骨碎补9克，透骨草15克，狗脊15克。14剂，水煎服。

按：咳嗽治疗须分清邪正虚实。咳有六淫为患，也有内伤之异，故分为外感与内伤咳嗽。外感咳嗽可分为风寒、风热、燥邪等证候，内伤咳嗽又可分为痰湿、痰热、肝火犯肺及肺阴亏虚等证候。治随证出，除止咳之外，则有疏风、散寒、宣肺、清热、润燥、缓急、泻肝、化痰、养阴等法。

汤某，男，30岁。

主诉：咳嗽，喉中痰鸣，咯痰不畅，多汗，鼻塞，流涕。舌质淡红，舌苔薄白，脉浮数。

辨证：风邪夹痰，肺气失宣。

治法：疏风化痰，散邪宣肺。

处方：射干3克，麻黄2克，桂枝3克，海浮石9克，浙贝母6克，蝉衣3克，黄芩6克，桔梗3克，甘草6克，细辛2克，生姜1片，大枣5枚，紫菀9克，竹沥半夏6克，五味子3克，露蜂房5克，辛夷3克。7剂，水煎服。

二诊：服完前方1周后来诊，述咳嗽、咯痰好转，舌质淡红，舌苔薄白，脉浮数。

桂枝3克，海浮石9克，浙贝母6克，蝉衣3克，黄芩6克，桔梗3克，甘草6克，大枣5枚，紫菀9克，竹沥半夏6克，五味子3克，露蜂房5克，辛夷3克，浮小麦15克，白术9克，防风6克，黄芪9克。7剂，水煎服。

三诊：服完前方1周后来诊，述咳嗽减轻，脉舌同前，药中病机，效不更方，原方7剂，水煎服。

按：外感咳嗽，多为实证，按病邪性质多以风寒、风热、风燥为主，治应祛邪利肺为主，邪去则正安。因肺居高位，用药宜轻扬，当因势利导以宣畅肺气，使药力易直达病所。外感咳嗽谨防敛邪留寇，同时还需注意化痰顺气，痰清则气顺，则咳嗽趋于痊愈。内伤咳嗽，多为邪实内虚。标实为主者，以痰、火为主，治应祛邪止咳，但需注意防止宣散过度，正气更伤；本虚为主者，有肺虚、脾虚、肾虚等区分，需从调护正气着手，治应扶正补虚，兼顾主次。

邢某，男，45岁。

主诉：咳嗽，喉痒，痰黏，口干，肩胛骨痛，心悸，尿频。既往肺结节病史。舌暗红。苔薄腻，脉浮细滑。

辨证：风痰袭肺，阴虚燥热，经络痹阻。

治法：祛风化痰，养阴润燥，宣痹通瘀。

处方：紫菀9克，一枝黄花9克，南沙参9克，桔梗6克，竹沥半夏9克，蝉衣6克，海桐皮15克，威灵仙15克，伸筋草15克，怀牛膝15克，苍术6克，玄参9克，黄芪15克，白芍15克，甘草6克，当归9克，枳壳9克。7剂，水煎服。

二诊：服完前方1周后来诊，述咳嗽症状减轻，舌质暗红，舌苔薄腻，脉浮细滑。

紫菀9克，一枝黄花9克，南沙参9克，桔梗6克，竹沥半夏9克，蝉衣6克，海桐皮15克，伸筋草15克，苍术6克，玄参9克，黄芪15克，白芍15克，甘草6克，当归9克，枳壳9克。14剂，水煎服。

三诊：服完前方1周后来诊，述咳嗽减轻，脉舌同前，药中病机，效不更方，原方7剂，水煎服。

按：灵活辨证，外感咳嗽以风邪为先导，易夹寒、热、燥等外邪犯肺，故教材常提示风寒袭肺、风热犯肺和风燥伤肺，但风邪亦可单独犯肺，邪客于肺络，气道挛急而致咳嗽，表现为咽痒、气急、干咳无痰或少痰，夜卧晨起加剧，伴有呛咳阵作，遇外界寒热变化、异味等因素突发或加重，舌苔薄白，脉弦。辨证当属风盛挛急证，治宜疏风宣肺，解痉止咳，可选用苏黄止咳汤。若出现阵发性呛咳，咳甚时呕吐酸苦水，平卧或饱食后症状加重，平素容易腹胀、胃中嘈杂，舌红，苔白腻，此为胃气上逆，痰浊中阻，肺胃失和，肃降无权所致，辨证当属胃气上逆证，治宜和胃降逆，止咳化痰，可选用旋覆代赭汤和半夏泻心汤。

卫某，男，53岁。

主诉：咳嗽，喉痒，头晕，口干，气短，气急。舌质红，苔黄微腻，脉浮弦。

辨证：风痰恋肺，肝风夹热。

治法：疏风化痰，息风清热。

处方：杏仁9克，桑叶15克，桔梗6克，连翘9克，黄芩9克，竹沥半夏9克，当归9克，白芍9克，川芎9克，枳壳9克，海蛤壳15克，南沙参15克，一枝黄花9克，女贞子15克，甘草6克，黄荆子12克，浙贝母9克。14剂，水煎服。

二诊： 服完前方1周后来诊，述咳嗽减轻。舌质红，苔黄微腻，脉浮弦。

杏仁9克，桑叶15克，桔梗6克，黄芩9克，竹沥半夏9克，当归9克，白芍9克，川芎9克，枳壳9克，一枝黄花9克，女贞子15克，甘草6克，黄荆子12克，蝉衣6克，石菖蒲9克，红花9克，蛇莓15克。14剂，水煎服。

三诊： 服完前方1周后来诊，述咳嗽减轻，症状好转。

杏仁9克，桔梗6克，黄芩9克，竹沥半夏9克，当归9克，川芎9克，枳壳9克，一枝黄花9克，女贞子15克，甘草6克，黄荆子12克，蝉衣6克，石菖蒲9克，红花9克，浙贝母9克，蔓荆子9克，炒苍耳子6克。14剂，水煎服。

按： 随症变法，注意病机的演变转化。疾病的发生和发展会导致病机相应发生演变和转化，此时治疗应随症变法。如外邪犯肺，风寒客肺化热，而表邪未解，见外寒内热者，应解表清里。风寒化热者，转用清法；风热化燥者，转用润法。

王某，女，49岁。

主诉： 咳嗽，喉痒，晨起痰多，色黄，咯痰不畅，口干，夜间咳甚，大便偏干。舌质红，苔薄，脉浮细弦。

辨证： 阴虚夹热，风痰袭肺。

治法： 养阴清热，疏风化痰。

处方： 蝉衣6克，黄芩9克，南沙参9克，地龙6克，枳壳9克，桔梗9克，生甘草9克，当归9克，竹沥半夏9克，江剪刀草15克，郁李仁9克，桃仁9克，柴胡9克，地骨皮9克，苏子9克，黄荆子12克，白芍15克。7剂，水煎服。

二诊： 服完前方1周后来诊，述咳嗽较前好转。

蝉衣6克，黄芩9克，南沙参9克，地龙6克，枳壳9克，桔梗9克，生甘草9克，当归9克，竹沥半夏9克，郁李仁9克，桃仁9克，地骨皮9克，苏子9克，黄荆子12克，白芍15克，桑叶9克，厚朴6克。7剂，水煎服。

三诊： 服完前方1周后来诊，述咳嗽减轻，脉舌同前，药中病机，效不更方，原方7剂，水煎服。

按： 审证求因，切勿见咳止咳。咳嗽的轻重程度在一定程度上可以反映病邪的深浅和微甚，但咳嗽涉及面广，治疗时如不辨明病因、病机，不探求标本表里，不讲究辨证论治，而只是一味应用所谓对症止咳药物，见咳而止咳，则会耽误病情，轻则迁延难愈，重则变证百出。咳嗽是人体祛邪外达的一种病理反应，须按照不同的病因辨证处理。如外感咳嗽，需慎用敛肺镇咳之品，误用则致肺气郁遏不得宣畅，外邪不能外达而出，邪恋不去，缠绵日久反而伤正。因此，必须疏散外邪，以宣肃肺气之法，因势利导，肺气宣畅则咳嗽自止。内伤咳嗽病势较缓，咳嗽周期长，时轻时重，止咳亦要辨证论治。如肺阴亏虚之咳嗽，虽然初起时病势轻微，但若延误失治，往往日益加重，渐渐趋于劳损。正气亏虚日久，无力祛邪外达，咳嗽虽轻微，然则病情甚重，应加以警惕。

张某，女，37岁。

主诉：咳嗽，胸闷，痰少，易咯出，咽喉干燥，夜眠不安，大便正常，肺内磨玻璃样变。舌质红，少苔，脉弦，

辨证：阴虚夹痰。

治法：养阴化痰。

处方：杏仁9克，浙贝母9克，玄参6克，海蛤壳15克，枳壳9克，桔梗6克，生甘草6克，白英15克，菝葜15克，夏枯草15克，百合9克，瓜蒌皮9克，穿山龙15克，桃仁9克，龙葵15克，降香6克，郁金15克。7剂，水煎服。

二诊：服完前方1周后来诊，述咳嗽等症状减轻，脉舌同前，药中病机，效不更方，原方7剂，水煎服。

按：咳嗽的治疗，除直接治肺外，还应从整体出发注意治脾、治肝、治肾等。外感咳嗽一般均忌敛涩留邪，当因势利导，俟肺气宣畅则咳嗽自止；内伤咳嗽应防宣散伤正，注意调理脏腑，顾护正气。治疗绝不能单纯见咳止咳，必须按照不同的病因分别处理。

张某，男，63岁。

主诉：咳嗽，气短，胸闷，头痛，心悸。胸部CT提示：肺大泡、肺纤维化。汗出，口干，多汗，痰多，黄白相兼，咯而不畅，夜尿频。舌尖红，苔薄黄，脉浮而滑。

辨证：阴虚痰热，肺失宣肃。

治法：养阴化痰。清热宣肺。

处方：款冬花9克，枳壳6克，桔梗6克，生甘草6克，地龙6克，江剪刀草15克，煅牡蛎15克，竹沥半夏9克，丹皮9克，化橘红9克，浙贝母9克，黄荆子12克，郁李仁9克，厚朴9克，当归9克。7剂，水煎服。

二诊：服完前方1周后来诊，述咳嗽等症均有减轻，脉舌同前，药中病机，效不更方，原方7剂，水煎服。

按：无论外感咳嗽或内伤咳嗽，共同病机是肺失宣肃，肺气上逆。外感咳嗽以祛邪利肺为治疗原则，即祛风寒、散风热、除风燥以，宣降肺气。内伤咳嗽祛邪扶正为治疗原则，分清邪实与正虚的主次，酌用祛痰、清火、清肝、健脾、补肺、益肾等治法。

徐某，女，45岁。

主诉：乳腺癌、肺癌术后，时感乏力。劳累后头痛，易汗出，晨起喉中痰黏。胸闷，嗳气，口苦，傍晚食后自觉胃中饱胀，大便干燥。舌质暗，舌苔薄黄，脉浮弦细。

辨证：气虚痰毒，胃热气滞。

治法: 益气化痰,清胃解毒。

处方: 党参 15 克,白术 15 克,白茯苓 15 克,甘草 6 克,陈皮 9 克,竹沥半夏 9 克,柴胡 9 克,白芍 15 克,枳实 9 克,望江南 15 克,枸骨叶 15 克,白英 15 克,半枝莲 15 克,天龙 3 克,香橼皮 9 克,黄芩 9 克,鸡屎藤 15 克。7 剂,水煎服。

二诊: 服完前方 1 周后来诊,述咯痰等症均有减轻,脉舌同前,药中病机,效不更方,原方 7 剂,水煎服。

按: 咳嗽痰多者应尽量鼓励患者将痰排出。咳而无力者,可翻身拍背以助痰排出,尤其是长时间卧床者。内伤咳嗽多呈慢性反复发作,病程较长,尤其应当注意起居有度,合理饮食,可根据病情适当选用雪梨、山药、百合等作为食疗调护,坚持缓则治本的原则,补虚固本以图根治。

王某,男,52 岁。

主诉: 咳嗽,胸闷,活动后加重,胸背疼痛,痰少,咯痰不畅。既往肺肿瘤病史(纵隔淋巴)。舌质淡红,舌苔淡薄腻,脉细滑。

辨证: 痰毒蕴结。

治法: 化痰解毒。

处方: 太子参 15 克,猫人参 15 克,海浮石 15 克,天龙 3 克,竹沥半夏啊 9 克,陈皮 9 克,浙贝母 9 克,瓜蒌皮 9 克,菝葜 15 克,半枝莲 15 克,薏苡仁 15 克,红豆杉 3 克,山慈菇 9 克,白花蛇舌草 15 克,龙葵 15 克,猪苓 15 克,甘草 6 克。7 剂,水煎服。

二诊: 服完前方 1 周后来诊,述咳嗽等症均有减轻,脉舌同前,药中病机,效不更方,原方 7 剂,水煎服。

按: 注意四时调摄,积极锻炼,饮食调理,提高机体卫外功能,增强皮毛腠理御邪抗病能力。咳嗽的预防,应注意气候的变化,做到防寒保暖;饮食不宜肥甘厚味,或辛辣过咸,戒除烟、酒等不良嗜好;适当进行体育锻炼以增强体质。

孙某,女,52 岁。

主诉: 咳嗽气急,喉中痰黏,胸闷气喘,大便偏稀。舌暗,苔腻,脉浮弦。

辨证: 痰阻气滞,肺失宣肃。

治法: 化痰理气,宣肃并用。

处方: 杏仁 9 克,苏子 15 克,竹沥半夏 9 克,枳壳 9 克,桔梗 6 克,黄荆子 12 克,厚朴 6 克,柴胡 9 克,黄芩 9 克,橘红 9 克,甘草 6 克,细辛 3 克,干姜 3 克,五味子 6 克,款冬花 12 克,香橼皮 9 克,浙贝母 9 克。7 剂,水煎服。

二诊: 服完前方 1 周后来诊,述咳嗽等症均有减轻,脉舌同前,药中病机,效不更方,原方 7 剂,水煎服。

按: 咳嗽是一种发病率极高且严重影响患者生活质量的病证。病因有外感、内伤之分，主要病机为邪犯于肺，肺失宣肃，肺气上逆，发为咳嗽。病位主脏在肺，涉及肝、脾、肾等多个脏腑。外感咳嗽为六淫邪气犯肺，有风寒、风热、风燥等不同。内伤咳嗽为脏腑功能失调，内邪干肺，有痰湿、痰热、肝火、肺虚、脾虚等区分。辨证当辨外感或内伤。外感咳嗽多属邪实，治疗应当祛邪利肺；内伤咳嗽多属虚实夹杂，本虚标实，治疗应当祛邪止咳、扶正补虚。外感咳嗽需及时治疗，以防止其慢性迁延转为内伤咳嗽。内伤咳嗽的病势较深，治疗不易速效，治疗时应根据虚实夹杂和病情的缓急，从整体出发，权衡主次，或标本兼顾，或先后分治。

孔某，男，51岁。

主诉：咳嗽，喉痒，痰少色白，咯痰不畅，夜间咳甚，大便偏干，步履不稳，耳鸣。舌淡红，舌苔薄，脉浮细滑。

辨证：风寒夹热，肺气失宣。

治法：疏风化痰，清热宣肺。

处方：紫菀9克，黄芩9克，竹沥半夏9克，蝉衣6克，芙蓉花9克，海浮石15克，枳壳9克，桔梗6克，甘草6克，江剪刀草15克，金银花9克，化橘红9克，浙贝母9克，地骨皮9克，杏仁9克，瓜蒌皮9克，鱼腥草15克。7剂，水煎服。

二诊：服完前方1周后来诊，述咳嗽等症均有减轻，脉舌同前，药中病机，效不更方，原方7剂，水煎服。

按：咳嗽与外邪的侵袭及脏腑功能失调有关。正如《医学三字经》所说："肺为脏腑之华盖，呼之则虚，吸之则满，只受得本脏之正气，受不得外来之客气，客气干之则呛而咳矣；亦只受得脏腑之清气，受不得脏腑之病气，病气干之，亦呛而咳矣。"咳嗽的病因，一是外感六淫之邪；二是脏腑之病气，均可引起肺气不清失于宣肃，迫气上逆而作咳。外感六淫，从口鼻或皮毛而入，使肺气被束，肺失肃降；内邪干肺，脏腑功能失于调节，影响及肺。由此可知，无论外感或内伤所致的咳嗽，均累及肺脏受病，由肺气不清失于宣肃所致，故《景岳全书·咳嗽》说："咳证虽多，无非肺病。"

王某，女，55岁。

主诉：咳嗽，胸闷，季节转化，症状加重，喉痒，痰黏色白，咯痰畅，口干，鼻咽部有液体流出，腰酸，腰部畏寒，小便色清，大便干燥。舌质红，苔薄腻，脉弦细（侧）尺弱。

辨证：痰毒夹风，肾阳不足。

治法：化痰解毒。

处方：竹沥半夏9克，露蜂房9克，桔梗6克，化橘红9克，白英15克，桂枝6克，白茯苓15克，枳壳9克，甘草6克，石上柏15克，白茅根15克，白术15克，威灵仙9克，干姜3克，菟丝子15克，肉苁蓉15克，车前子15克。7剂，水煎服。

二诊：服完前方1周后来诊，述咳嗽等症均有减轻，脉舌同前，药中病机，效不更方，原方7剂，水煎服。

按：焦树德在学习前人经验的基础上，结合个人的临床体会，将咳嗽的治疗归纳为7大法则：①宣法，即用宣散发表、疏宣肺气、宣通郁壅的方法，常用辛温宣化、辛凉宣肺、宣郁理气法，最常用的药物有桔梗、荆芥、紫苏叶、防风、前胡等。②降法，即用降气化痰、降火肃肺、肃降祛瘀等方药治疗，最常用的药物有紫苏子、苦杏仁、桃仁、旋覆花、沉香等。③清法，即用清热化痰、清肺泻火、清燥救肺等方药治疗，最常用的药物有桑白皮、栀子、生石膏、黄芩、知母、青黛等。④温法，即用温肺化痰、温肺理气、温中化痰、温肾纳气等方药治疗，最常用的药物有白芥子、干姜、紫菀、款冬花、肉桂等。⑤补法，即用培补肺气、健脾益气、补肾纳气等方药治疗，最常用的药物有黄芪、党参、白术、山药、冬虫夏草、蛤蚧等。⑥润法，即用甘凉清润、滋阴养肺、清燥润肺等方药治疗，最常用的药物有麦门冬、沙参、阿胶、蜂蜜、梨皮、生地黄、玄参等。⑦收法，即用敛肺益气、敛肺化痰、敛阴清气等方药治疗，最常用的药物有五味子、乌梅、罂粟壳、百合、诃子等。

冷某，女，34岁。

主诉：咳嗽，痰多，兼红色黏液，咯而不爽，大便干燥，多汗。舌尖红，苔薄，脉浮滑。

辨证：阴虚痰热。

治法：清热化痰。

处方：竹沥半夏6克，白前6克，桔梗6克，枳壳6克，甘草6克，黄芩9克，海浮石12克，一枝黄花6克，紫菀6克，浙贝母6克，南沙参9克，江剪刀草12克，玄参6克，煅牡蛎15克，前胡6克，化橘红6克，瓜蒌皮9克。7剂，水煎服。

二诊：服完前方1周后来诊，述咳嗽等症均有减轻，脉舌同前，药中病机，效不更方，原方7剂，水煎服。

按：《医学心悟·咳嗽》曰："凡治咳嗽，贵在初起得法为善。经云：微寒微嗽，属风寒者十居其九。故初治必须发散，而又不可过散，不散则邪不去，过散则肺气必虚，皆令缠绵难愈。……久咳不已，必须补脾土以生肺金。此诚格之言也。"

季某，女，31岁。

主诉：气喘胸闷，动则明显，少汗，肩痛。舌尖红，舌苔薄，脉弦。

辨证：肺气不足，气滞夹瘀。

治法：补益肺气，理气化痰。

处方：黄芪15克，郁金15克，枳壳9克，瓜蒌皮9克，桃仁9克，当归9克，黄荆子9克，橘络6克，荷叶9克，补骨脂9克，熟地黄9克，甘草6克，绿萼梅6克，葛根 9 克, 穿山龙 15 克。7 剂, 水煎服。

二诊: 服完前方 1 周后来诊, 述咳嗽等症均有减轻, 脉舌同前, 药中病机, 效不更方, 原方 7 剂, 水煎服。

按:《素问病机气宜保命集·咳嗽论》曰:"咳谓无痰而有声, 肺气伤而不清也; 嗽是无声而有痰, 脾湿动而为痰也。咳嗽谓有痰而有声, 盖因伤于肺气动于脾湿, 咳而为嗽也。"

伯某, 男, 45 岁。

主诉: 咳嗽痰黏, 咯而不畅, 胃脘痞满, 大便干燥。舌质暗红, 苔黄厚腻, 脉浮细滑。

辨证: 肺卫亏虚。

治法: 养阴生津, 益肺和胃。

处方: 杏仁 9 克, 白英 15 克, 一枝黄花 9 克, 浙贝母 9 克, 竹沥半夏 9 克, 枳壳 9 克, 桔梗 6 克, 甘草 6 克, 猪苓 15 克, 瓜蒌皮 9 克, 白花蛇舌草 15 克, 石上柏 15 克, 天龙 3 克, 蛇天谷 15 克, 金荞麦 18 克, 鸡内金 9 克, 神曲 12 克。7 剂, 水煎服。

二诊: 服完前方 1 周后来诊, 述咳嗽等症均有减轻, 脉舌同前, 药中病机, 效不更方, 原方 7 剂, 水煎服。

按:《医学入门·咳嗽》曰:"新咳有痰者外感, 随时解散; 无痰者便是火热, 只宜清之。久咳有痰者燥脾化痰, 无痰者清金降火。盖外感久则郁热, 内伤久则火炎, 俱宜开郁润燥。……不治本而浪用兜铃、粟壳涩剂, 反致缠绵。"

葛某, 女, 52 岁。

主诉: 咳嗽, 喉中痰黏, 咯而不畅, 口干, 出汗少, 晨起鼻流清涕, 大便偏干。舌质淡红, 苔薄腻, 脉浮细滑。

辨证: 痰热蕴肺证。

治法: 清肺化痰。

处方: 黄芩 12 克, 辛夷 3 克, 竹沥半夏 9 克, 海浮石 15 克, 荆芥 9 克, 江剪刀草 15 克, 紫菀 9 克, 前胡 9 克, 浙贝母 9 克, 栝楼皮 9 克, 枳壳 9 克, 桔梗 6 克, 当归 9 克, 杏仁 9 克, 化橘红 9 克, 生甘草 6 克。7 剂, 水煎服。

二诊: 服完前方 1 周后来诊, 述咳嗽等症均有减轻, 脉舌同前, 药中病机, 效不更方, 原方 7 剂, 水煎服。

按: 本病的病变部位在肺, 涉及肝、脾、肾等多个脏腑。外感或内伤导致肺气失于宣发、肃降时, 均会使肺气上逆而引起咳嗽。明代张介宾指出:"咳症虽多, 无非肺病。"因此, 咳嗽的病变主脏在肺。肺与肝既有经络相连, 又有五行相克的内在联系, 如肝郁化火, 木火偏旺或金不制木, 木火刑金, 则气火上逆犯肺为咳。

脾与肺有五行相生的内在联系，脾为肺之母，如饮食不节，内伤于脾，脾失运化，痰浊内生，上逆犯肺，则肺失宣肃，肺气上逆而咳。肺为气之主，肾为气之根，肺司呼吸，肾主纳气，且有五行相生的关系，因此久咳肺虚，金不生水，则肺病及肾，肾虚气逆犯肺而咳嗽。

苗某，女，42岁。

主诉： 咳嗽，喉中水鸡声，气短，气急，痰黏，起白色泡沫，咯痰不畅，口干，多汗，大便偏稀，腰背酸痛，关节疼痛。舌质红少苔，脉弦细紧。

辨证： 肾虚夹寒，阴亏痰阻。

治法： 补肾祛寒，养阴化痰。

处方： 杏仁9克，补骨脂9克，桃仁9克，苏子9克，枳壳9克，桔梗6克，生甘草6克，竹沥半夏9克，陈皮9克，黄荆子42克，南沙参15克，浙贝母9克，海浮石15克，瓜蒌皮9克，桂枝3克。7剂，水煎服。

二诊： 服完前方1周后来诊，述咳嗽等症均有减轻，脉舌同前，药中病机，效不更方，原方7剂，水煎服。

按： 外感咳嗽属邪实，多是新病，常常在不慎受凉后突然发生，伴随有鼻塞流涕、恶寒发热、全身酸痛等症状，属于实证，病理因素以风、寒、暑、湿、燥、火为主，多表现为风寒、风热、风燥相合为病。内伤咳嗽属邪实与正虚并见，多是宿疾，起病较为缓慢，咳嗽病史较长，伴有其他脏腑病证，属邪实正虚，标实为主者，病理因素以痰、火为主，痰有寒热之别，火有虚实之分。痰火可互为因果，痰可郁久而化火，火能炼液灼津为痰。本虚为主者，有肺虚、脾虚等区分。

丛某，男，62岁。

主诉： 咳嗽，气短，气急，动则尤甚，喉中痰黏，咯而不爽，易感冒。舌淡，苔薄，易感冒。

辨证： 肺虚夹瘀，肺失宣肃。

治法： 养肺化痰，益肺止咳。

处方： 枇杷叶9克，海浮石15克，枳壳9克，竹沥半夏9克，甘草6克，陈皮9克，浙贝母9克，瓜蒌皮9克，黄芩9克，苏子9克，杏仁9克，厚朴9克，桔梗6克，穿山龙15克，一枝黄花9克，当归9克，桃仁9克。7剂，水煎服。

二诊： 服完前方1周后来诊，述咳嗽等症均有减轻，脉舌同前，药中病机，效不更方，原方7剂，水煎服。

按： 东汉时期，《金匮要略·肺痿肺痈咳嗽上气病脉证并治》曰："咳而上气，喉中水鸡声，射干麻黄汤主之。"指出哮病发作时的特征及治疗。《金匮要略·痰饮咳嗽病脉证并治》指出："膈上病痰，满喘咳吐，发则寒热，背痛腰疼，目泣自出，其人振振身瞤剧，必有伏饮。"从病理上将其归属于痰饮病中的"伏饮"证。隋代巢元方的《诸病源候论》称本病为"呷嗽",指出本病病理为"痰气相击,随嗽动息,呼呷有声",治疗"应加消痰破饮之药"。此后,本病还有哮吼等形象性称谓。元代朱丹溪首创哮喘病名,并阐明病理因素为"专主于痰",提出"未发以扶正气为主,既发以攻邪气为急"的治疗原则。明代虞抟《医学正传》则进一步对哮与喘做了明确的区别,指出其鉴别特点为:"喘以气息言,哮以声响言。""喘促喉间如水鸡声者谓之哮,气促而连续不能以息者谓之喘。"清代叶天士的《临证指南医案》认为嗣证之因,亦有由外邪蕴遏而致者,"若夫哮证,亦由初感外邪,失于表散,邪伏于里,留于肺俞"。

王某,女,57岁。

主诉:肺癌术后,咳嗽,咯痰畅,胸痛,气短,大便干燥,夜眠不安,早醒。舌质暗红,苔薄黄,脉弦细。

辨证:肺气不足,痰毒未清。

治法:补气养肺,化痰解毒。

处方:杏仁9克,天龙3克,白英15克,枳壳9克,桔梗6克,竹沥半夏9克,生甘草6克,桃仁9克,穿山龙15克,橘络6克,石上柏15克,南沙参9克,瓜蒌皮9克,虎杖15克,枸骨叶15克。7剂,水煎服。

二诊:服完前方1周后来诊,述咳嗽等症均有减轻,脉舌同前,药中病机,效不更方,原方7剂,水煎服。

按:咳嗽的治疗,除直接治肺外,还应从整体出发注意治脾、治肝、治肾等。嗽嗽虽有外感、内伤之分,其间虚实寒热之证,常因体质、气候以及药物等因素影响而相互转化。例如,外感风寒咳嗽,未得疏解,在卫阳素虚之体则主要表现为风寒证;而素体阴虚阳亢者,每可迅速转化为热证。若素有痰湿,可因外寒引起伏湿(饮)变生湿痰、寒饮之咳嗽。阴虚之体,感受新凉,其初可表现为风寒表证,若恣投辛温则迅即燥化;而内伤夹新感者,妄予滋补,又能使气滞痰壅,增进肺气之抑郁等。在季节方面,冬春以风寒之咳为主;若久旱不雨,寒燥之气偏盛,感人而咳者,常为寒燥之咳。秋季燥气当令,以燥咳为主;若秋雨连绵,阴霾不散,又可见湿痰之咳。

江某,女,45岁。

主诉:咳嗽胸闷,心悸不宁,头昏,痰少,咯而不畅。舌淡红,苔薄白,脉浮细紧。

辨证:湿邪夹痰,痰湿蕴肺。

治法:清热燥湿,益肺化痰。

处方:丹参15克,地黄9克,泽泻9克,牛膝15克,山萸黄9克,石菖蒲9克,翻白草15克,鬼前胡15克,黄芪15克,淮小麦15克,甘草6克,桂枝3克,片姜黄6克,白茯苓15克,葛根15克,蝉衣6克,紫菀9克。14剂,水煎服。

二诊： 服完前方 1 天后来诊，述咳嗽减轻，心烦、头昏好转。

丹参 15 克，地黄 9 克，泽泻 9 克，牛膝 15 克，山茱萸 9 克，石菖蒲 9 克，翻白草 15 克，鬼前胡 15 克，黄芪 15 克，淮小麦 15 克，甘草 6 克，桂枝 3 克，片姜黄 6 克，白茯苓 15 克，葛根 15 克，麦冬 9 克，野蔷薇花 9 克。14 剂，水煎服。

三诊： 服完前方 1 周后来诊，述咳嗽等症均有减轻，脉舌同前，药中病机，效不更方，原方 7 剂，水煎服。

按： 咳嗽虽有外感、内伤之分，但互为因果，可相互为病。外感咳嗽迁延不愈，伤及肺气，更易反复感邪，咳嗽频作，肺脏日益耗伤，可成内伤咳嗽，若夹湿夹燥，病势更为缠绵，难以痊愈。内伤咳嗽，肺虚卫外不固，更易感受外邪，侵袭肺脏而致咳嗽加重。外感咳嗽，大多预后良好，但若反复罹患或调治失当，则可能会转变为内伤咳嗽。内伤咳嗽若治疗不彻底或迁延难愈，日久则导致肺、脾、肾等脏腑亏虚，痰浊、水饮、气滞、血瘀互结而演变成肺胀，预后相对较差。

王某，女，47 岁。

主诉： 胸部 CT 提示肺部结节。咳嗽，胸闷，气急，气促，痰少，咯而不畅。舌质淡红，舌苔薄白，脉浮滑。

辨证： 痰湿蕴肺证。

治法： 养阴化痰，祛湿行气。

处方： 天葵子 9 克，百合 9 克，天龙 3 克，白英 15 克，浙贝母 9 克，枳壳 9 克，桔梗 6 克，生甘草 6 克，泽泻 15 克，竹沥半夏 9 克，白花蛇舌草 15 克，合欢皮 9 克，当归 9 克，海浮石 15 克，猫爪草 15 克，菝葜 15 克，石打穿 15 克，七叶一枝花 9 克。14 剂，水煎服。

二诊： 服完前方 1 周后来诊，述咳嗽等症均有减轻，脉舌同前，药中病机，效不更方，原方 14 剂，水煎服。

按： 痰湿蕴肺证，是指脾失健运，水谷不能化为精微上输以养肺，反而聚为痰浊，上贮于肺，肺气壅塞，上逆蕴阻所表现出来的咳嗽，咳声重浊，痰多，舌苔白腻，脉象濡滑的一类病证。方用二陈汤、三子养亲汤加减。前方用半夏、茯苓燥湿化痰；陈皮、甘草理气和中。亦可加苍术、厚朴，加强燥湿化痰作用。适用于咳而痰多稠厚，胸闷，脘痞，苔腻之证。后方用苏子、白芥子、莱菔子降气化痰止咳，适用于痰浊壅肺，咳逆痰涌，胸满气急，苔浊腻之证。

任某，女，57 岁。

主诉： 肺叶切除术后，咳嗽，痰多，色黄，汗出，胸闷，胸痛，大便偏稀。舌尖红，舌苔黄薄腻，脉弦浮滑。

辨证： 痰热夹瘀，肺气亏虚。

治法： 化痰清热，补肺祛瘀。

处方: 杏仁9克,金荞麦18克,桔梗6克,竹沥半夏9克,陈皮9克,枳壳6克,江剪刀草15克,南沙参9克,百合9克,黄芪15克,桃仁9克,一枝黄花9克,橘络6克,石韦15克,薏苡仁15克,芦根15克,七叶一枝花9克。7剂,水煎服。

二诊: 服完前方1周后来诊,述咳嗽等症均有减轻。

杏仁9克,金荞麦18克,桔梗6克,竹沥半夏9克,枳壳6克,江剪刀草15克,南沙参9克,百合9克,黄芪15克,桃仁9克,一枝黄花9克,橘络6克,薏苡仁15克,芦根15克,七叶一枝花9克,化橘红9克,马勃3克。7剂,水煎服。

三诊: 服完前方1周后来诊,述咳嗽等症减轻,脉舌同前,药中病机,效不更方,原方7剂,水煎服。

按: 痰热郁肺的典型临床表现:咳嗽气粗,喉中可闻及痰声,痰多黄稠或黏厚,咳吐不爽,或有热腥味,或夹有血丝,胸胁胀满,咳时引痛,常伴有面赤,或有身热,口干欲饮;舌红,苔薄黄腻,脉滑数。代表方:清金化痰汤。本方由桑白皮、黄芩、栀子、知母、浙贝母、瓜蒌子、桔梗、橘红、茯苓、麦冬、甘草组成。若痰热较甚,咳黄脓痰或痰有热腥味,可加鱼腥草、鲜竹沥、薏苡仁、冬瓜子;若胸满咳逆,痰多,便秘,加葶苈子、大黄、芒硝;若口干明显,舌红少津,加北沙参、麦冬、天花粉。

李某,女,82岁。

主诉: 因发热、咳嗽2天来诊。患者2天前外感风寒,后出现发热、咳嗽,就诊时体温为38.1°C,咳嗽较甚,动则加重,咯吐黄痰,质地黏稠,纳差,口干,脉弦滑,苔黄腻。

辨证: 痰热郁肺。此为风湿之邪引起病热、阻滞肺气所致。

治法: 表里双解、清肺化痰。

处方: 荆芥12克,双花12克,茯苓12克,杏仁9克,薏米9克,石膏15克,栀子9克,半夏9克,瓜蒌12克,川芎9克,枳壳12克,桔梗12克,陈皮9克,甘草6克。3剂,水煎服。

二诊: 服药3剂后热退,咳嗽仍在,痰量减少,添加麦冬以养阴润肺。嘱继服3日。

按: 此类外感风寒之人,外感邪后汗出,表证明显,风湿之邪引动痰扰,故见发热咳喘、表里俱重。年高体弱,易成危候,故表里双解、清肺化表同进,可产生立竿见影之效。病邪一去,预后即好,患者可转危为安。方中用栀子等清泄肺热;茯苓、桔梗、陈皮、甘草化痰止咳;麦冬养阴润肺以宁咳。若痰热郁蒸、痰黄如脓或有热腥味,加鱼腥草、金荞麦根、象贝母、冬瓜仁等清化痰热;胸满咳逆、痰涌、便秘者,加葶苈子、风化硝泻肺通腑化痰;痰热伤津、咳痰不爽者,加北沙参、麦冬、天花粉养阴生津。

刘某,男,58岁。

主诉: 咳嗽1周来诊。患者1周前感受风湿邪气,出现恶寒、怕冷、发热、咳嗽,经治疗恶寒、发热症状消失，但咳嗽未解，为阵发性咳嗽。咽喉部痒刺欲咳，咳吐白色泡沫样痰，纳可，睡眠可，二便可。舌红，苔薄白，脉弦。

辨证：风寒咳嗽。风邪袭肺，郁闭肺气，肺失宣肃，而致肺气上逆作声，咳吐痰液，遇冷加重，为风邪袭肺之表证，故脉浮；寒邪凝滞血脉，故瘀血内阻，舌质暗红。

治法：疏风化痰，散寒祛瘀。

处方：百部12克，荜茇12克，白前12克，前胡12克，桔梗12克，陈皮9克，炒杏仁9克，干姜6克，细辛3克，五味子6克，荆芥9克，乌梅12克，瓜蒌12克。7剂，水煎服。

二诊：服完前方1周后来诊，述咳嗽症状减轻，仍咯痰，舌暗红，苔黄稍腻，脉稍浮。

治法：化痰祛瘀，温阳行气。

百部12克，荜茇12克，白前12克，前胡12克，桔梗12克，陈皮9克，炒杏仁9克，干姜6克，细辛3克，五味子6克，荆芥9克，乌梅12克，瓜蒌12克，柴胡9克，海蛤壳15克。7剂，水煎服。

三诊：咳嗽明显好转，咯痰减轻，脉舌同前，药中病机，效不更方。

按：咳嗽为临床常见症状。特别是由外感风寒引起的咳嗽。风邪未尽，故咽喉部不适，咳嗽后咽喉部气利则咽部始舒。外感六淫之邪，从口鼻或皮毛而入，侵袭肺系，郁闭肺气，肺失宣肃，而致肺气上逆作声，咳吐痰液。多因起居不慎、气候失常、冷暖失宜，或过度疲劳、正气不足，以致肺的卫外功能减退或失调，邪从外而入，内舍于肺导致咳嗽。正如《河间六书·咳嗽论》所言："寒、暑、燥、湿、风、火六气，皆令人咳。"风为六淫之首，易夹其他外邪侵袭人体。常用止嗽散、桑菊饮、桑杏汤等方加减。寒证多可加干姜、细辛、五味子；痰多可加瓜蒌；久病加桃仁；咯痰不爽加乌梅。

小结

咳嗽是以发出咳声或伴有咳痰为主症的一种肺系疾病，有声无痰为咳，有痰无声为嗽，临床上多表现为痰声并见，难以截然分开。临床上，解乐业教授对于外感咳嗽治法：疏风宣肺止咳，多选用三拗汤合止嗽散、桑菊饮、桑杏汤等方，常用麻黄、杏仁、甘草、桔梗等药；对于内伤咳嗽治法：燥湿化痰、理气止咳、清肝泻肺、养阴清热、润肺止咳，常选用二陈平胃散合三子养亲汤、清金化痰汤、沙参麦冬汤等等方，常用黄芩、杏仁、白芍、柴胡、玄参、桔梗等药。

凡有痰邪，无论虚实，解乐业教授都会加上竹沥半夏来化痰祛邪，解乐业教授认为，痰邪阻滞气机，影响肺气宣发肃降的功能，而咳嗽的基本病机就是肺失宣肃，肺气上逆，因此，想要治好咳嗽，就要从根本的病机出发，选方用药时加上竹沥半夏，燥湿化痰，燥痰而不伤阴。同时会配伍枳壳理气宽中，行滞消胀，泄肺中不利之气。在辨证时，对于咳嗽气喘、胸满痰多同时伴有肠燥便秘的患者，解乐业教授也会配伍杏仁来止咳平、润肠通便，肺与大肠相表里，肺气不利，大肠功能也会失调，因此，大便通，给邪以出路，亦能对咳嗽有较好疗效。

口 干

李某，女，59 岁。

主诉： 因口干反复发作 10 余年来诊，加重 2 天。患者近 10 余年来口干反复，伴口苦，时心慌，偶头晕，饥不欲食，大便干，小便黄，舌红无苔，脉弦细。

辨法： 胃阴不足。

治法： 养阴益胃。

处方： 玄参 15 克，太子参 15 克，炒白术 12 克，石斛 12 克，厚朴 12 克，白芍 15 克，天冬 15 克，麦冬 15 克，枸杞 12 克，花粉 12 克，砂仁 9 克，附子 6 克，甘草 6 克，生地 12 克，五味子 6 克，柴胡 9 克。7 剂，水煎服。

二诊： 口干仍反复，偶有口苦，时心慌，饥不欲食，大便干，小便黄，舌红无苔，脉弦细。上方继服，嘱咐保持好心态。

按： 本例口干病机为胃阴不足，此病症治疗当注意：养阴益气并举；阳中求阴；养阴补气与润燥相济；助少阳表里之气；肺脾肾心肝并补。

张某，女，74 岁。

主诉： 口干 3 年来诊。患者近 3 年来口干反复发作。饮水不能解，伴心烦、失眠，时头晕。饥不欲食，睡眠较差。大便日行 1 次，便干。小便色黄。舌红苔少，脉细。

辨证： 胃阴不足。

治法： 益气养阴，升举阳气。

处方： 太子参 15 克，炒白术 15 克，天冬 12 克，麦冬 12 克，石斛 12 克，乌梅 12 克，砂仁 6 克，柴胡 9 克，升麻 12 克，甘草 6 克，扁豆 15 克，附子 6 克。7 剂，水煎服。

按： 本病例患者苔少，为胃阴虚不能濡润所致。在温热病过程中，热邪最易耗伤胃阴，胃阴一虚，则上不能润肺养心，中不能柔肝济脾，下不能滋肾润肠。本病例患者口干伴有心烦、失眠，脉细，为胃阴虚、肝气劲急不柔之象。即叶天士所说：胃汁竭，肝风鸱之证。胃燥则阳明津亏，大肠失于润导，则大便干。故治疗以滋养胃阴，兼以柔肝理气。胃为阳土，喜润恶燥，胃阴一复，则脏腑之阴皆戴其泽。正如吴鞠通所说：盖十二经皆禀气于胃，胃阴复而气降得食，则十二经之阴皆可复矣。临床因胃阴不足导致的口干，治疗时常用滋阴之品，在益气养阴的基础上，加以升举阳气之药。因为胃阴不足必兼有脾气不足，脾气不足，则津液无力向上输布，最终导致口干。故在补阴益气之药的基础上，加入升麻等升举之药，效果良好。另一方面，胃阴虚者多兼有阳气不足，所以用附子入药，以阳中求阴。

小结

口干是一种自觉口中津液不足的临床常见病症，是由多种因素引起的症状。病因、病机比较复杂，临床上常见为胃阴不足，由于病久延不愈，或热病后期阴液尚未恢复，或平时嗜食辛辣，或情志不遂，气郁化火而导致胃阴耗伤。因此，解乐业教授临床上特别注意顾护津液，多选用天冬、麦冬等养阴润燥生津之品，同时配伍砂仁化湿行气，收涩，增强生津之功。

膏 方

中医膏方是按中医理论的组方法度，在辨证的基础上，按君臣佐使的原则，结合服用膏方者的治疗和保健的需求，组成一个适宜于熬制膏剂的方剂，经一定工艺加工成半流质或半固体的制剂，统称之为膏方。定制中医膏方因人而异，一人一方，量身定做；采用传统加工工艺，一方一锅。中医膏方要求选用道地中药材，遵古炮制，保证膏方的质量。膏方不同于市场上千人一方、万人一方的保健品，也不同于一般的中成药，膏方是医生正确运用中医理论，为不同患者量身定做的兼顾补养与治疗、高效与简便的中药制剂。膏方配伍因人制宜，注重整体，全面考虑体内气血阴阳的变化，体现中医辨证论治、辨证保健的特色。

一、膏方的组方特点

1. 鲜明的中医特色：遵循中医理论处方遣药。
2. 药味多、剂量大：药味可达几十味，剂量是平时煎剂的 10~15 倍。
3. 组方严密：严格按照君臣佐使的组方法度。
4. 适合不同体质、不同疾病、不同年龄、不同性别的人服用。

二、常见疾病的补膏组方法则

1. 亚健康 □　补气固本，健脾益肾，养血宁神。
2. 老慢支 □　养肺健脾，补肾纳气，佐以化痰平喘。
3. 糖尿病 □　益气生津，清火降糖，兼顾并发症。
4. 高血压 □　滋补肝肾，潜阳降火，佐以和营通脉。
5. 慢性肝病 □　理气活血，护肝健脾，佐以化湿。
6. 更年期综合征 □　调理阴阳，疏肝补肾，兼顾体质状况。

倪某，男性。

患者年逾花甲，终年劳神，夜寐欠酣，自觉健忘，素来纳少，排便欠实，加之禀赋不足，形体羸瘦，腰膝酸软，畏寒肢冷，尿意频数，宗筋无力，脉沉细略数，苔薄白稍滑，舌偏淡齿痕。

辨证：心脾两虚，肾阳不振。

治法：健脾宁心，补肾温阳。

处方：红参75克切片另煎入，红景天100克另煎入，鹿茸血片20克研粉调入，野灵芝50克切片另煎入，龙眼肉200克切碎另煎调入，龟板胶、鹿角胶各200克另烊冲，生黄芪240克，怀山药150克，山萸肉120克，熟地黄150克，川杜仲150克，金狗脊150克，怀牛膝150克，熟附块90克，上肉桂24克，大芡实150克，菟丝子150克，覆盆子150克，补骨脂150克，益智仁150克，巴戟天150克，淫羊藿150克，云茯神150克，焦白术100克，扁豆衣100克，煨木香100克，酸枣仁180克，夜交藤180克，佛手片100克，焦神曲150克，炙鸡金150克，冰糖400克、黄酒300克。

蔡某，男性。

年龄88岁，血压恒高，近查血脂、血糖亦高，有时头痛，甚于两侧，颈项挛急，夜寐早醒，偶有心悸，胸闷刺痛，口渴多饮，善食易饥，腰膝酸软，不耐久劳，大便时干，日趋健忘，脉小弦略数，苔薄燥微黄，舌淡红稍暗。

辨证：肾虚肝旺，阴亏胃热。

治法：补肾平肝，滋阴清胃，佐以养心通脉。

处方：西洋参75克另煎入，生晒参75克另煎入，西红花10克另煎入，龟版胶、鳖甲胶各250克另烊冲，生黄芪200克，明天麻150克，钩藤150克后下，石决明200克先入，潼蒺藜150克，桑寄生150克，粉葛根150克，怀牛膝150克，小川连60克，淡子芩100克，知母100克，黄柏100克，生石膏200克先入火，麻仁150克，天冬、麦冬各120克，川石斛150克，制黄精180克，生地、熟地各150克，怀山药150克，山萸肉120克，补骨脂150克，川杜仲150克，紫丹参150克，全瓜蒌150克打，檀香、降香各后下45克，酸枣仁180克，云茯神150克，木糖醇500克，黄酒300克。

王某，女性。

年近50，形体略丰，经水方乱，时有烘热汗出，情绪易怒易郁，夜寐梦绕，神疲乏力，近多感冒，腰膝酸软，夜尿始频，血压趋高，午后头胀，纳可、便调，入冬肢冷。脉沉细弦，舌质淡红，苔根薄腻。

辨证：阴阳失调，心肝不和。

治法：阴阳并调，心肝同治。

处方：白参75克另煎入，高丽参50克另煎入，紫河车粉75克另调入，陈阿胶400克另烊冲，仙茅150克，仙灵脾180克，炒当归100克，知柏100克，巴戟天120克，肉苁蓉120克，明天麻150克，淡子芩100克，生黄芪300克，生白术100克，青防风60克，怀山药150克，山萸肉150克，熟地黄150克，益母草150克，熟女贞150克，墨旱莲150克，菟丝子150克，枸杞子150克，覆盆子150克，五味子60克，蔓荆子100克，潼蒺藜150克，酸枣仁200克，夜交藤200克，佛手片120克，八月扎100克，路路通100克，冰糖500克，黄酒300克。

邹某，女性。

年近50，患咳喘5年余。素易感冒，每因感冒而咳喘加重，喘促憋气，咳吐痰涎，夜难平卧，入冬尤甚，每次发作，住院月余，每年发作3~5次不等。来诊：咳喘痰鸣，短气不足以息，口唇发绀，舌质淡暗，舌苔白，脉浮虚。

辨证： 肺失清肃，脾肾气弱，痰浊蕴结。

治法： 宣肺平喘，降气化痰，健脾益肾。

处方： 陈皮90克，白术100克，茯苓100克，半夏60克，苏子100克，白芥子90克，莱菔子60克，葶苈子100克，麻黄60克，杏仁90克，石膏150克，桔梗100克，金银花100克，黄芩100克，鱼腥草100克，甘草60克，黄芪120克，生地黄120克，山萸肉100克，山药150克，五味子60克，百部100克，前胡100克，紫菀120克，冬花120克，白果90克，沙参100克，蛤蚧8对，核桃150克，人参100克，川贝粉30克，阿胶120克，鹿角胶100克。

王某，女性，36岁。

手指关节肿痛3年余，加重半年。手指关节晨起僵硬，遇寒冷加重并肿痛，被诊为类风湿性关节炎。曾服用激素及抗风湿、抗免疫药物治疗效果不佳。近半年证情加重，手指关节及腕关节肿痛明显，遇凉水即疼痛加剧，影响工作和生活。舌质淡，苔白，脉沉紧。

辨证： 风寒痹阻，经络不通，兼筋骨虚弱。

治法： 祛风散寒，养血通络。

处方： 桂枝150克，白芍100克，知母90克，防风60克，白术100克，附子120克，麻黄60克，生地黄150克，青风藤120克，海风藤120克，鸡血藤120克，鹿含草120克，羌活100克，独活100克，当归120克，红花90克，黑蚂蚁60克，乳香60克，没药60克，川断100克，杜仲100克，蜂房90克，土元60克，地龙60克，蜈蚣16条，细辛20克，黄芪150克，石斛90克，鸡内金90克，枳壳90克，人参60克，鹿茸30克，阿胶120克，鹿角胶100克。

矢 气

临床中肠鸣矢气多由于外感寒邪或过食生冷食物，侵袭腹部，收引凝滞，小肠气机阻塞不通，导致少腹疼痛、拘急，冷甚热减，或因情志郁结，气机不畅，时聚时散，而导致腹部胀满，时聚包块，也可因寒凝气滞，水走肠间，则腹泻肠鸣。

解乐业教授强调矢气导致的腹痛多与情绪变化有关，忧思恼怒等皆能使痛势加剧。因此，调节情志，避免焦躁恼怒，保持心情愉快、舒畅对于临床治疗效果很重要，要重视情志因素在气滞中的影响。同时要加强保暖，保持大便通畅，减少体力劳动。

陈某，男，24岁。

主诉： 矢气频发1年。患者1年之前因为外出学习，饮食不调，以生冷为主，此后出现矢气不舒，伴有肠鸣，受凉之后矢气加重，臭秽不甚。同时伴有上腹部胀满，畏寒，懒动，饮食尚可，睡眠尚可，大小便正常。舌红，苔薄白，脉弦。

辨证： 寒伤脾胃。

治法： 祛风散寒，抑肝扶脾。

处方： 炒白术15克，白芍20克，陈皮6克，防风9个，白芷12克，连翘12克，桔梗12克，乌梅12克，徐长卿15克，秦艽9克，羌活9克，薏米15克，牛膝12克，厚朴12克，苍术12克，甘草6克。7剂，水煎服。

二诊： 7天后复诊，矢气频作症状基本消失，腹部胀满减轻，舌脉恢复正常，嘱近日勿食生冷，保持情绪稳定。

按： 此患者矢气并伴有肠鸣，究其根本，是饮食习惯的改变。寒伤脾胃，加之只身在外学习，情志不畅，而成肝郁脾虚之证。加之肠腑有寒，故用抑肝扶脾之品，并以秦艽、羌活、防风等祛风止肠鸣，使寒湿邪气从下得解。

眩 晕

眩晕是以目眩、头晕为主要表现的病证，二者常同时出现，轻者闭目即止，重者如坐车船，旋转不定，不能站立。有关眩晕的论述始见于《黄帝内经》，称之为"眩冒""眩"。眩晕的发生主要与情志不遂、年老体弱、饮食不节、久病劳倦，以及感受外邪等因素有关，病机以内伤为主，治疗原则为补虚泻实，调整阴阳。对于眩晕应积极治疗，可较快缓解甚至是恢复。

李某，女，26岁。

主诉： 晕车1年。患者近1年来发现每次坐车即恶心、呕吐，时头晕，时口苦，下车后一如常人，痛苦不堪。不能远足，每于上车需要自行服用晕车药。舌淡红，苔薄黄，脉弦。

辨证： 眩晕。本患者舌脉指向性并非明显，其苔黄，还是考虑与情志关系密切，影响肝气，郁而化火。

治法：清热泻火，祛痰益气。

处方：半夏9克，云苓12克，陈皮9克，生姜6克，黄连9克，草梢12克，僵蚕12克，全蝎9克，远志12克，甘草6克。7剂，水煎服。

按：中医认为，眩晕可因肝气不调、痰阻及气血亏虚引起，不同类型的眩晕表现不同，治疗方剂也是不同的。此例晕车患者似乎无证可辨。寒热不显，虚实不明。自述也未有因情志加重的情况。故处以张仲景小半夏汤合黄连苏叶汤。如此寒热相伍，既祛肝经之火，又补中焦之气，还能祛除中焦之痰。配以远志祛痰开窍，僵蚕入络驱邪，全蝎加强作用。但需要注意的是，此方一般于坐车前3天开始服用。

梅 核 气

梅核气临床以咽喉中有异常感觉，但不影响进食为特征，现代医学称为咽异感症。该病多发于青中年人，以女性居多。主要由肝郁七情失和，肝郁气逆，气逆于上，滞于咽喉而致痰黏咽喉，或痰结久思伤脾，脾虚生痰，痰气互结，滞于咽喉所致。

解乐业教授强调临床治疗时要根据患者咽中似有梅核梗住的黏滞感，吐之不出，咽之不下，喉镜检查咽喉部稍充血，无异物或肿瘤组织梗死等方面进行辨证，同时要与食管炎、食管癌、喉癌、喉部异物鉴别。治疗时多以疏肝解郁、理气化痰、行气散结为主要治疗原则，选用半夏厚朴汤或柴胡疏肝散等药物进行治疗，同时根据病邪、轻重缓急进行临证加减，随症治之。

刘某，女，39岁。

主诉：咽部异物感1年。患者近1年来自觉咽部异物感，吐之不出，咽之不下。情志不舒时加重，时咳嗽无痰。时口干、口苦。平素易怒，纳可，睡眠良好，二便调。舌红，苔薄白，脉弦。

辨证：肝郁气滞、肝脾失调、痰凝气滞为梅核气发病之病机关键，治疗应针对其病机，从调理肝、脾、胃入手，标本兼顾，以健脾、和胃、疏肝、理气、豁痰为法，在半夏厚朴汤基础上，加减变化。

治法：健脾和胃、疏肝理气、豁痰。

处方：半夏9克，厚朴12克，紫苏梗12克，云苓12克，生姜6克，郁金12克，内金12克，乌梅12克，白芷12克，桔梗12克，炒杏仁9克，浙贝母12克，芦根3克，僵蚕12克，全蝎3克，甘草6克。7剂，水煎服。

二诊：服上药，自觉咽间堵塞减轻，但偶尔稍阻。仍宜降气、和胃、化痰为治。煎服法同前，嘱继续服药。

三诊：服药后，咽间梗阻消失，食纳、睡眠、二便均正常。不再服药，避免精神刺激，饮食调理为宜。

按： 梅核气一病，属《金匮要略》妇人杂病之一，为临床上较为常见的疾病。病机特点是气滞痰凝血瘀，辨证以气滞、痰凝为主，但久病必瘀，故血瘀亦不能忽视。《金匮要略》的半夏厚朴汤为治梅核气的主方，尤宜于痰湿偏盛者，以咽中如有物阻、舌苔白腻、脉弦滑为辨证要点。方中半夏化痰开结、和胃降逆，厚朴行气开郁、下气除满，同为主药；紫苏梗助半夏、厚朴宽胸畅中、宣通郁气，茯苓助半夏化痰，生姜助半夏和中止呕，同为辅佐药。诸药合用，辛以散结，苦以降逆，则痰气郁结之证，自可解除。梅核气多因情志郁结所致，如气机郁滞甚者，可酌加疏肝理气药物，如郁金等，或配合逍遥散加减应用；如咽喉不利者，可加射干、威灵仙、马勃、山豆根等清热利咽；如胃脘痛者，可加蒲公英、佛手等理气消炎药。临床上梅核气多见于女性情之郁闷，治疗以半夏厚朴汤为主，调节痰饮，并应该注意：①调节肺之时兼调肝胃；②祛痰不忘活血；③注意宣肃肺气；④燥润相济，无伤肺阳。

噎　膈

噎膈是由于食管干涩或食管狭窄导致吞咽食物哽咽不顺，饮食难下，或食而复出的疾病。膈之名首见于《黄帝内经》。《黄帝内经·素问·阴阳别论》云："三阳结，谓之膈。"噎膈主要与七情内伤、酒食不节、久病年老有关，致气、痰、瘀交阻，津气耗伤、胃失通降而成，病位在食管，属胃所主，与肝、脾、肾密切相关。解乐业教授强调，临床上应与吞咽困难这一症状相似的疾病进行区分辨证，例如梅核气，这对辨证论治非常重要。解乐业教授指出，噎膈初期，多以实证为主，因此重在治标，以理气、消瘀、化痰、降火为主，后期以本虚标实或虚实夹杂为主，重在治本，以滋阴润燥或补气温阳为主。

石某，女，75 岁。

主诉： 胸骨后不适 2 个月。

现病史： 2 个月前每于吞咽时有阻碍感，并伴有牵拉样疼痛，且疼痛部位从项部逐渐下移。1 个月前移至剑突上胸骨后疼痛并向背部及上胸部放射，时有胃脘烧灼感及恶心，但无呕吐，发作严重时则不能食，强咽即吐，面色苍白，气短乏力，胃镜检查示食管炎、慢性非萎缩性胃炎。舌嫩，苔白润，脉弦滑，重按无力。

辨证： 气虚痰阻。

治法： 健脾除痰，调和气机。

处方： 四君子汤加减。

威灵仙 15 克，竹茹 10 克，胆南星 10 克，枳实 10 克，党参 15 克，云苓 12 克，白术 10 克，甘草 6 克。7 剂，每日 1 剂，水煎分 2 次服。

二诊： 自觉疼痛发作时间缩短，间歇时间延长，胃纳转佳，舌淡胖嫩，苔白浊厚，脉细滑。

处方： 威灵仙 15 克，竹茹 10 克，胆南星 10 克，枳实 5 克，党参 15 克，云苓 12 克，白术 10 克，甘草 6 克。10 剂，每日 1 剂，水煎分 2 次服。

三诊： 食管疼痛减轻，胃纳佳，二便正常，舌质淡，苔白，脉细滑。

处方： 每日 1 剂，水煎分 2 次服。10 剂，每日 1 剂，水煎分 2 次服。

按： 噎膈一证，多因痰、瘀、气虚等因素所致。本例因病后损伤中气，脾失健运，湿浊内生，聚湿成痰，痰浊阻膈而成。从患者面色白、气短乏力、舌嫩苔白、脉重按无力，可知脾气内虚；食管疼痛，饮食难下，强咽即吐，舌苔润，脉弦滑，乃痰浊中阻之象，脾虚为本，痰浊为标，本虚标实。故治法：健脾除痰，冀以扶正驱痰，标本兼治。用四君子汤加胆星、竹茹、枳实、灵仙，取四君子汤补气健脾，以扶正固本；遣胆星、竹茹之类，以除内结之痰；灵仙除湿通络止痛，用以引经。谨守病机，效不更法，终收预期之效。

针 灸 医 案

肝硬化腹水

孟某，男，34 岁。

主诉： 半年前突发黄疸，不断服中西药物，现面黄，全身消瘦，腹大如斗，并有明显静脉曲张，腹围 107 公分，小便色赤量少，每日最多只能排出 500mL 左右，脉象沉弦。

辨证： 脾虚水停。

治则： 健脾调气行水。

针灸处方：

初诊：人中、合谷、水道、足三里。

复诊：上穴加涌泉、水分、三阴交。后针穴同上，加灸水分、阴交、肾俞。

冠状动脉粥样硬化型心脏病

栾某，男，54 岁。

主诉： 因工作劳累、饮食不节、休息不好出现昏晕、汗出、胸闷不适，于文登中心医院诊断为"冠心病"，口服西药治疗。现自觉胸闷，脉结代兼浮尢。

辨证： 气血阴液不足。

治则： 益气补血通络。

针灸处方：

初诊：给予针刺，取穴内关、足三里、通里，1 周后脉象平衡，病情大好，取大椎、风池、肩井、肩外俞、肺俞。期间有因劳累上火感不适，改针膻中、风池、大椎、肺俞、心俞、肝俞。

阵发性心动过速

桂某，男，49 岁

主诉： 1978 年春因患带状疱疹引发病毒性心肌炎，既往阵发性心动过速病史近 20 年，曾于青岛大学医学院附属医院治疗，又到青岛疗养院休养治疗。诊脉时心率过速发作，每分钟脉率 170 余次。

辨证： 气虚心悸。

治则： 益气安神。

针灸处方：

初诊：心率 170 次 / 分，取气户、膻中、郄门、足三里，针后当晚睡眠改善，心率过速未发。

第 2 日：诊脉 72 次 / 分，取神藏、膻中、郄门、足三里。

第 3 日：因行路过多出现心率过速再发，平静后心率 68 次 / 分，取风池、天柱、大杼、风门、心俞、神门，因行路、讲话太多及休息不好导致一度出现二速率，上午取穴通里、少海、足三里，灸左乳跟，下午针曲泽、通里、血海、足三里。

下 篇——师承医案

胃 痞

胃痞是指以自觉心下痞塞、触之无形、按之柔软、压之无痛为主要症状的病证，临床上主要表现为上腹胀满不舒。发病部位在胃，与肝、脾关系密切。胃痞初期，多为实证，因外邪入里、食滞内停、痰湿中阻等诸邪干胃，胃痞的同时可兼有恶寒发热、嗳腐吞酸、纳呆呕恶、身重困倦等相关症状；肝郁气滞，横逆犯胃，还可见胸胁胀满、心烦易怒、口苦咽干等症状。实痞日久，正气日渐消耗，可由实转虚，兼见神疲乏力、少气懒言，甚或四肢不温、按揉觉舒等气虚阳虚之证，或饥不欲食、大便秘结的胃阴虚之证。脾胃虚弱，易招致病邪内侵，形成虚实夹杂、寒热错杂之证。

此外，胃痞腹部胀满不舒日久不愈，可因气血运行不畅，不通则痛，兼见胃痛，或脉络瘀滞，血络损伤，出现吐血、黑便；亦可因津液耗损，痰热内结，瘀浊内阻而生积聚、噎膈等病变，临床上具体分析，灵活运用。治疗胃痞多采用疏肝理气、解郁止痛、消食和胃、燥湿健脾、辛开苦降等方法，常用栀子、厚朴、木香、香附、山药、白芍等药。

高某，女，61 岁。

主诉： 腹胀伴呕吐 2 年。

现病史： 2 年前因腹胀误服大量苦寒之剂，致腹胀加重，便溏，不思饮食，食后腹胀加重，呕吐呈喷射状。病呈间歇发作。胃肠钡餐透视为十二指肠瘫积证，服西药效果不佳，故求中医诊治。观其形体瘦弱，少气乏力，懒言，舌淡苔白，脉弱。

辨证： 脾胃虚弱。

治法： 补气健脾，升清降浊。

处方： 补中益气汤加减。

人参 10 克，黄芪 20 克，白术 12 克，甘草 6 克，当归 12 克，陈皮 9 克，柴胡 10 克，干姜 10 克。7 剂，每日 1 剂，水煎分 3 次服。

二诊： 大便略成形，余证同前。

处方： 人参 10 克，黄芪 20 克，白术 12 克，甘草 6 克，当归 12 克，陈皮 9 克，柴胡 10 克，干姜 10 克，半夏 10 克，茯苓 15 克。7 剂，每日 1 剂，水煎分 3 次服。

三诊： 大便已成形，腹满、呕吐明显减轻，饥而欲食，舌淡，脉虚。

人参 10 克，黄芪 20 克，白术 12 克，甘草 6 克，当归 12 克，陈皮 9 克，柴胡 10 克，干姜 10 克。7 剂，每日 1 剂，水煎分 3 次服。诸症皆除。改服补中益气丸。

按： 痞满是临床常见病证，病机为中焦气机不利，脾胃升降失常。初病多为实证，久病不愈则耗气伤阴而为虚证，治疗当以调和脾胃、行气消痞为基本治则。本例患者以正虚为主，故应用补气健脾、升清降浊的治法而获良效。

王某，女，35 岁。

主诉： 心下痞满 3 个月。

现病史： 患者 3 个月前出现心下痞满，无腹痛，伴嗳气、纳差泛酸、咽干、有痰、咳之不出，情志不畅，服用西药效果不佳，胃镜示：慢性非萎缩性胃炎。舌红，苔薄黄，脉弦。

辨证： 肝气郁结，横逆犯胃，寒热互结，升降失调。

治法： 疏肝理气，寒热平调，散结除痞。

处方： 半夏泻心汤加减。

太子参 12 克，麦冬 15 克，柴胡 10 克，黄连 10 克，干姜 10 克，半夏 10 克，炒枳壳 30 克，陈皮 10 克，厚朴 12 克，桔梗 15 克，云苓 12 克，炒白术 12 克，焦三仙各 15 克，炙甘草 6 克。7 剂，水煎服，每日 1 剂。

二诊： 服药后心下痞满症状明显改善，嗳气、纳差、泛酸、咽干、有痰症状亦明显改善，药已见效。

处方： 太子参 12 克，麦冬 15 克，柴胡 10 克，黄连 10 克，干姜 10 克，半夏 10 克，炒枳壳 30 克，陈皮 10 克，厚朴 12 克，桔梗 15 克，云苓 12 克，炒白术 12 克，焦三仙各 15 克，炙甘草 6 克。10 剂，水煎服。诸症消失，后随访未复发。

按： 本病案中患者纳差、中气不足，气虚则推动无力，脾胃运化失常。脾不升清、胃不降浊而停聚胃脘，气机壅滞不通而成胃痞。方中半夏辛温，能行能散，和胃降逆，消痞散结，是治疗心下痞的首选药。干姜辛热温中散寒，取其辛散之味而兼温热之性合半夏行气散痞。黄连具有清热燥湿之功，取其味苦而趋下，即可降气又可导邪外出，即可燥湿又可清利肠胃，透邪外出。药用太子参、茯苓、白术、甘草以健脾益气。陈皮、厚朴理气和胃，使诸药补而不滞。以柴胡、枳壳疏肝理气、畅通气机，气滞得通，胃痞则消。全方寒热互用以和阴阳，苦辛并进以调升降，补泻兼施以顾虚实，使寒热得降，升降复常，痞满自愈。

陈某，男，55 岁。

主诉： 因饮食不节而致胃脘胀满 2 年余。近 2 日，呕吐咖啡色物质 1 次，伴有两胁肋郁胀满闷不舒，胃脘隐痛，似饥不欲食，后背酸沉，口苦而黏，口干不欲饮，胃纳尚可。心悸，心烦，失眠，大便干，小便黄，舌红，脉弦。

辨证： 肝气郁结。腹中有气，自下上冲，致胃脘满闷，胸中烦热，胁下胀疼。观其口苦，舌脉一片热象，是以肝气犯胃，郁而化热。

治法： 疏肝解郁，理气止痛。

处方： 百合 15 克，白芍 12 克，石斛 12 克，栀子 9 克，黄精 12 克，厚朴 12 克，木香 6 克，滑石 12 克，杏仁 2 克，旱莲草 12 克，三七 3 克，内金 12 克。7 剂，水煎服。

二诊： 上方随时加减，连服 10 余剂，肝气已升，胃气已降，左右脉均已平安，诸病皆愈。唯肢体乏力，饮食不甚消化，拟再治法：补气健胃之剂。

按： 冲脉上隶阳明，其气上冲不已，以致阳明胃气不降。此证之呕吐呃逆，胃脘满闷，胸间烦热，皆冲胃之气相并冲逆之明征也。其胁下胀疼，肝气郁结之明征也。其大便燥结者，因胃气原宜息息下行，传送饮食下为二便，今其胃气既不下降，是以大便燥结也。肝主疏泻，性质条达，位置胁下，其经脉布于两胁，每因情志不畅，或性情易怒，就会使肝气失于条达，阻汗于经脉之中，故两胁肋满，治疗时用疏肝行气之法。由于胃阴不足，胃失滋养，胃和降之功失节，致饮食停滞阳明。胃气不降，肝气失于调节，影响两胁。故当在滋养胃阴之时，消食行气，选用内金等药物。

万某，男 39 岁，工人。

主诉： 腹胀半年，患者近半年来因饮食不慎后腹胀反复发作，天冷时尤甚，口干饮少，嗳气频繁，时觉胃脘隐痛，大便不成形，日 2 次，舌边尖红，苔黄腻，脉弦细滑，曾行胃镜诊断为萎缩性胃炎。

辨证： 食滞胃脘。

治法： 和胃消胀。

处方： 栀子 12 克，厚朴 9 克，菖蒲 12 克，花粉 15 克，山药 12 克，当归 15 克，白芍 12 克，地榆 12 克，薤白 6 克，甘草 3 克。7 剂，水煎服。

二诊： 连服 7 剂，症状减轻。口不渴，胃脘隐痛消失，苔黄，脉滑，嘱继服。

三诊： 14 剂后，诸症消失。

按： 萎缩性胃炎患者中因适逢天气寒冷，胃胀加剧，添加衣被，胃胀有所减轻，当天诊胃胃寒，是因天气寒冷，皮毛郁滞，气机受阻，浊气不得从皮毛外泄，留于中脘，胃气不降。胃气、浊气同存胃中，故胃胀增加。当其添加衣被，毛皮遇热稍开，浊气得以外泄，胃中浊气得以通，胃胀得以减轻。医者如从其添加衣被，胃胀稍减，诊断为胃寒，实为误诊。食滞胃脘证是指食物停滞胃脘所表现的证候。多由饮食不节，或脾胃素虚、运化失职所致，胃气以降为顺，食物停积胃脘，气机阻滞则胃脘胀痛；食积于内，拒于受纳，故厌食；胃失和降，浊气上逆则嗳腐吞酸或呕吐食物；食浊下行，积于肠道，可致矢气便溏，泻下臭秽酸腐；胃中浊气上腾，则舌苔厚腻；食滞于内，气实血涌，故脉滑。

张某，男，48 岁。

主诉： 上腹部胀满反复发作 1 年。患者近 1 年来上腹部胀满反复发作 1 年，食后为甚，伴头眩，时心悸，时嗳气，时咽中不舒，纳差，大便不爽，小便浑浊。舌淡白，苔白腻，脉弦。

辨证： 痰浊中阻。

治法： 燥湿健脾，化痰理气。

处方： 黄芪 12 克，苍术 12 克，升麻 12 克，云苓 12 克，陈皮 9 克，芍药 12 克，内金 12 克，泽泻 15 克，甘松 9 克，桔梗 12 克，蒲公英 15 克，枳壳 12 克，薏米 3 克，大黄 6 克，厚朴 12 克，元胡 12 克。7 剂，水煎服。

二诊： 腹部胀满减轻，胃口好转，二便正常，舌红，苔薄白。

按： 本例患者当属痰浊中阻。但兼症众多，肺、心、肾皆受痰浊之邪的影响，故多脏腑症状并见。此时当知脾为生气之源，守中焦，祛除脾之痰，可以活心、肺、肾，行其功。一般来说，痰饮源于肾、动于脾、贮于肺，治疗痰饮要从肺、脾、肾入手。治肺是"导水必自高源"，治脾是"筑以防堤"，治肾是"使水归其壑"，所以要顺气、化湿、利水。对于水饮结积久者，还要兼用消饮破痰之剂攻之。前人有"治饮之法，顺气为先，分导次之，气顺则津液流通，痰饮运下，自小便而出"的经验。又有"及其结而成坚癖，则兼以消痰破饮之剂以攻之"的主张。

腹　　痛

　　腹痛是指胃脘以下、耻骨毛际以上部位发生的疼痛。"腹痛"一词最早见于《山海经》。《黄帝内经》对腹痛的病因、病机有较为全面的认识。《诸病源候论》中，"腹痛"作为一个独立的病名出现，并总结了前人提出的腹痛其他名称。总的病机为脏腑气机不利，气血阻滞，"不通则痛"；或气血不足，经脉失养，脏腑失照，"不荣则痛"。

牟某，男，66 岁。

主诉： 腹痛、大便稀溏 6 年余。

现病史： 患者反复发作腹痛、便稀 6 年，曾住院治疗，诊断为慢性结肠炎，用西药及中药等多方治疗，效果不佳。现仍常腹痛，喜温喜按，遇冷则痛甚，大便稀溏，日 2~3 次，每晚睡时自觉腹中冷气窜动，腹胀肠鸣，盛夏亦要盖被严密，至次晨冷气渐除。伴有胸闷、气短、心动缓，偶感胸痛。肠镜检查示结肠炎。脉沉细弱，舌尖红，苔薄黄而润。

辨证： 脾肾阳虚，水谷失运。

治法： 温中行气，健脾利湿。

处方： 附子粳米汤化裁。

　　附子 9 克，粳米 30 克（后下），生姜 20 克，白芍 15 克，炙甘草 6 克，小茴香 10 克，荜澄茄 9 克，川朴 12 克。7 剂，每日 1 剂，水煎分 2 次服。

二诊： 服上药后腹痛显减，腹中冷气窜动有间隔，已非每晚皆有，余如前。

处方： 附子 9 克，粳米 30 克（后下），生姜 20 克，白芍 15 克，炙甘草 6 克，小茴香 10 克，荜澄茄 9 克，川朴 12 克，白术 10 克，茯苓 12 克，附片 3 克。继进 10 剂。

三诊： 大便转为日 1 次，仍稀溏，腹中冷气偶尔发作，胸闷、气短减轻，脉沉缓，舌苔白薄。后一直守此方，有时加吴茱萸、赤石脂、苡仁等；减去小茴香、白芍、粳米。

四诊： 共服 30 余剂（每剂皆有附片），诸症悉除，精神振作，胸已不闷，大便日 1~2 次，成形，仅偶或呈糊状。

按： 结合病史、舌、脉表现，此证属肾脾阳虚，水谷失运而下泄，浊阴寒气不行，窜扰为患。《金匮要略·腹满寒疝宿食病》云："腹中寒气，雷鸣切痛，胸胁逆满，呕吐，附子粳米汤主之。"与本证基本切合，故用附子粳米汤化裁。先后加温中行气，或健脾利湿，或涩肠止泻之品而愈。

于某，女，42 岁。

主诉： 腹痛伴恶心呕吐 3 天。

现病史： 患者 3 天前无明显诱因出现阵发性腹部绞痛，伴有恶心、呕吐一次，小便可，大便偏稀。在附近诊所就诊，考虑"急性肠胃炎"，予"抗感染、止痛、解痉"等治疗后症状减轻，今晨起腹痛再发后又在该诊所输液无效，遂来就诊。症见：腹痛阵发性加重，腹胀，恶心欲呕。大便色黄质稀，每日 1~2 次，口干乏力。无发热，无脓血便及里急后重感。舌红，苔薄黄，脉滑数。

辨证： 肝火犯胃肠。

治法： 清肝泻火，缓急止痛。

处方： 黄芩加半夏生姜汤合枳实芍药散加减。

黄芩 12 克，白芍 20 克，法夏 10 克，枳壳 10 克，甘草 6 克，焦山楂 10 克，神曲 10 克，生姜 3 片，大枣 10 克。3 剂，每日 1 剂，水煎分 2 次服。清淡饮食，禁食辛辣。

二诊： 患者诉服完上方，腹痛及吐泻皆除。无不适，舌红，苔薄白，脉弦滑。

处方： 黄芩 12 克，白芍 20 克，枳壳 10 克，甘草 6 克，焦山楂 10 克，神曲 10 克，大枣 3 粒。4 剂，善后收功，继续饮食调理。

按： 患者腹痛阵作，伴呕吐、大便溏稀，舌红，脉滑数，均为肝火犯胃之表现，《伤寒论》太阳病下篇云："太阳与少阳合病、自下利者，与黄芩汤；若呕者，黄芩加半夏生姜汤主之。"该方清肝泻火，柔肝缓急，药简力专，投之辄效。

吴某，女，45 岁。

主诉： 腹痛 10 余年。

现病史： 患者 10 余年前腹部手术后出现腹痛如绞，难以忍耐，每日必发作，大便干结，数日一行，形如羊粪便，平素性情急躁，夜寐梦多。肠镜示：肠粘连。面色苍黑，舌红苔黄根厚，脉象沉弦滑数，按之有力。

辨证： 少阳阳明合病。

治法： 泻火通便。

处方：大柴胡汤加减。

柴胡 9 克，黄芩 10 克，川楝子 10 克，元胡 10 克，炒枳壳 9 克，龙胆草 6 克，焦三仙各 10，红花 10 克，大腹皮 10 克，槟榔 10 克，大黄 3 克，瓜蒌仁 30 克。7 剂，每日 1 剂，水煎分 2 次服。

二诊：大便通，仍较干，腹痛减缓。舌红苔黄根厚，脉象沉弦滑数，按之有力。

处方：川楝子 10 克，元胡 10 克，龙胆草 6 克，焦三仙各 10，红花 10 克，大腹皮 10 克，槟榔 10 克，大黄 5 克，瓜蒌仁 30 克，防风 6 克。7 剂。每日 1 剂，水煎分 2 次服。

三诊：大便两日一行，腹痛之势大减，心中烦急渐轻，夜寐亦安。

按：患者腹痛，大便干，便后痛减，说明疼痛是由便结引起的。当治便结，便通则痛止。其面苍，脉沉弦，性急暴，为肝经郁火，用柴胡、黄芩、川楝子泻之；便结为传导之证，疏调三焦，用焦三仙、大腹皮、槟榔；热结便坚，用大黄、瓜蒌仁攻之润之。先用汤剂救急，待证缓，可制丸药缓图之。并辅以运动锻炼，以促进肠蠕动，持久以收全功。

不寐（失眠）

姜某，女，56 岁。

主诉：入睡困难 3 年，加重 1 个月。

现病史：患者 3 年前于劳累后出现入睡困难，每晚睡眠时间为 1~2 小时，经多方治疗，效果不佳。近 1 个月患者病情加重，每晚靠服"阿普唑仑"1 片才得入睡 3~4 小时，精神紧张。症见：自感内心痛苦，甚至有轻生念头，伴头晕、耳鸣、心悸烦躁，饮食乏味，嗳气、口苦，大便干结，时或烘热，时或怕冷，两足欠温，舌尖红，苔薄白，脉细数。既往慢性胃炎病史 5 年，现未行特殊治疗。

辨证：阴阳两虚，心神失养。

治法：平调阴阳，养心安神。

处方：仙茅 20 克，仙灵脾 20 克，巴戟天 15 克，当归 15 克，黄柏 10 克，知母 10 克，小麦 30 克，生龙骨 30 克，生牡蛎 30 克，夜交藤 30 克，甘草 6 克，大枣 12 枚（擘）。14 剂，水煎服，每日 1 剂。

二诊：患者自诉服药 7 剂后睡眠明显改善，每晚入睡时间在 30 分钟左右，每晚能睡 5 小时以上，饮食增加，口苦减轻，精神稍振；14 剂服完后睡眠时间延长至 7 小时左右，头晕、耳鸣、心悸、烦躁症状明显好转。知药已中的，嘱其停服阿普唑仑，效不更方，上方再服以巩固疗效。

按：导致失眠的因素较多，但基本病机不离脏腑功能，气血阴阳失调，阴亏于内，阳厚于外，阳不入阴，导致失眠的发生。女子以血为本，更年期女性正处于经断前后，更年期是女性卵巢功能逐步减退至完全消失的一个过渡时期。更年期女性失眠的发生多由先天肾气渐衰，肾阴阳俱虚于下导致的机体阴阳失调、心神失养，表现为月经周期或前或后，经量或多或少，失眠心悸，烦躁不安，另可兼见"阴虚生内热"，手足心热，时或烘热盗汗、头眩耳鸣、尿少而黄等症状，"阳虚生内寒"，腰酸乏力，两足欠温，时或怕冷，舌质淡，苔薄白，脉沉细等。综上所述，更年期女性的失眠治疗上应以调整阴阳、养心安神为主，运用二仙汤合甘麦大枣汤治疗，本病符合其生理、病理及病因、病机，方中仙茅、仙灵脾、巴戟天温肾阳、补肾精，黄柏、知母泻肾火、滋肾阴，当归温润养血、调理冲任，小麦补心养肝、除烦安神，大枣益气和中、润燥缓急，甘草调和诸药。诸药合用，具有调整阴阳、养心安神之效，如此则阴阳交合，心神得养，则睡眠安宁。

躁 郁 症

陈某，男，63 岁。患躁郁症病史近 10 年。

刻下症见：情绪低落，入睡困难，周身困重，后背部冷痛，精力差，时有心悸，纳差，食后腹胀，便溏，每日 2~3 次。数服中药罔效。舌体胖大，舌质紫暗，苔白厚腻，脉弦滑。

辨证：阳虚湿盛，气化失司。

治法：针灸药结合，温阳化气。

隔附子饼灸脐：每日 1 次。

督灸：每周 1 次。

针刺：百会、大椎、至阳、命门、五神穴透五脏背俞穴。

中药处方：苓桂术甘汤合温胆汤加减。

茯苓 15 克，桂枝 9 克，炒白术 15 克，陈皮 9 克，姜半夏 9 克，夏枯草 15 克，枳实 10 克，竹茹 10 克，巴戟天 10 克，郁金 10 克，夜交藤 30 克，徐长卿 15 克，生姜 6 克，大枣 9 克，甘草 9 克。依法调治 2 个多月，病情平稳。

按：《黄帝内经》认为，从万物化生至精微所存皆为气化。《黄帝内经·素问·阴阳应象大论》有云："人有五脏化五气，以生喜怒悲忧恐。"患者情绪异常与五脏功能密切相关。《黄帝内经·素问·五常政大论》曰：化不可代，时不可违。情志病的治疗当注重患者自身脏腑功能的恢复，所谓经络以通，血气以从，复其不足，养之和之，静以待时，谨守其气。

不宁腿综合征

丛某，女，76 岁。

入睡困难 20 余年，伴夜间双下肢异常感觉近 10 年。入夜双下肢酸胀不适，难以入睡。平素情绪平稳,纳可,大便干。舌质暗红,舌下脉络瘀紫,苔薄黄,脉细涩。

辨证: 气虚血瘀,筋脉失养。

治法: 益气温阳,养血通络。

针刺:

头针:顶旁 1 线,加电针,连续波;额中线、额旁 1 线。

体针:四关、内关、神门、血海、三阴交、照海、申脉、足三里(温针灸)。

中药处方: 黄芪桂枝五物汤合当归四逆汤加减。

黄芪 30 克,桂枝 9 克,白芍 15 克,当归 15 克,徐长卿 15 克,通草 9 克,虎杖 15 克,川牛膝 15 克,炒僵蚕 9 克,鸡血藤 12 克,夜交藤 30 克,鬼箭羽 10 克,生姜 9 克,大枣 15 克。

依法调治月余,夜寐安稳。

按: 中医学将不宁腿归为"足悗""血痹""痉病"的范畴。明代薛乙的《内科摘要》云:"夜间少寐,足内酸热。若酿久不寐,腿内亦然,且兼腿内筋似有抽缩意,致二腿左右频移,展转不安,必至倦极方寐。"《黄帝内经·灵枢·百病始生》:厥气生足悗,悗生胫寒,胫寒则血脉凝涩。《黄帝内经·素问·五脏生成篇》"肝藏血,人卧血归于肝,足受血而能行,卧出而风吹之,凝于脉者为泣,凝于足者为厥,血行而不得反其空,故为厥也。"故其治当以益气温阳,养血通络。

鼾　症

赵某,男,56 岁。

夜寐打鼾 5 余年,逐渐加重。夜间鼾声如雷,晨起口咽干燥。纳可,二便调。舌质暗红,苔黄微腻,脉弦滑。

辨证: 痰瘀互结,咽喉不利。

治法: 理气化痰,祛瘀利咽。

针刺处方: 列缺、照海、百会、廉泉、人迎、天突、中脘、太溪。

中药处方: 半夏厚朴汤合利咽汤。

姜半夏 9 克,厚朴 12 克,苏叶 6 克,牛蒡子 9 克,桔梗 10 克,枳壳 6 克,玄参 9 克,蝉蜕 6 克,威灵仙 9 克,诃子 6 克,甘草 6 克。

治疗 1 周,鼾声明显减轻。巩固治疗 3 周,疗效满意。

按: 鼾症多属本虚标实之症,标实以痰浊为主,渐生瘀血,痰瘀互阻,咽喉不利,本虚以肺脾肾为主。《黄帝内经·素问·逆调论》:"帝曰:……起居如故而息有音者……皆何藏使然?愿闻其故。岐伯曰:……夫起居如故而息有音者,此肺之络脉逆也。络脉不得随经上下,故留经而不行,络脉之患者也微,故起居如故而息有音也。"《诸病源候论》有云:"鼾眠者,眠里喉咽间有声也。人喉咙,气上下也,气血若调,虽寤寐不妨宣畅;气有不和,则冲击喉咽,而作声也。"其治当理气化痰，祛瘀利咽，佐以益肺健脾，补肾固元。

抑 郁 症

丛某，女，48 岁，教师。

患抑郁症病史 3 年余，于精神病院出院后来诊。

刻下症见：神疲乏力，头昏沉，支撑无力，双侧耳鸣如蝉，纳差，夜寐多梦易醒。舌质暗淡，苔薄白，脉沉细，双尺脉弱。

辨证：上气不足，神失所养。

治法：温阳益气，醒脑开窍。针、灸、药结合。

重用灸法：灸百会，隔附子饼灸脐。

针刺：头五针（百会、额中线、额旁 1 线、印堂），加电针，内关、神门、四关、足三里、三阴交、绝骨。

中药处方：益气聪明汤加减。

黄芪 30 克，党参 15 克，炙甘草 10 克，葛根 15 克，蔓荆子 10 克，白芍 15 克，升麻 9 克，红景天 12 克，黄柏 6 克，巴戟天 12 克，补骨脂 12 克，磁石 30 克。

依法调治 6 周，抑郁诸症明显缓解。

按：抑郁障碍是以显著而持久的情绪低落为主要特征的一组临床综合征。具体表现为情绪低落、兴趣缺乏或无愉悦感、精力不足或疲乏感等，这些都是低动力症状的核心症状。阳虚是抑郁障碍低动力症状的中医发病机制，《黄帝内经·素问·生气通天论》曰："阳气者，精则养神，柔则养筋。"《黄帝内经·灵枢·口问》："故上气不足，脑为之不满，耳为之苦鸣，头为之苦倾，目为之眩。"《素问·阴阳应象大论》曰："形不足者，温之以气。"形体不足的，当用温养化气法；气贵于流通，气机郁滞是抑郁障碍低动力症状的诱导因素，是抑郁障碍发生、发展的基础。气机郁滞，升降出入不畅，导致人体各项新陈代谢障碍，影响脏腑正常功能活动。因此，采用温阳调气之法治疗抑郁障碍可取得良好治疗效果。

善哭泣不止案

孙某，女，49 岁，2019.2.12。

遇事易激动，善哭泣，哭则难以自制 5 年余，近 1 年夜寐易醒，醒后再难入睡。偶有心慌，急脾气，口干，便少，月经规律，量少色黑，纳谷不香，二便调。舌质暗红，苔薄黄少津，脉弦细。

辨证：心气阴两虚，气机不畅。

治法：益气养阴，调畅气机。

处方： 生脉散合逍遥散加减。

党参12克，五味子9克，麦冬15克，当归15克，茯苓15克，茯神15克，白芍15克，炒白术15克，柴胡6克，郁金10克，灯芯草3克，夜交藤30克，炙甘草6克。

服药1周，症状明显减轻，依法调治3周而愈。

按：《黄帝内经·灵枢·百病始生》曰："喜怒不节则伤脏"，《黄帝内经·灵枢·本神》曰："心气虚则悲，实则笑不休。"《黄帝内经·素问·调经论篇》曰："神有余则笑不休，神不足则悲"；《黄帝内经·素问·宣明五气篇》曰："精气并于肺则悲。"《金匮要略·五脏风寒积聚病》云："邪哭使魂魄不安者，血气少也；血气少者，属于心"。故善悲以虚证居多，其治当补益心之气阴，虚久必瘀，气机不畅，故当佐以调畅气机。

崩　　漏

高某，女，14岁，门诊病例。

主诉（2020-10-24）： 去年8月份月经初潮，初潮后月经不规律，半月一行，持续7~10天，此次阴道流血1个多月，量不多，色红，夹少许血块，伴头晕、乏力、体倦，无腹痛。曾于外院行妇科B超未见异常。形体瘦弱，面色萎黄，舌质淡，苔白，脉细尺弱。

辨证： 气虚血瘀证，兼肾虚。

治则： 健脾补肾，益气化瘀。

处方： 参芪失笑散加减。

蜜黄芪15克，党参15克，蒲黄15克，五灵脂15克，马齿苋30克，地黄12克，山药12克，山萸肉12克，续断15克，茜草9克，海螵蛸12克。5剂，水煎服。

二诊（2020-10-31）： 上药服后3天（2020-10-27），阴道流血止，现无阴道流血，仍偶有乏力体倦，形体瘦弱，面色萎黄，舌质淡，苔白，脉细尺弱。整方为蜜黄芪15克，党参15克，蒲黄15克，马齿苋30克，地黄12克，山药12克，山萸肉12克，续断15克，酒女贞子15克，墨旱莲15克。7剂，水煎服。

三诊（2020-11-7）： 现无阴道流血，乏力体倦不明显，形体瘦弱，面色萎黄，舌质淡，苔白，脉细尺弱。整方为蜜黄芪15克，党参15克，蒲黄15克，马齿苋30克，地黄12克，山药12克，山萸肉12克，续断15克，盐菟丝子15克，墨旱莲15克，覆盆子9克。14剂，水煎服。

四诊（2020-11-21）： 现月经第2日，经量适中，色红，夹少许血块，无腹痛，形体瘦弱，面色萎黄，舌质淡，苔白，脉细尺弱。整方为蜜黄芪15克，党参15克，蒲黄15克，酒女贞子15克，马齿苋30克，地黄12克，山药12克，山萸肉12克，续断15克，茜草9克，海螵蛸12克，墨旱莲15克。5剂，水煎服。

五诊（2020-11-30）： 本次月经5日净，现无阴道流血，无头晕、乏力、体倦，无腹痛，形体偏瘦，面色红润，舌质淡，苔白，脉细尺弱。整方为酒女贞子15克，墨旱莲15克，枸杞子15克，盐菟丝子15克，当归9克，川芎9克，白芍9克，地黄9克，山萸肉9克，马齿苋15克，蜜黄芪15克，党参15克，炒白术9克。14剂，水煎服。

随访： 患者此后月经周期28~32天，经期5天，经量适中，经色红，少许血块，无痛经。

按： 崩漏是指女性非周期性子宫出血，其发病急骤、暴下如注、大量出血者为"崩"；病势缓、出血量少、淋漓不绝者为"漏"。崩与漏虽出血情况不同，但在发病过程中两者常互相转化，如崩血量渐少，可能转化为漏，漏势发展又可能变为崩，故临床多以崩漏并称。青春期和更年期女性多见。在治疗崩漏时本着中医辨证论治宗旨，结合现代医学的理论与检测手段，采用"急则治其标、缓则治其本"的原则，灵活运用塞流、澄源、复旧三法，在临床治疗时三法不会截然分开，塞流与澄源，澄源与复旧，常常结合应用，而澄源贯穿始终，体现了中医辨证论治的精神。塞流即是止血。在暴崩出血多时，采取紧急措施迅速止血，以防脱证的发生。所谓"留得一分血，便是留得一分气"。气虚则子宫收缩乏力，致月经出血量多或逾期不止。因此，采用益气缩宫止血为治疗大法。澄源：即审因论治、澄清本源。澄清出血的原因，是辨证论治治疗崩漏的重要环节，是治本的主要措施。复旧：即固本，为善后调理之法。其目的一是帮助机体脏腑恢复功能，以使正气充足；二是调整月经周期，使周期恢复正常。

胎 动 不 安

王某，女，38岁，门诊病例。

初诊（2020-04-05）： 因"停经41天，小腹胀痛伴腰酸2天"门诊就诊。患者平素月经规律，7/30天，量中，色红，无血块，无痛经，1个多月前发生生化妊娠，8天前检查出妊娠，定期行孕酮及HCG检查，给予补肾中成药保胎治疗，2天前患者无诱因出现小腹胀痛，伴腰酸，无阴道流血，无恶心、厌食，无呕吐，无头晕、眼花、乏力、体倦，纳眠可，二便调，受孕以来体重无明显增减。B超提示：宫内妊娠，宫腔积液。舌体适中，舌质淡胖，苔白，脉滑细尺弱。

辨证： 脾肾两虚证。

治法： 固肾健脾，益气安胎。

处方： 寿胎丸方合补中益气汤加减。

盐菟丝子30克，桑寄生15克，续断15克，白芍20克，炙黄芪15克，党参15克，当归9克，川芎3克，墨旱莲15克，仙鹤草30克，黄芩12克，生白术9克，紫苏叶12克，煅龙骨30克，煅牡蛎30克。7剂，水煎服。

二诊： 上药服后，腹痛消失，但仍腰酸，无阴道流血，偶有恶心，无呕吐，舌体适中，舌质淡胖，苔白，脉滑细尺弱。整方为盐菟丝子30克，桑寄生15克，续断15克，白芍12克，炙黄芪15克，党参15克，墨旱莲15克，仙鹤草30克，黄芩9克，生白术9克，黄连3克，紫苏叶12克。7剂，水煎服。

三诊： 上药服后，无腹痛，偶有腰酸，无阴道流血，偶有恶心，无呕吐，复查B超：宫内妊娠。舌体适中，舌质淡胖，苔白，脉滑细尺弱。整方为盐菟丝子15克，桑寄生15克，续断15克，白芍12克，炙黄芪15克，党参15克，黄芩9克，生白术9克，黄连3克，紫苏叶12克。7剂，水煎服。

随访： 患者妊娠期顺利，已正常分娩一女，体健。

按： 妊娠期间，阴道不时有少量出血，时出时止，或淋沥不断，而无腰酸、腹痛、小腹下坠者为胎漏；仅有腹痛者为妊娠腹痛。该患者"小腹胀痛伴腰酸"，故属胎动不安。胎动不安总的病机是冲任损伤、胎元不固，该患者多产且有生化妊娠情况，损伤肾气，同时也耗伤气血。考虑脾、肾两虚，方用寿胎丸合补中益气汤加减更合适。肾藏精，主生殖。冲为血海，任主胞胎。肾气受损，则冲任不固，不能固摄胎元，系胎无力，以致胎动不安、胎漏，甚至滑胎。因此在胎动不安的治疗中应当治肾为先，益精为要。以寿胎丸为基础，本患者有宫腔积液，考虑胞宫有瘀，可从此论治。瘀阻胞宫、冲任，新血不得归经，胎元失养而不固。可在补肾养气血的基础上和血安胎，用白芍、川芎、当归之品。如出血量多，且不可用川芎、当归等辛温动血之品，可酌用化瘀止血之品或其炭类药物（如茜根炭、炒小蓟、乌贼骨等）。

月经过少不孕症

崔某，女，29岁，门诊病例。

初诊（2020-04-03）： 因月经量少持续半年就诊。患者14岁月经初潮，月经规律，28~30天一行，量中，色黯红，有血块，无腹痛，5天净。半年前自然流产并清宫术后出现月经改变，周期21天，经期减少为3天，经量较前明显减少，为既往经量的1/2，色褐，无血块，无痛经，经口服中药后月经周期正常，经期为4天，经量仍少，末次月经时间为2020-03-15。经烟台毓璜顶医院诊断为宫腔粘连，并进行了宫腔镜下宫腔粘连分离术，术后给予戊酸雌二醇片2mg，每日2次。纳眠好，二便正常。2016年，妊娠5个月时因"胎儿畸形"引产；2019年9月妊娠2月时发生自然流产，行清宫术。面色萎黄，舌体适中，舌质淡红，苔花剥，脉细涩尺弱。

辨证： 肾虚血瘀证。

治则： 补肾化瘀，活血调经。

处方： 丹参15克，熟地黄15克，枸杞子30克，盐菟丝子30克，炙淫羊藿15克，当归15克，白芷9克，续断15克，紫石英30克，麸炒白术9克，茯苓9克，炒白扁豆9克，酒黄精9克，玉竹9克。7剂，水煎服。

二诊（2020-04-20）：上药服后，患者无不适。面色萎黄，舌体适中，舌质淡红，苔花剥，脉细涩尺弱。整方为丹参15克，盐菟丝子30克，熟地黄15克，白芍15克，烫水蛭3克，川芎15克，当归15克，酒黄精15克，玉竹15克。10剂，水煎服。

三诊（2020-06-20）：上方患者连服2个月，无不适，期间行经2次，月经量较前明显增加。现经净5天，无不适。舌质淡红，苔花剥，脉细尺弱。整方为丹参15克，盐菟丝子30克，姜半夏9克，黄芩6克，烫水蛭3克，川芎9克，当归9克，黄连3克，枸杞子15克，酒女贞子15克，墨旱莲15克，肉桂3克。10剂，水煎服。

随诊（2021-02-18）：患者于当月受孕，现已妊娠36周，母胎正常。

按：患者月经量少持续半年，属中医学之"月经过少"范畴。患者素体肾虚，加之数堕胎，肾虚更甚，肾气亏虚，气不行血，日久成瘀，冲任血海亏虚，更兼胞脉、脉络不通，故经血化源不足而致月经过少。舌质淡红，苔花剥，脉细涩尺弱均为肾虚血瘀之征。患者证属肾虚血瘀证，治宜补肾化瘀，活血调经，方中菟丝子、枸杞子、熟地补肾滋阴，合丹参活血补血为君药，淫羊藿温阳补肾为阳中求阴之意，白术、茯苓、白扁豆健脾渗湿，以后天补先天，黄精、玉竹增强滋阴之功。受孕月复诊为月经净后，目前中药以补肾滋阴促进"阴长"，以达到促进子宫内膜生长的目的，因此应用菟丝子、枸杞子、女贞子、旱莲草等补肾滋阴之品。

不 孕 症

兴某，女，29岁，门诊病例。

初诊（2020-03-07）：未避孕未孕2年就诊。患者14岁月经初潮，月经稀发，2~3个月一行，量中，色黯红，有血块，无腹痛，5天净。末次月经时间为2020-01-02。曾于外院就诊，诊断为多囊卵巢综合征，建议促排卵治疗，患者为求中药治疗就诊。形体偏胖，舌体适中，舌质淡红，苔白微腻，脉滑。

辨证：痰湿证。

治则：化痰祛湿，调经助孕。

处方：白芷3克，川芎3克，炙甘草6克，茯苓3克，当归3克，肉桂3克，白芍3克，姜半夏3克，陈皮6克，麸炒枳壳6克，麻黄6克，麸炒苍术24克，干姜4克，桔梗12克，厚朴4克。7剂，水煎服。

二诊（2020-03-16）：上药服后，月经来潮，无不适，形体偏胖，舌体适中，舌质淡红，苔白微腻，脉滑。原方继服，并嘱患者调整饮食，适当活动，控制体重。

三诊（2020-03-23）：患者服药后无不适，但体重无明显减少。形体偏胖，舌体适中，舌质淡红，苔白微腻，脉滑。调整处方，给予苍附导痰汤加减。

麸炒苍术15克，醋香附15克，姜半夏12克，陈皮12克，甘草6克，茯苓12克，胆南星9克，麸炒枳壳12克，六神曲9克，荷叶15克，绞股蓝9克，炒山楂15克，炒谷芽15克。7剂，水煎服。

四诊（2020-05-09）： 患者连续服药1月后体重下降5斤，昨日检查为宫内妊娠，考虑其有多囊卵巢综合征，应给予中医保胎，形体偏胖，舌体适中，舌质淡红，苔白，脉滑。方药为盐菟丝子30克，槲寄生15克，续断15克，白芍12克，麸炒白术15克，蜜黄芪15克，党参15克，砂仁6克，黄芩9克。7剂，水煎服。

随诊： 患者于足月分娩1子，母子平安。

按： 五积散是寒积、食积、气积、血积、痰积之主方，在妇科中也发挥了重要的作用。古先贤云："月事不来，胞脉闭也。"该患者于经期感受风冷寒邪，血为寒凝而瘀，血瘀必气滞，两者相因而致，冲任瘀阻，胞脉闭塞，经水阻隔不行而致闭经。此为五积散主治方证之一，即女性血分有寒，月经闭而不调，故用之奏效。

《医宗金鉴·妇科心法要诀》曰："因宿血积于胞中，新血不能成孕，或因胞寒胞热不能摄精成孕，或因体盛痰多，脂膜壅塞胞中而不孕，皆当细审其因，按证调治，自能有子也。"苍附导痰汤源自《万氏女科》的苍附导痰丸，具有开痰散结，行气解郁之功效，主要治疗女性形盛多痰，气虚，至数月而经始行；形肥痰盛经闭；肥人气虚生痰多下白带。《广嗣集要》记载亦可治疗肥盛女人无子者。本方所治证属肥盛之女性躯体多脂，气弱湿停，痰脂阻经脉所致。方中香附素有"气病之总司，女科之主帅"之美誉，行气解郁和血，苍术燥湿健脾，治生痰之源，共为君药；陈皮、半夏、茯苓、甘草燥湿化痰，理气和中；再配枳壳下气散结，南星燥湿化痰，辅佐苍术、香附，可以气顺痰消，并且瘀滞均除，气血调和，而轻脉通利。

癥　瘕

冯某，女，32岁，门诊病例。

初诊（2020-07-25）： 发现卵巢囊肿2年，经期延长3个月。患者14岁月经初潮，月经正常，28~30天一行，量中，色红，有血块，无腹痛，5天净。近3个月经水淋漓，10日方净。末次月经时间为2020-07-14，10日净。2年前查体，发现左侧卵巢囊肿，考虑子宫内膜异位囊肿。定期复查，近3个月明显增长，现大小42mm×37mm，患者为求中药治疗就诊。面色萎黄，舌体适中，舌质淡红，苔白，脉沉细。

辨证： 气虚血瘀证。

治则： 补气化瘀消症。

处方： 蜜黄芪30克，党参15克，麸炒白术9克，炒鸡内金15克，白芍15克，丹参15克，赤芍15克，醋莪术9克，天花粉15克，山药15克，续断12克，茯苓12克，桂枝15克，炒桃仁6克，牡丹皮6克。14剂，水煎服。

二诊（2020-08-08）：患者服上药后无不适，现值月经第3日，经量不多，色红，有血块，无腹痛。舌质淡红，苔白，脉沉细略滑。整方为蜜黄芪30克，炒蒲黄15克，生蒲黄15克，马齿苋30克，茜草15克，海螵蛸30克，生地黄12克，小蓟15克，五灵脂15克。7剂，水煎服。

三诊（2020-12-23）：患者经期服用二诊方，经后服用初诊方，已3个多月，期间月经期缩短至7天，经量适中。整方为蜜黄芪30克，党参15克，麸炒白术9克，炒鸡内金15克，白芍15克，丹参15克，麸炒枳实9克，柴胡12克，续断12克，茯苓12克，桂枝15克，炒桃仁6克，牡丹皮6克。7剂，水煎服。

四诊（2021-01-23）：患者服上方后无不适，月经正常，期间月经期缩短至7天，经量适中。复查B超示左侧卵巢31mm×22mm，内见大小约23mm×16mm囊性无回声，内透声差，内见细密弱光点回声。患者卵巢囊肿明显缩小，嘱定期复查。

按：理冲汤是张锡纯所创，由生黄芪、党参、白术、生山药、天花粉、知母、三棱、莪术、生鸡内金组成，具有健脾开胃、调气行血、消磨癥瘕之功效。"治妇人经闭不行，或产后恶露不尽，结为癥瘕，以致阴虚作热，阳虚作冷，食少劳嗽，虚证沓来。当辨证为正虚气滞血瘀时，理冲汤为常用处方之一。原方中党参、黄芪、生山药养正；三棱、鸡内金活血祛瘀、健胃消食，并有党参、黄芪之升阳，知母、天花粉之滋阴，温而不燥，凉而不寒，补而不滞，攻而不猛，诚为温运和平、养正逐瘀、消积散结之佳方。桂枝茯苓丸出自《金匮要略》，由赤芍、茯苓、桂枝、牡丹皮、桃仁5味药物组成。方中桂枝温阳通脉，芍药养血和营，桃仁破血消癥，丹皮活血散瘀，茯苓健脾利湿、益气养心。子宫肌瘤、卵巢囊肿、附件炎（包块）的共同点均是盆腔有包块，所以均可以用桂枝茯苓丸为以加减。

肾 脏 疾 病
慢肾风（慢性肾炎）

丛某，女，35岁。

主诉：水肿伴小便泡沫3年，加重伴腰痛1周。

现病史：患者于3年前在感冒后出现周身水肿，双下肢明显，伴小便泡沫，于当地医院就诊，查尿常规示蛋白（+++），诊断为慢性肾炎，给予百令胶囊、黄葵胶囊、口服保肾降尿蛋白治疗并与中草药口服，健脾补肾，益气固精治疗，患者水肿减轻，尿蛋白波动于（++）～（+++）。2016年10月10日，患者无明显诱因感腰痛明显，于我院查肾功示血肌酐轻度升高（具体数值不详），今日为求进一步治疗来诊，现症见双下肢轻度水肿，小便有泡沫，无尿频、尿急、尿痛，无肉眼血尿，易疲乏，口干，腰痛，平素月经量少，纳眠可，大便调，日行1次。舌淡红，苔薄白，舌下络脉迂曲粗隆，脉沉。辅助检查：尿常规示：蛋白（+++）。

辨证： 肾虚血瘀。

治法： 补肾益气，活血止痛。

处方： 党参15克，白术15克，茯苓15克，熟地30克，山萸肉15克，泽泻18克，丹参15克，水蛭12克，栀子15克，枸杞15克，仙鹤草30克，甘草6克，黄芪30克，山药30克，大黄9克，升麻12克，附子15克，地龙12克，芡实15克，刺五加15克，石斛15克。7剂，水煎服，每日1剂，温服。

二诊： 患者服药后双下肢水肿消退，小便泡沫较前减少，疲乏感消退，仍口干，腰痛减轻，晨起小便不适感，多饮水后症状减轻，纳可眠安，大便调，日1行。舌淡红，苔薄白，舌下络脉迂曲粗隆。查体示双肾区叩击痛（+-），双下肢无水肿，余查体结果同前。复查尿常规示蛋白（++），复查血肌酐76μmol/L。上方去仙鹤草，加瞿麦15克。党参15克，白术15克，茯苓15克，熟地30克，山萸肉15克，泽泻18克，丹参15克，水蛭12克，栀子15克，枸杞15克，瞿麦15克，甘草6克，黄芪30克，山药30克，大黄9克，升麻12克，附子15克，地龙12克，芡实15克，刺五加15克，石斛15克。7剂，水煎服，每日1剂，温服。

上方治疗3个多月，诸症悉除，多次复查尿常规，蛋白波动于（+）～（+-）。

按： 该患者素体肾气亏虚，肾虚日久，先天累及后天，而致"脾肾双亏"。肾虚日久，久病入络，而致肾络瘀滞。肾主水，肾虚水液蒸腾气化失司，水湿内聚，泛溢肌肤，故见双下肢水肿，肾虚不固，精微下注，故见小便泡沫，腰为肾之腑，肾虚，腰腑失养，故见腰痛，肾虚水停，水邪瘀阻经隧，络脉不通，瘀水互结，故见舌下络脉迂曲粗隆。脾主运化，脾虚运化失司，水谷不得运化精微，四肢肌肉失于濡养，故见乏力。慢性肾病以"脾肾亏虚"为本，况患者易疲乏，腰痛等症状表现也指向"脾肾"，治法宜健脾补肾。"久病入络"，"久病必瘀"，故加入地龙、水蛭以活血通络，逐瘀通经。升麻治疗蛋白尿，取升麻"升清"之意，解师用之，临床效果颇佳。大黄、附子、丹参，擅治一身诸痛，此处用于加强腰部止痛效果。仙鹤草又名"脱力草"，补虚效良。复诊患者疲乏感消退，故去之。大黄能入血分；附子入气分，附子以大热制大黄之寒，而存其走泄之用；大黄苦寒以制附子之热，而存其温通之性。两药配伍，一气一血，一寒一热，相反相成，寒热并用，可温下寒实积滞。临床常用于急性肾衰竭、慢性肾衰竭邪实积滞在内。运用升麻治疗肾性蛋白尿之思路源于李东垣补中益气的启示和研究。该方功在补益中气、升阳举陷，在临证中用其加减治疗各种气虚下陷之久泄、久痢取得了较好的疗效。其中柴胡、升麻皆长于升举脾胃清阳之气，因此用其升举之性治疗肾性蛋白尿、血尿。因肾性蛋白尿、血尿属"精气下泄"，精微物质的丢失当属"伤阴"，而古代医家张洁古、李东垣、缪仲醇等认为柴胡具有"升阳劫阴"之说，故临证时只选用升麻治疗。

王某，女，67岁。

主诉： 乏力伴小便泡沫8个月，加重2天。

现病史：患者于 2016 年 9 月无明显诱因发现小便泡沫，无尿频、尿急、尿痛，无肉眼血尿，无水肿，无腰酸、腰痛，于威海市立医院就诊，查尿常规示蛋白阳性（具体不详），尿微量白蛋白 1200mg/L，查肾功示血肌酐 112μmol/L，诊断为慢性肾功能不全、慢性肾炎，患者遂转诊于我院行中草药口服治疗，多次复查血肌酐降至正常范围（具体不详），尿微量白蛋白波动于 490~1900mg/L。平素有乏力症状。2 天前，患者无明显诱因感小便泡沫增多，伴周身乏力明显，今日为求中西医结合系统治疗，再次来诊。现症见周身乏力，小便有泡沫，无尿频、尿急、尿痛，无肉眼血尿，腰部时感酸痛，时发头晕，头痛偶作，平素时感胸闷，劳累后明显，无心慌、憋气，时恶心，饭后感腹胀，无呕吐，无明显腹痛，无腹泻，无口干、皮疹及光过敏，纳眠可，大便偏干，日行 1 次。双下肢微水肿。舌质淡，苔白厚，脉弦。既往高血压病史 30 年，冠心病病史 20 余年，慢性胃炎病史 30 余年。

辨证：脾肾气虚。

治法：健脾补肾、活血壮腰。

处方：黄芪 20 克，麸炒白术 20 克，陈皮 12 克，白茅根 30 克，郁金 12 克，酒萸肉 20 克，山药 15 克，茯苓 15 克，泽泻 15 克，牡丹皮 15 克，川芎 20 克，炒杜仲 12 克，桑寄生 12 克，烫狗脊 10 克，生地黄 25 克。7 剂，水煎服，每日 1 剂，分早晚 2 次温服。

二诊：患者服上方后乏力症状较前改善，小便仍有泡沫，无肉眼血尿，无水肿，腰部酸痛减轻，头晕偶作，无明显头痛，劳累后仍有胸闷，无心慌、憋气，恶心不显，饭后感腹胀，无呕吐，无腹痛、腹泻，纳可眠安，大便调，日 1 行。双下肢微水肿。舌质淡，苔白厚，脉弦。上方去白茅根，加丹参 15 克以活血清心，加厚朴 30 克以下气除满。黄芪 20 克，麸炒白术 20 克，陈皮 12 克，郁金 12 克，酒萸肉 20 克，山药 15 克，茯苓 15 克，泽泻 15 克，牡丹皮 15 克，川芎 20 克，炒杜仲 12 克，桑寄生 12 克，烫狗脊 10 克，生地黄 25 克，丹参 15 克，厚朴 30 克。7 剂，水煎服，每日 1 剂，分早晚 2 次温服。

上方服用 2 个多月，症状好转，复查血肌酐正常范围，尿微量白蛋白波动于 200~800mg/L。

按：患者素体肾气亏虚，肾虚日久，先天累及后天，而致"脾肾双亏"。肾主水，肾虚水液蒸腾气化失司，水湿内聚，泛溢肌肤，故见双下肢水肿；肾主藏精，肾虚封藏失职，精微外泄，故见小便有泡沫；腰为肾之腑，肾虚，腰腑失养，故见腰痛。脾主运化，脾虚运化失司，水谷精微化生乏源，四肢肌肉失于濡养，故见乏力；脾主升清，脾虚升清无力，清窍失养，故时发头晕；脾与胃相表里，脾为胃行其津液，脾虚，胃失和降，胃气上逆，故见饭后腹胀，时恶心；脾虚，不能为胃行其津液，故大便偏干。方中黄芪健脾益气，白术、陈皮燥湿健脾，山药、山萸肉、生地、丹皮、茯苓、泽泻取六味地黄汤之意，以三阴并补，重在滋肾，川芎、郁金行气活血，杜仲、寄生、狗脊补肾壮腰。慢性肾炎以脾肾亏虚为本，感受邪气贼风为标，临床治疗从脾从肾论治，并加用祛风宣肺之品。从脾论治：肾炎患者尽管水肿消退，但蛋白尿经久不愈者，一般都有脾虚见证。脾为后天之本，主运化水湿。脾虚症见面黄少华、胃纳差、大便溏、舌淡胖、脉缓虚。法当从脾治疗。多用参苓自术散加减。常用药物有生黄芪 30 克，党参 15 克，茯苓 30 克，白术 15 克，炙甘草、橘红、法半夏各 10 克，薏苡仁 15 克，芡实、怀山药、葛根各 10 克，升麻 6 克等。从肾论治，肾主藏精，为先天之本，五脏六腑之精统藏于肾。肾虚症见面色灰黯、腰膝酸软、怯寒肢冷、夜尿多、舌淡白、脉细虚。法当补肾固摄治疗。方用六味地黄丸或五子衍宗丸加减。常用药物有山萸肉、川杜仲、巴戟、仙茅、续断、枸杞子、女贞子、菟丝子、金樱子、紫河车、芡实各 10 克，山药、桑螵蛸 15 克等。

肾衰竭（慢性肾衰竭）

刘某，女，61 岁。

主诉： 乏力 4 个月，纳差 1 周。

现病史： 患者 4 个月前感乏力，于威海市立医院检查尿素氮 14.1mmol/L，肌酐 336μmol/L，尿酸 407μmol/L，血红蛋白 97g/L，考虑为慢性肾衰竭，转至肾病科门诊治疗，给予海昆肾喜胶囊、百令胶囊口服，促红细胞生成素 5000 单位每周 2 次皮下注射等治疗，复查血肌酐下降至 312μmol/L，后多次于门诊复查血肌酐波动于 330~366μmol/L。近 1 周患者再次出现乏力加重，伴有纳差，现为求进一步治疗来诊。症见乏力、纳差、不思饮食、脘腹满闷，无恶心、呕吐，无返酸、嗳气，时有上腹至左侧胸背部皮肤发热，无明显瘙痒及皮疹，无头晕、头痛，无胸闷、憋气，无咳嗽、咳痰，无腹痛、腹泻，无水肿，眠可，尿中少许泡沫，无尿频、尿急、尿痛，夜尿 1 次，大便调，日 1 行。舌质淡，苔白，脉沉弦。既往高血压病史 10 余年，2017-12-03 于威海市立医院行胃镜检查示非萎缩性胃炎。

辨证： 脾肾气虚，寒热错杂。

治法： 辛开苦降，健脾补肾。

处方： 姜半夏 10 克，黄芩 9 克，黄连 9 克，干姜 10 克，太子参 20 克，炙甘草 6 克，大枣 6 克，柴胡 9 克，佩兰 10 克，麸炒白术 12 克，黄芪 20 克，当归 12 克，陈皮 15 克，六月雪 15 克，紫苏叶 12 克，茯苓 12 克。7 剂，水煎服，每日 1 剂。

二诊： 患者服上方后，乏力减轻，纳差状况改善，脘腹满闷感不显，进食后偶感泛酸烧心，无恶心、呕吐，无嗳气，上腹至左侧胸背部皮肤发热症状消失，无头晕、头痛，无胸闷、憋气，无腹痛、腹泻，眠可，尿中泡沫少，夜尿 1 次，大便调。舌质淡，苔白，脉沉弦。上方去大枣，加煅瓦楞 15 克、乌贼骨 15 克以制酸止痛。

处方： 姜半夏 10 克，黄芩 9 克，黄连 9 克，干姜 10 克，太子参 20 克，炙甘草 6 克，柴胡 9 克，佩兰 10 克，麸炒白术 12 克，黄芪 20 克，当归 12 克，陈皮 15 克，六月雪 15 克，紫苏叶 12 克，茯苓 12 克，煅瓦楞 15 克，乌贼骨 15 克。7 剂，水煎服，每日1剂。

守上方服用月余，症状悉除，复查血肌酐值稳定。

按： 患者素体肾气亏虚，肾虚日久及脾，而致脾肾双亏。脾与胃相表里，脾主运化，胃主受纳，脾主升清，胃主降浊。脾虚运化失司，水谷精微化生乏源，四肢肌肉失于濡养，故见乏力；脾虚，胃纳无力，则纳差，不思饮食；脾胃升降失常，浊气在上，则生䐜胀，故见脘腹满闷；上腹至左侧胸背部皮肤发热乃"阴火上冲、气虚发热"之征。肾主藏精，肾虚封藏失职，精微外泄，故见小便有泡沫。上证治法以辛开苦降、健脾补肾为原则，选方半夏泻心汤加减。方中姜半夏、干姜辛开，黄芩、黄连苦降以除痞，太子参、黄芪健脾补肾益气，大枣、炙甘草补中益气，佩兰芳香醒脾，白术、陈皮健运脾胃，当归活血，六月雪、茯苓利湿。半夏泻心汤主治中气虚弱、寒热错杂于中焦而致心下痞证。痞者，痞塞不通，上下不能交泰之谓，心下即是胃脘，属脾胃病变。脾胃居中焦，为阴阳升降之枢纽，今中气虚弱，升降失常，遂成痞证。治当调其寒热，益气和胃，散结除痞。

姜某，男，63岁。

主诉： 多囊肾18年，乏力2年，加重10余天。

现病史： 患者于18年前单位体检发现多囊肾、多囊肝，无不适，未予特殊诊治。2014年7月无明显诱因出现酱油色尿2天，感乏力，遂至南京军区南京总医院门诊就诊，当时查肌酐270μmol/L、轻度贫血（具体报告未见），予以补钙、降尿酸、碱化尿液、补肾固精等对症治疗，并多次复诊，血肌酐缓慢升高，2016年7月于我院复查血肌酐700.3μmol/L，经保肾降肌酐、控制血压、降尿酸、纠正贫血等治疗，复查血肌酐662μmol/L。10余天前，患者于受凉感冒后出现明显乏力，自行口服四季抗病毒合剂，于2016年10月4日于当地医院复查，查血肌酐728μmol/L，今日为求进一步系统治疗再次来诊。现症见周身乏力，双下肢乏力明显，双眼视物模糊，咽部不适，咳嗽，感咽中有痰不易咯出，无鼻塞、流涕，无恶寒、发热，无头晕、头痛，无胸闷、心慌，无恶心、呕吐，无腹痛、腹泻，双下肢中度凹陷性水肿，纳眠可，小便少许泡沫，无肉眼血尿，无尿急、尿频、尿痛，夜尿每晚1次，大便调，日1行。舌质暗，苔白腻，舌下络脉迂曲粗隆，脉沉滑。既往高血压病史20年。

辨证： 肾虚血瘀、湿浊内蕴。

治法： 活血利水，补肾泄浊。

处方： 当归12克，赤芍15克，茯苓12克，盐泽泻15克，麸炒白术12克，川芎10克，黄芪20克，党参15克，炙甘草6克，陈皮12克，仙鹤草30克，益母草15克，泽兰18克，土茯苓30克，六月雪30克，厚朴10克，槲寄生15克，杜仲12克，川牛膝15克，黄芩12克，煅牡蛎30克。14剂，水煎服，每日1剂。

二诊： 服上药后，患者双下肢乏力减轻，双眼视物模糊，无咽部不适，偶咳痰少，双下肢水肿消退，纳可眠安，小便泡沫少，夜尿每晚1次，大便偏稀，日行

1次。舌质暗，苔白，舌下络脉迂曲粗隆，脉沉滑。复查肾功示肌酐649μmol/L。上方加紫菀12克、百部10克以润肺止咳。

处方： 当归12克，赤芍15克，茯苓12克，盐泽泻15克，麸炒白术12克，川芎10克，黄芪20克，党参15克，炙甘草6克，陈皮12克，仙鹤草30克，益母草15克，泽兰18克，土茯苓30克，六月雪30克，厚朴10克，槲寄生15克，杜仲12克，川牛膝15克，黄芩12克，煅牡蛎30克，紫菀12克，百部10克。7剂，水煎服，每日1剂。

按： 患者素体肾气亏虚，肾虚日久，先天累及后天，而致"脾肾双亏"。肾虚日久，久病入络，而致肾络瘀滞。肾主水，肾虚水液蒸腾气化失司，水湿内聚，泛溢肌肤，故见双下肢水肿；水湿内聚，日久酝酿成浊，浊毒停滞中焦，熏蒸于舌，故见苔白腻；肾虚不固，精微下注，故见小便泡沫；肾虚水停，水邪瘀阻经隧，络脉不通，瘀水互结，故见舌暗，舌下络脉迂曲粗隆。脾主运化，脾主肌肉四肢，脾虚运化失司，水谷不得运化精微，四肢肌肉失于濡养，故见周身乏力。当归、芍药原为女性妊娠腹中疼痛而设，有养血疏肝、健脾渗湿、安胎止痛之功效，乃疏肝健脾、湿瘀同治之名方。日本人汤本求真之处："仲景是本方不过妇人腹痛，然此方用途不只如此狭小也……是脑、神经、筋肉、心肾、子宫诸疾病皆能奏效也。"由于本方寓调肝养血、健脾利湿、湿瘀同治之法于一体，在肾脏疾病中较多运用。上证选当归芍药散加减，方中当归、赤芍、茯苓、泽泻、炒白术、川芎疏肝健脾，活血化瘀，健脾利湿，黄芪、党参健脾益气扶正，杜仲、牛膝补肾壮腰，仙鹤草补虚，土茯苓、六月雪、煅牡蛎利湿泄浊解毒，益母草、泽兰活血利水。慢性肾衰竭可由多种疾病迁延日久发展而来，中医学认为"久病多瘀"和"久病入络"，此阶段多表现为"肾络瘀滞"证。临床观察到大部分病例有不同程度的血瘀表现，如面色晦暗或黧黑、腰部有固定痛、舌质紫黯有瘀点、舌下络脉迂曲粗隆、脉涩等，同时有面浮肢肿、小便不利、舌苔白腻或浊腻等湿邪内阻的表现，湿滞血瘀于肾络，治需活血利水，补肾泄浊。

水肿病（肾病综合征）

肖某，男，44岁。

主诉： 双下肢水肿伴泡沫尿10个月。

现病史： 患者2017年6月底无明显诱因出现双下肢水肿伴尿中大量泡沫，于7月1日至经区医院就诊，诊断为肾病综合征，患者拒绝行肾穿刺活检术，予以每天1次甲泼尼龙片48mg抑制免疫，配合补钙、保肾降尿蛋白等对症治疗，多次住院及门诊复查，尿蛋白定量波动在3487~8853mg之间，于2018年1月13日始减量激素为每天1次44mg继续抑制免疫，结合保肾降尿蛋白、保肝降酶、降脂稳斑、抑制免疫、补钙预防骨质疏松、抗感染等治疗后，患者病情较前改善，复查肝功示

ALT 196U/L，AST 98U/L，24小时尿蛋白定量为1.13g。今日患者为求进一步系统治疗再次来诊。现症见稍感乏力，无头晕、头痛，无胸闷、心慌，无恶心、呕吐，无腹痛、腹泻，无频发口腔溃疡，无日光过敏，双下肢微水肿，纳可眠安，小便有泡沫，无尿急、尿频、尿痛，无肉眼血尿，大便调，日行1次。舌质红，舌苔薄黄，脉弦。

辨证： 少阳郁滞，脾肾气虚。

治法： 和解少阳，健脾补肾，清热利湿。

处方： 柴胡12克，黄芩12克，姜半夏9克，太子参10克，黄芪20克，炒白术12克，炙甘草6克，升麻9克，菟丝子15克，当归12克，陈皮12克，茵陈15克，五味子15克，炒栀子10克，牡丹皮10克，沙苑子15克，虎杖15克。7剂，水煎服，每日1剂。

二诊： 患者乏力轻微，无头晕、头痛，无胸闷、心慌，双下肢无水肿，纳可眠安，小便泡沫不显，无尿急、尿频、尿痛，大便调，日1行。舌质红，舌苔白，脉弦。复查尿常规示蛋白（－），尿微量白蛋白42.7mg/L，肝功示ALT 62U/L，AST 52U/L，肌酐37.1μmol/L，尿酸418.8μmol/L。上方加量菟丝子、沙苑子30克，加田基黄10克。

处方： 柴胡12克，黄芩12克，姜半夏9克，太子参10克，黄芪20克，炒白术12克，炙甘草6克，升麻9克，菟丝子30克，当归12克，陈皮12克，茵陈15克，五味子15克，炒栀子10克，牡丹皮10克，沙苑子30克，虎杖15克，田基黄10克。7剂，水煎服，每日1剂。

守上方服用2个月，患者乏力不显，转氨酶恢复正常，复查血尿酸367μmol/L，尿蛋白波动于（＋－）～（－）。

按： 脾主运化，脾虚运化失司，水谷精微化生乏源，四肢肌肉失于濡养，故见乏力；肾主水，肾虚水液蒸腾气化失司，水湿内聚，泛溢肌肤，故见双下肢水肿；少阳枢机不利，三焦气化功能失常，亦可表现为疲乏无力、水肿或小便不利。上证以健脾补肾、和解少阳为治法，选补中益气汤合小柴胡汤加减，方中太子参、黄芪、炒白术、炙甘草、升麻、陈皮健脾益气，升提补中，沙苑子、菟丝子补肾固精。柴胡、黄芩一升一降，和解少阳，栀子、丹皮疏肝清热，茵陈、虎杖利胆去湿，五味子酸收敛肝益肝，当归养血和血，加用田基黄以增强利湿退黄之势。小柴胡汤为和解少阳之首方，具有和解表里、疏利三焦、调肝和脾、推动气机、协调升降、调谐气血、扶正祛邪等多方面作用，对于肾病综合征，由于少阳三焦枢机不利，表现为水肿、蛋白尿者，可选用小柴胡汤加减治疗。肾病综合征撤减激素过程中加服小柴胡汤，可减少肾病复发。

梁某，男，49岁。

主诉： 反复水肿伴泡沫尿1年半，加重3天。

现病史： 患者2016年6月底无明显诱因出现双下肢水肿，尿中出现大量泡沫，至威海市立医院门诊查尿常规示蛋白阳性，24小时尿蛋白定量>5g，血压升高，入院行肾穿刺示膜性肾病（Ⅱ期），予以醋酸泼尼松片60mg，每天1次（每月减1粒），环磷酰1.0g，每月6次抑制免疫，并补钙、调脂、降压，配合中药调理，24小时尿蛋白定量波动于1~2g之间，醋酸泼尼松片维持30mg，每天1次。2017年8月，患者于我院调整治疗方案为醋酸泼尼松片30mg，每天1次，联合环孢素软胶囊，早125mg，晚100mg，现激素减量至隔日3片，并应用4次尿激酶静滴防止肾小球硬化，血浆白蛋白恢复正常，尿蛋白波动于（+-）~（+），近3日患者感小便泡沫较前增多，为求进一步系统治疗再次来诊。现症见乏力，活动后明显，小便有泡沫，夜尿每晚2次，无尿频、尿急、尿痛，无肉眼血尿，无头晕、头痛，无胸闷、心慌，无恶心、呕吐，无腹痛，纳眠可，大便偏稀，日2~3次。舌淡红，苔薄白，脉沉细。既往白癜风病史20余年，现无不适症状；高血压病史1年。辅助检查尿常规示蛋白（+），隐血（+-），尿微量白蛋白642mg/L，24小时尿蛋白定量示1.68g（2017-01-14，于我院）。

辨证： 脾肾气虚。

治法： 健脾补肾，益气固精。

处方： 党参20克，茯苓15克，麸炒白术12克，炒白扁豆15克，陈皮12克，莲子10克，山药15克，砂仁6克，麸炒薏苡仁15克，盐菟丝子15克，枸杞子15克，黄芪20克，当归12克，赤芍15克，炙甘草6克。14剂，水煎服，每日1剂，温服。

二诊： 患者服上药后乏力减轻，小便泡沫不显，夜尿每晚2次，无尿频、尿急、尿痛，无头晕、头痛，无胸闷、心慌，无恶心、呕吐，无腹痛、腹泻，纳可眠安，大便调，日行1次。舌淡红，苔薄白，脉沉细。复查尿常规示蛋白（-），尿微量白蛋白106mg/L。上方加柴胡12克、黄芩12克以疏利少阳。

处方： 党参20克，茯苓15克，麸炒白术12克，炒白扁豆15克，陈皮12克，莲子10克，山药15克，砂仁6克，麸炒薏苡仁15克，盐菟丝子15克，枸杞子15克，黄芪20克，当归12克，赤芍15克，柴胡12克，黄芩12克，炙甘草6克。14剂，水煎服，每日1剂，温服。

守上方服用月余，患者乏力症状改善，多次复查尿常规，尿蛋白均（-）。

按： 内经云："年过四十，阴气自半"，患者素体肾气亏虚，肾虚日久及脾，而致"脾肾双亏"。脾主运化，脾虚运化失司，水谷精微化生乏源，四肢肌肉失于濡养，故见乏力；脾主升清，脾虚清气不升，则生飧泄，故大便偏稀。肾主藏精，肾虚封藏失职，精微外泄，故见小便有泡沫。舌淡红，苔薄白，脉沉细均为"脾肾气虚"之佐证。参苓白术散，载于《太平惠民和利局方》，为调补脾胃之良方，该方是在四君子汤基础上，加山药、扁豆、莲子、薏苡仁、砂仁、桔梗而成，临床运用广泛，凡呈脾胃虚弱症者皆为其所主。根据多年临床实践，认识到运用该方调理脾胃之作用，治疗急慢性肾炎、糖尿病并发肾脏损害等诸疾，以及蛋白尿持久不消者，疗效独特。方中人参、白术、茯苓益气健脾渗湿为君，配伍山药、莲子助君药以健脾益气，兼能止泻；并用白扁豆、薏苡仁助白术、茯苓以健脾渗湿，均为臣药。更用砂仁醒脾和胃，行气化湿，是为佐药；炙甘草健脾和中，调和诸药，为使药。枸杞子、菟丝子配伍应用，见于《丹溪心法》中五子衍宗丸，功专益精髓而固精，临床用于肾虚蛋白尿及肾脏病合并阳痿、遗精等，亦可用于肾移植术后。

紫癜（过敏性紫癜性肾炎）

李某，女，43岁。

主诉： 周身泛发紫癜3天。

现病史： 患者于3天前进食野生蒲公英后出现周身泛发点状皮下出血，出血点色红，范围大小不一，劳累后发作更为明显，伴腹痛、心烦。今日于我院查尿常规示潜血（++），现为求中医诊治，特来诊，舌质紫暗，边有齿痕，苔薄黄，脉沉。体格检查血压为126/78mmHg，周身泛发红色紫癜，听诊双肺呼吸音清，未闻及干、湿啰音。心率76次/分，律齐，无杂音。腹软，脐周压痛（+），无反跳痛。双肾区叩击痛（－）。双下肢无水肿。辅助检查尿常规示潜血（++）。

辨证： 肾阴亏虚，热盛动血。

治法： 滋阴补肾，清热凉血止血。

处方： 生地15克，熟地15克，山萸肉15克，山药30克，白茅根30克，小蓟12克，旱莲草15克，仙鹤草30克，水牛角30克，丹皮15克，石膏30克，麦冬15克，甘草6克，炒栀子15克。7剂，水煎服，每日1剂，温服。

二诊： 患者服药后，紫癜较前明显减少，仅分布于四肢，紫癜出血点范围缩小，劳累后加重，无腹痛，仍存在心烦。纳偏少，眠可。大便黏腻不爽，日行1次。今日于我院查尿常规示潜血（+-），舌质紫暗，边有齿痕，苔黄腻，脉沉。上方去石膏，加炒苍、白术各15克。

处方： 生地15克，熟地15克，山萸肉15克，山药30克，白茅根30克，小蓟12克，旱莲草15克，仙鹤草30克，水牛角30克，丹皮15克，麦冬15克，甘草6克，炒栀子15克，炒苍术15克，炒白术15克。7剂，水煎服，每日1剂，温服。

后随访1年，未再发。

按： 过敏性紫癜是血管性紫癜中最常见的出血性疾病，属于一种变态反应性无菌性毛细血管炎。临床表现以皮肤紫癜为主，常伴有关节炎、腹痛及肾炎等症状，少数患者不伴有血管神经性水肿。本病常起病突然，自然转归一般呈良性经过。过敏性紫癜属于中医"血症"，乃热毒炽盛于血分所致。热入血分，迫血妄行，使血不循经，溢出脉外，离经之血留阻体内则出现发斑。患者素体肾阴亏虚，又复感热毒之邪，两热相搏，毒壅更盛，致使肾络受阻，血溢脉外，而见尿潜血阳性。血分热毒好伤血中津液，血因津少而浓稠，运行涩滞，渐聚成瘀，故舌紫暗。血热扰及心神则心烦。热伤血络，内迫肠胃，则见腹痛。本病的发生与外感风热、饮食失节、瘀血阻络等因素有关，其病机为风热毒邪浸淫腠理，深入营血，或素体阴虚血分壮热，又复感风热，风热与血热相搏，壅盛成毒，致使脉络受阻，血溢脉外。此际不清其热则血不宁，不散其血则瘀不去，不滋其阴则火不熄，正如叶天士所谓"入血就恐耗血动血，直须凉血散血"。治法为清热解毒、凉血散瘀。以犀角地黄汤加减。考虑"犀角"较为稀有，方中以"水牛角"代之。

痹证（下肢动脉硬化闭塞症）

李某，男，83岁。

主诉： 双下肢麻木疼痛1个月，加重2天。

现病史： 患者1个月前出现双下肢麻木疼痛，影响活动，2天前患者于受凉后感疼痛加重，夜间难以入眠，伴周身瘙痒，纳可，二便调，舌质淡暗，边有瘀点，脉沉细。既往双下肢动脉硬化闭塞症病史5年，平素时有双下肢麻木不适。冠心病病史2年，高血压病史10年。体格检查时听诊双肺呼吸音粗，未闻及干、湿啰音，心率82次/分，率齐，无杂音，腹（−），双下肢轻度凹陷性水肿，可见静脉曲张。辅助检查双下肢动静脉彩超示双下肢动脉多发斑块形成。

辨证： 寒瘀闭阻。

治法： 温经散寒，活血通络。

处方： 桂枝15克，白芍15克，细辛3克，通草6克，当归15克，土鳖虫12克，炒僵蚕12克，水蛭12克，全蝎12克，牛膝15克，炒芥子12克，荆芥15克，夏枯草15克，大黄6克，火麻仁30克，炙甘草6克，炙黄芪15克。7剂，水煎服，每日1剂。

二诊： 患者服药后双下肢麻木减轻明显，仍有双下肢疼痛，遇冷尤甚，影响活动，周身瘙痒，纳可，眠一般，小便调，大便偏干，2日1行。舌质淡暗，边有瘀点，脉沉细。上方改通草为附子12克，去荆芥、夏枯草，加白鲜皮15克、肉苁蓉30克。

处方： 桂枝15克，白芍15克，细辛3克，附子12克，当归15克，土鳖虫12克，炒僵蚕12克，水蛭12克，全蝎12克，牛膝15克，炒芥子12克，大黄6克，火麻仁30克，白鲜皮15克，肉苁蓉30克，炙甘草6克，炙黄芪15克。7剂，水煎服，每日1剂。

以上方治疗月余，诸症悉除。

按：《黄帝内经·素问·痹论》曰："风寒湿三气杂至，合而为痹。"根据感受邪气的相对轻重，常分为行痹（风痹）、痛痹（寒痹）、着痹（湿痹）。风寒之邪侵入机体，痹阻关节肌肉筋络，导致气血闭阻不通，筋脉关节失于濡养，不通则痛，不荣亦痛，故见双下肢麻木疼痛，受凉后加重。"血得寒则凝"，瘀阻水停，故见双下肢凹陷性水肿；血行障碍，气血不能濡养肌肤，则见皮肤干涩瘙痒。舌质淡暗，边有瘀点，脉沉细。当归四逆汤是以桂枝汤去生姜，倍大枣，加当归、通草、细辛组成，方中当归甘温，养血和血；桂枝辛温，温经散寒，温通血脉，为君药。细辛温经散寒，助桂枝温通血脉，通草通经脉，以畅血行，且利关节。复诊患者寒重，下肢痛未除，易通草为附子，改为四逆汤，以回阳救逆，使阳气通达四末，鼓动血行。

燥证（唇炎）

刘某，男，45岁。

主诉：唇周干裂疼痛5天。

现病史：患者5天前无明显诱因出现口唇干裂，渐累及唇周，现唇周皮肤暗红，干裂疼痛，遇风尤甚，自行涂抹润唇油，无明显效果，平素大便干燥，2~3日1行，舌红而干有裂纹，苔少，脉细。既往发作性双下肢湿疹病史2年余，每于秋冬易发，发作时局部皮肤瘙痒明显。有"鱼"、"虾"过敏史。

辨证：肺阴亏虚。

治法：养阴增液，润燥止痒。

处方：沙参15克，麦冬15克，桑叶12克，火麻仁30克，枇杷叶12克，石膏30克，知母15克，杏仁10克，徐长卿15克，玄参15克，当归15克，生地15克，甘草6克。7剂，水煎服，每日1剂，温服。

二诊：患者服上药后，口干较前减轻，唇周皮肤暗红，疼痛症状较前明显改善，局部遇风瘙痒明显，大便偏干，日行1次，舌红有裂纹，苔少，脉细。上方去当归，加白鲜皮15克、地肤子15克以祛风止痒。

处方：沙参15克，麦冬15克，桑叶12克，火麻仁30克，枇杷叶12克，石膏30克，知母15克，杏仁10克，徐长卿15克，玄参15克，生地15克，白鲜皮15克，地肤子15克，甘草6克。7剂，水煎服，每日1剂，温服。

三诊：患者口干明显减轻，唇周皮肤颜色转淡，疼痛不显，周身皮肤时发瘙痒不适，搔抓后可见红色小疹点，心烦，大便调，日1行。舌红有裂纹，苔少，脉细。上方去杏仁、生地，加丹皮12克、栀子12克以清热除烦，加防风12克、荆芥12克以祛风胜湿止痒。

上方服用月余，诸症悉除。

按：肺为娇脏，居胸中，为五脏六腑之华盖，上连气道、喉咙，开窍于鼻，外合皮毛而煦泽肌肤。秋令气候干燥，燥热伤肺，肺为热灼，气阴两伤，失其清肃润降之常。肺阴亏损，肺燥失润，则见口唇干裂疼痛，肺与大肠相表里，肺阴亏耗，大肠亦津液匮乏，故见大便干燥。舌红而干有裂纹，苔少，脉细均为"肺阴亏虚"之征。治当清宣润肺与养阴益气兼顾，忌用辛香、苦寒之品，以免更加伤阴耗气。清燥救肺汤为清代医家喻嘉言创制，此方由桑叶、石膏、麦冬、人参等9味药组成，具有清热宣肺、益气养阴之功效。后世医家将其灵活化裁后用于很多疾病中，涉及呼吸系统疾病、皮肤病等多个系统疾病。在临床中使用此方时紧扣病机，凡肺热气逆且气阴伤者，均用此方治疗，疗效尚佳。方中桑叶质轻性寒，清宣肺燥，透邪外出。温燥犯肺，温者属热宜清，燥胜则干宜润，故以石膏辛甘而寒，清泄肺热；麦冬甘寒，养阴润肺，此三者，为清宣润肺的常用组合。杏仁、枇杷叶"苦以泄之"，故能苦降肺气，防止肺气上逆。

头 痛 病

宋某，女，55 岁。

主诉：左侧头部麻木 5 天。

现病史：患者 5 天前无明显诱因出现左侧头部麻木不适，行头颅 MRI 未见明显异常，于威海市立医院行活血改善循环药物静滴 3 天后，患者症状无明显改善，为求系统诊疗特来诊。现症见左侧头部麻木，睡眠及休息后减轻，无明显头晕，无心慌、胸闷，无视物眩转，纳眠可，二便调。舌暗红，苔白厚，脉弦。

辨证：气血亏虚，痰瘀闭阻。

治法：补气活血，祛痰通络。

处方：川芎 15 克，桃仁 12 克，赤芍 15 克，黄芪 30 克，地龙 12 克，炒僵蚕 12 克，胆南星 6 克，天麻 15 克，制白附子 6 克，当归 15 克，炒芥子 15 克，甘草 6 克，红花 15 克，龙胆 12 克。7 剂，水煎服，每日 1 剂。

二诊：患者服药后头部麻木症状稍有减轻，无明显头晕，偶感头痛，以巅顶处明显，无心慌、胸闷，无恶心、呕吐，纳眠可，二便调。舌暗红，苔白，脉弦。上方去龙胆，加醋香附 12 克。

处方：川芎 15 克，桃仁 12 克，赤芍 15 克，黄芪 30 克，地龙 12 克，炒僵蚕 12 克，胆南星 6 克，天麻 15 克，制白附子 6 克，当归 15 克，炒芥子 15 克，甘草 6 克，红花 15 克，醋香附 12 克。14 剂，水煎服，每日 1 剂。

守上方服用月余，诸症悉除。

按：头痛属中医学头风、厥头痛、头痛等范畴，中医临床多见气血失调，久病多伴有血瘀的表现。该患者素体气血亏虚，气虚清阳不升，血虚头窍失养，加之痰浊、瘀血阻闭经络，壅遏经气，共同导致头痛的发生。舌脉俱为佐证。上方中重用生黄芪以补益元气，意在气旺则血行，瘀去络通，当归活血通络而不伤血，赤芍、川芎、桃仁、红花协同当归以活血祛瘀；地龙通经活络，力专善走，以形药力。解师在使用上方时，若上肢半身不遂可加桑枝、桂枝以引药上行，通经活络；若下肢为主者，加牛膝、杜仲以引药下行，补益肝肾；日久效果不显著者，加水蛭、土元以破瘀通络。

咳　嗽

刘某，女，35岁。

主诉：咳嗽喉痒，夜间为甚，口干，左侧少腹痛，眼睛晨起肿胀，大便偏干，右胁隐痛。舌暗红，苔腻，脉浮弦。

辨证：风痰袭肺，肝郁气滞。

治法：疏风化痰，理气化滞。

处方：蝉蜕6克，桔梗6克，枳壳9克，甘草6克，竹沥半夏9克，陈皮9克，一枝黄花9克，浙贝母9克，元胡9克，川楝子6克，紫菀9克，江剪刀草15克，杏仁9克，柴胡9克，黄芩9克。7剂，水煎服。

二诊：服完前方1周后来诊，述咳嗽减轻，胁部隐痛稍减。舌暗红，苔腻，脉浮弦。

蝉蜕6克，桔梗6克，枳壳9克，甘草6克，竹沥半夏9克，陈皮9克，一枝黄花9克，浙贝母9克，紫菀9克，江剪刀草15克，杏仁9克，柴胡9克，黄芩9克，芦根15克，黄荆子12克。7剂，水煎服。

三诊：服完前方1周后来诊，述咳嗽减轻，胁部隐痛及左侧少腹疼痛减轻。

蝉蜕6克，桔梗6克，枳壳9克，甘草6克，竹沥半夏9克，陈皮9克，一枝黄花9克，浙贝母9克，紫菀9克，杏仁9克，芦根15克，黄荆子12克，菝葜15克，金雀根15克，骨碎补9克。7剂，水煎服。

按：肝火犯肺型咳嗽应清肺泻肝，化痰止咳。代表方为黄芩泻白散合黛蛤散。黄芩泻白散由桑白皮、地骨皮、黄芩、甘草组成；黛蛤散由青黛、海蛤壳组成。气降火，清肺化痰；后方清肝化痰。若咳嗽频作，痰黄，加栀子、牡丹皮、浙贝母；逆，加枳壳、旋覆花；若咳时引胸胁作痛明显，加郁金、丝瓜络；若痰黏难咳，加海贝母、瓜蒌子；若咽燥口干，舌红少津，加北沙参、天冬、天花粉。

刘某，女，42岁。

主诉：咳嗽，遇冷加重，喉痒，咯痰不畅，胸闷，大便偏稀，日行2次，后背疼痛。舌淡红，苔薄腻，脉弦细紧。

辨证：风寒束痰，肾气不足，肺失宣肃。

治法：祛风散寒，疏风宣肺，补肾化痰。

处方：蝉衣6克，冬花9克，浙贝母9克，细辛3克，补骨脂9克，当归9克，炒枳壳9克，海浮石15克，百合9克，天葵子9克，菟丝子15克，老鹳草15克，海蛤壳15克，夏枯草15克，菝葜15克，皂角刺9克，生黄芪9克，甘草6克。7剂，水煎服。

二诊：服完前方1个月后来诊，咳嗽好转，舌淡红，苔薄腻，脉弦细紧。

浙贝母9克，补骨脂9克，当归9克，炒枳壳9克，海浮石15克，百合9克，菟丝子15克，老鹳草15克，夏枯草15克，菝葜15克，皂角刺9克，生黄芪9克，甘草6克，苏梗9克，鸡屎藤15克，僵蚕9克，刀豆子9克，石菖蒲9克。14剂，水煎服。

三诊： 服完前方1周后来诊，述有重度脂肪肝、肝水肿、嗳气，便溏粘厕，肚子有时发胀，屁多。

浙贝母9克，补骨脂9克，当归9克，炒枳壳9克，海浮石15克，菟丝子15克，夏枯草15克，菝葜15克，皂角刺9克，生黄芪9克，甘草6克，鸡屎藤15克，僵蚕9克，刀豆子9克，石菖蒲9克，炒防风9克，八月扎9克，山楂炭9克。14剂，水煎服。

四诊： 服完前方1天后来诊，述咳嗽减轻。

浙贝母9克，补骨脂9克，当归9克，炒枳壳9克，海浮石15克，夏枯草15克，菝葜15克，皂角刺9克，生黄芪9克，甘草6克，鸡屎藤15克，僵蚕9克，石菖蒲9克，炒防风9克，山楂炭9克，厚朴9克，凤尾草15克，莪术15克。14剂，水煎服。

按： 咳嗽的主要病机为邪犯于肺，肺失宣肃，肺气上逆作咳。因肺主气，司呼吸，开窍于鼻，外合皮毛，内为五脏六腑之华盖，其气贯百脉而通他脏。由于肺体清虚，不耐寒热，故称为娇脏，易受内外之邪侵袭而致病。肺脏为祛邪外出，以致肺气上逆，冲激声门而发为咳嗽。诚如《医学三字经·咳嗽》所言："肺为脏腑之华盖，呼之则虚，吸之则满。只受得本脏之正气，受不得外来之客气。客气干之，则呛而咳矣。亦只受得脏腑之清气，受不得脏腑之病气。病气干之，亦呛而咳矣。肺体属金，譬若钟然，一外一内，皆所以撞之使鸣也。"这表示咳嗽是内外病邪犯肺、肺脏祛邪外达的一种病理反应。

罗某，女，51岁。
主诉： 咳嗽咽痛，鼻涕多，口干，动则多汗，畏风，大便干结，舌暗红，脉浮缓。
辨证： 阴虚血热，营卫不和。
治法： 养阴化热，调和营卫。
处方： 杏仁9克，马勃3克，竹沥半夏9克，化橘红9克，桂枝3克，南沙参9克，白芍12克，蜂房9克，栝楼皮9克，煅牡蛎15克，浙贝母9克，枳壳9克，玄参9克，蒲公英15克，太子参15克。7剂，水煎服。

二诊： 服完前方3周后来诊，述近日感冒，无心悸，舌暗红，脉浮缓。

杏仁9克，马勃3克，竹沥半夏9克，化橘红9克，桂枝3克，南沙参9克，白芍12克，蜂房9克，栝楼皮9克，煅牡蛎15克，浙贝母9克，枳壳9克，玄参9克，蒲公英15克，橘络6克，河白草15克，荆芥6克。7剂，水煎服。

三诊： 服完前方1周后来诊，咳嗽减轻，余证稍减。

杏仁9克，竹沥半夏9克，化橘红9克，桂枝3克，南沙参9克，白芍12克，蜂房9克，栝楼皮9克，煅牡蛎15克，浙贝母9克，枳壳9克，玄参9克，蒲公英 15 克，橘络 6 克，僵蚕 9 克，八月扎 12 克，淮小麦 15 克。7 剂，水煎服。

四诊：服完前方 2 周后来诊，咳嗽减轻，大便干结稍好转。

杏仁 9 克，化橘红 9 克，桂枝 3 克，南沙参 9 克，白芍 12 克，蜂房 9 克，栝楼皮 9 克，煅牡蛎 15 克，浙贝母 9 克，枳壳 9 克，玄参 9 克，蒲公英 15 克，橘络 6 克，石斛 9 克，姜半夏 9 克，炒白扁豆 15 克，野蔷薇花 6 克。7 剂，水煎服。

按：本病的病变部位在肺，涉及肝、脾、肾等多个脏腑。外感或内伤导致肺气失于宣发、肃降时，均会使肺气上逆而引起咳嗽。明代张介宾指出："咳症虽多，无非肺病。"因此，咳嗽的病变主脏在肺。肺与肝既有经络相连，又有五行相克的内在联系，如肝郁化火，木火偏旺或金不制木，木火刑金，则气火上逆犯肺为咳。脾与肺有五行相生的内在联系，脾为肺之母，如饮食不节，内伤于脾，脾失运化，痰浊内生，上渍犯肺，则肺失宣肃，肺气上逆而咳。肺为气之主，肾为气之根，肺司呼吸，肾主纳气，且有五行相生的关系，故久咳肺虚，金不生水，则肺病及肾，肾虚气逆犯肺而咳嗽。

马某，女，65 岁。

主诉：气短，气急，气喘，痰少，咯痰畅，气候变化诱发，胸闷，阵惹，汗出，乏力。舌淡红，苔薄腻，脉浮细。

辨证：肺虚夹痰，清宣失令。

治法：补肺化痰，清宣并用。

处方：杏仁 9 克，银柴胡 9 克，乌梅 3 克，僵蚕 9 克，黄芩 9 克，桃仁 9 克，甘草 6 克，地龙 6 克，款冬花 9 克，竹沥半夏 9 克，陈皮 9 克，桑白皮 9 克，黄荆子 12 克，枳壳 6 克，桔梗 6 克，浙贝母 9 克，当归 9 克。14 剂，水煎服。

二诊：服完前方 1 天后来诊，述气喘减轻，咳嗽稍减，舌质淡红，舌苔薄腻，脉浮细。

杏仁 9 克，银柴胡 9 克，乌梅 3 克，僵蚕 9 克，黄芩 9 克，桃仁 9 克，甘草 6 克，地龙 6 克，款冬花 9 克，竹沥半夏 9 克，桑白皮 9 克，枳壳 6 克，桔梗 6 克，浙贝母 9 克，当归 9 克，橘红 9 克，穿山龙 15 克。7 剂，水煎服。

三诊：服完前方 1 周后来诊，述气短、气急稍轻。

杏仁 9 克，银柴胡 9 克，乌梅 3 克，僵蚕 9 克，桃仁 9 克，甘草 6 克，地龙 6 克，款冬花 9 克，竹沥半夏 9 克，枳壳 6 克，桔梗 6 克，浙贝母 9 克，当归 9 克，橘红 9 克，穿山龙 15 克，苏子 9 克，南沙参 9 克。7 剂，水煎服。

四诊：服完前方 1 周后来诊，述咳嗽减少，动则气急。

杏仁 9 克，银柴胡 9 克，乌梅 3 克，僵蚕 9 克，桃仁 9 克，甘草 6 克，地龙 6 克，款冬花 9 克，竹沥半夏 9 克，枳壳 6 克，桔梗 6 克，浙贝母 9 克，当归 9 克，穿山龙 15 克，苏子 9 克，枸骨叶 9 克，补骨脂 9 克。7 剂，水煎服。

按：肺阴亏虚型咳嗽的代表方为沙参麦冬汤。本方由沙参、麦冬、天花粉、玉竹、桑叶、白扁豆、甘草组成。若咳而气促明显，加五味子、诃子；若痰中带血，加牡丹皮、白茅根、仙鹤草；若潮热明显，加功劳叶、银柴胡、青蒿、胡黄连；若盗汗明显，加乌梅、牡蛎、浮小麦；若咳吐黄痰，加海蛤壳、黄芩、知母；若手足心热、腰膝酸软，加黄柏、女贞子、旱莲草；若倦怠无力、少气懒言，加党参、五味子。

许某，男，10 岁。

主诉： 咳嗽 2 周。

现病史： 患者 2 周前于受凉后感冒，恶寒发热，鼻塞流涕，自行口服"感冒冲剂"后热退。仍有流涕，遇风明显，咽痒咳嗽，咳声重浊，痰白易吐，夜间时闻打鼾声。舌淡，苔薄黄，脉浮。自幼有遗尿病史，平素时有发作。对鸡蛋过敏。体格检查发现咽红，扁桃体 1° 肿大，听诊双肺呼吸音粗，未闻及干、湿啰音。

辨证： 风邪袭肺。

治法： 宣肺通窍，止咳化痰。

处方： 橘红 15 克，桔梗 12 克，荆芥 9 克，紫菀 12 克，桑白皮 12 克，白前 15 克，杏仁 10 克，枇杷叶 12 克，浙贝 15 克，益智仁 30 克，黄芩 12 克，甘草 6 克，山药 30 克，辛夷 10 克，前胡 15 克，鹅不食草 12 克。7 剂，水煎服，每日 1 剂。

二诊： 患者服上方后，鼻塞解，流涕好转。现仍咳嗽，程度较前减轻，咽干，痰黄易吐，夜间未闻及打鼾声，近日连续 2 夜遗尿。舌淡，苔黄微腻，脉濡。查体发现咽红，扁桃体无肿大，听诊双肺呼吸音粗，未闻及干、湿啰音。上方去桑白皮、白前、杏仁、枇杷叶、前胡、黄芩、辛夷、鹅不食草，加生地 10 克、牛蒡子 10 克、薄荷 10 克、藿香 12 克、桑螵蛸 30 克、酒萸肉 15 克。

处方： 橘红 15 克，桔梗 12 克，荆芥 9 克，紫菀 12 克，浙贝 15 克，益智仁 30 克，甘草 6 克，山药 30 克，生地 10 克，牛蒡子 10 克，薄荷 10 克，藿香 12 克，桑螵蛸 30 克，酒萸肉 15 克。7 剂，水煎服，每日 1 剂。

上方服用月余，诸症悉除。

按： 风邪犯肺，肺失清肃，肺气上逆，故咳嗽。肺主气，司呼吸，上连气道、喉咙，开窍于鼻，外合皮毛，风邪从口鼻、皮毛侵袭肺脏，故鼻流涕，遇风明显，且恶寒、咽痒。肺气失宣，津液凝滞，故而成痰；肺气宣发肃降不利，故闻打鼾声。"止嗽散"治证为外感咳嗽，经服解表宣肺药咳嗽仍不止者。风邪犯肺，肺失清肃，虽经发散，因解表不彻而其邪未尽，故仍咽痒咳嗽。治法重在理肺止咳，微加疏表之品。方中紫菀性温而不热，润而不腻，可止咳化痰，对于新咳、久咳都能使用。桔梗味苦辛而性平，善于开宣肺气；白前味辛甘、性亦平，长于降气化痰。两者协同，一升一降，以复肺气之宣降。荆芥辛而微温，疏风解表，以祛在表之余邪；陈皮理气化痰。患者自幼"遗尿"病史，复诊时分发作频繁，解师以六味地黄丸加缩泉丸加减以补肾缩尿。

小儿咳嗽

张某，男，6 岁。

主诉：咳嗽 2 个多月。以早晚咳嗽为主，遇冷空气加重，咳白色泡沫稀痰，咳甚时干呕，流清涕，纳差，大便可。舌质稍红，苔淡黄偏滑，脉浮滑。曾服用消炎止咳之类药物，咳嗽也能一时减轻少许，但一直未有痊愈迹象。

辨证：外寒内饮。

水寒相搏，内外相引，饮动不居，水寒射肺，肺失宣降，故咳喘痰多而稀；水停心下，阻滞气机，故胸痞；饮动则胃气上逆，故干呕；舌苔滑，脉浮为外寒内饮之佐证。

治法：温肺化饮、解表散寒。

处方：小青龙汤加减。麻黄 6 克，桂枝 6 克，干姜 3 克，白芍 10 克，炙甘草 6 克，细辛 3 克，姜半夏 6 克，五味子 6 克，生石膏 30 克，苏子 10 克，款冬花 10 克。4 剂，水煎服，每日 1 剂，分 3 次服。

二诊：咳嗽已基本痊愈，晨起偶有咳嗽，流涕消失。守上方改麻黄为炙麻黄。再服 3 剂以善其后，咳嗽消失，诸症皆除。

按：小儿脾常不足，不能正常运化水液易生痰饮。一旦感受外邪，每致表寒引动内饮，《难经·四十九难》说："形寒饮冷则伤肺"。小青龙汤有温肺化饮、解表散寒之效，主要用于是外感风寒、寒饮内停之证。故采用小青龙汤温化寒饮，寒饮去则肺能正常宣发肃降，咳嗽自止。舌质稍红、舌苔淡黄为痰湿蕴久化热之象，故加生石膏清热、化痰。

姜某，男，7 岁。

主诉：咳嗽 1 个月，加重 3 天。患儿反复咳嗽 1 个月，最近 3 天咳嗽加重，晚上咳甚，咳黄痰，纳差，口苦，大便干结，排便艰难，腹胀满，体型偏胖，手掌粗糙、干燥。舌质暗红，苔黄腻，脉滑数。

辨证：少阳阳明并病。咳嗽白天减轻晚上加重，口苦，大便干，属于食积内热；咳嗽、咳黄痰为痰饮化热之象；舌暗红，手掌粗糙、干燥为瘀血之症。

治法：通腑泻热、祛痰化饮、活血化瘀。

处方：大柴胡汤合桂枝茯苓丸加减。柴胡 12 克，黄芩 10 克，法半夏 6 克，白芍 10 克，炒枳实 6 克，大黄 3 克（后下），生姜 3 片，大枣 5 枚（掰），桂枝 6 克，茯苓 10 克，桃仁 10 克，丹皮 6 克。4 剂，水煎服，每日 1 剂，分 3 次服。

二诊：3 天后复诊，咳嗽明显减轻，黄痰减少，余症均基本消失。守上方调整枳实为枳壳，大黄与诸药同煎再服 3 剂后诸症悉除。

按：少阳郁热，胃失和降，腑气不通，影响气血运行而形成瘀血，瘀血阻滞气机，津液输布不畅而成痰饮，痰瘀胶结不散而咳嗽不已。用大柴胡汤清泻少阳及阳明二经之实热；桂枝茯苓丸入肝经，活血化瘀，祛除瘀血宿根。二方合用，使少阳气机顺畅条达，气血调和，痰饮、瘀血自去，则诸症可愈。

陈某，女，10岁。

主诉：咳嗽2月余。有少量痰，凌晨3点至5点左右咳嗽加剧，咽干口苦，大便偏干。舌红，苔薄黄，脉浮弦。

辨证：木火刑金。患儿平素脾气大，爱发火，肝失疏泄，郁而化火或肝阴不足均可导致肺金无法正常宣发肃降，肺气上逆发为咳嗽；舌红，苔薄黄，脉浮弦，为肝郁化火之舌脉。

治法：疏肝清肺，化痰止咳。

处方：四逆散合半夏厚朴汤加减。柴胡12克，炒枳实10克，白芍10克，法半夏12克，茯苓10克，苏子10克，厚朴10克，干姜6克，大枣5枚(掰)，蝉蜕6克，僵蚕10克。6剂，水煎服，每日1剂，分3次服。

二诊：咳嗽基本痊愈，大便正常，上方调整枳实为枳壳，继续服用，再服3剂后诸症皆消。

按：肝属木，应于夜半丑时。凌晨寅时(3~5时)，虽然肺经当值，但是肝失疏泄，郁而化火或肝阴不足均可导致肺金无法正常宣发肃降，肺气上逆发为咳嗽；另外，百病多由痰作祟。故治疗以疏肝理气、清肃肺气、化痰止咳为法。肝脏疏泄有序，肺气通利，痰湿自化，咳嗽自止。

李某，男，9岁。

主诉：反复咳嗽约8月余。咳嗽时为痉挛性咳嗽，咳嗽持续时间较长，遇到冷空气甚至刺激性气体即咳嗽，曾予抗生素治疗效果不佳，口服抗过敏、止咳类药物，咳嗽有所缓解，口服中药止咳化痰类药物，皆不能祛除咳嗽症状。咳嗽无规律可循，咳嗽剧烈时干呕，痰少，偶有流清涕，咽痒，口苦，纳可，二便正常。舌质红润，苔白腻，脉弦滑。

辨证：三焦气机不畅。有时咳嗽难以辨证，然总归不离六淫外邪侵袭肺系，脏腑功能失调引起三焦气机不畅而致肺失宣降，发为咳嗽。

治法：疏利三焦，调和营卫。

处方：柴胡桂枝汤加减：柴胡12克，黄芩10克，法半夏6克，仙鹤草20克，桔梗10克，桂枝6克，白芍10克，干姜3克，细辛3克，五味子6克，蝉蜕6克，僵蚕10克，红枣10克。6剂，每日1剂，水煎服，分3次服。

二诊：咳嗽明显减轻，余症皆减，上方已效，守上方继服，共服药15剂，患儿咳嗽消失，诸症皆除。

按：清代医家陈修园在《医学实在易》中写到："余临证以来，每见咳嗽百药不效者，摒去杂书之条诸纷繁，而觅出一条生路，止于《伤寒论》得之治法。《伤寒论》云：'上焦得通，津液得下，胃气因和'三句，是金针之度。……《伤寒论》小柴胡汤谓：'咳者去人参、生姜，加干姜、五味子'。此为伤寒言，而不尽为伤寒言也。余取'上焦得通'三句，借治劳伤咳嗽，往往获效。"解乐业教授认为此患儿咳嗽是由六淫外邪侵袭肺系，脏腑功能失调引起三焦气机不畅，而致肺失宣降所成。小柴胡汤是和法之祖方，在内可疏利三焦；桂枝汤是群方之魁，外有调和营卫之功、内有调和气血之效，二方合用可使三焦气机调畅、营卫气血调合，咳嗽等症自消。

小结

小儿为稚阴稚阳之体，脾常不足、肺常虚，北宋钱乙在《颅囟经》中早就提出了小儿"五脏六腑，成而未全，全而未壮""脏腑柔弱，易虚易实，易寒易热"的理论，就小儿脏腑娇嫩的具体内容而言，以脾、肺、肾尤为突出，肾为先天之本，脾为后天之本，肺主一身之气，三者密切相关。脾为五脏生理、病理之枢纽，脾位居中焦，主运化，升清和统血，脾胃为水谷之海，气血生化之源。《黄帝内经·素问·经脉别论》篇云："食气入胃，散精于肝，淫气于筋；食气入胃，浊气归心，淫精于脉……脾气散精，上归于肺。"由此可知，滋养濡润五脏的气血津液皆有赖于脾胃的化生与输布，五脏在生理上密切联系且以脾为中心。小儿初生之时，脾运力弱，需在生长发育过程中不断充实，且小儿肌体生长发育迅速，生长越快，营养的需要量相对越大，则脾运更显不足。肺脏全而未壮，脾、肾尤均幼稚，则肺脏受气不足，主气功能未健，故肺脏娇嫩。由于小儿脏腑柔弱，血气未充，经脉未盛，内脏精气未足，卫外机能未固，阴阳二气均属不足，因此小儿的抗病能力差，加上小儿寒暖不能自调，饮食不能自节，故外易为六淫所侵，内常由饮食所伤。在临床发病方面，也以肺、脾二脏疾患为多，其中肺系疾病表现为反复呼吸道感染、哮喘、肺炎，症状主要表现为咳嗽。

痢　疾

刘某，男，48 岁。

主诉：便血、腹痛反复发作 10 余年，加重 1 周。患者近 10 年来便血、腹痛反复发作，多至日行 5~6 次，质稀，夹少量脓血，伴里急后重，腹痛症状遇冷加重，伴口干乏力，小便可。舌红，苔薄黄，脉沉。经电子镜检查为溃疡性结肠炎。

辨法：湿热痢。

治法：清肠补脾，调和气血。

处方：黄连 9 克，干姜 6 克，木香 6 克，炒白术 15 克，白芍 12 克，陈皮 9 克，防风 9 克，白芷 12 克，连翘 12 克，桔梗 12 克，乌梅 12 克，秦艽 6 克，白头翁 12 克，三七 3 克，白及 15 克。7 剂，水煎服。

二诊：便血次数减少，腹痛较前减轻，日行2~3次，质稀，偶有脓血，腹痛症状遇冷仍加重，伴口干乏力，小便可。舌红，苔薄黄，脉沉。上方继服。

按：痢疾是以腹痛、里急后重、下利赤白脓血为主症的病症，多发于夏秋季节。痢疾病位在肠，与脾胃关系密切，病机为湿热、疫毒、寒湿结于肠腑，气血壅滞，脉络受损，化为脓血，大肠传导失司，发为痢疾。

痢疾的辨证首要辨实痢、虚痢，"痢疾最当察虚实，辨寒热"（《景岳全书·痢疾》）。一般说来，起病急骤，病程短者属实；起病缓慢，病程长者多虚。形体强壮，脉滑实有力者属实；形体薄弱，脉虚弱无力者属虚。腹痛胀满，痛而拒按，痛时窘迫欲便，便后里急后重暂时减轻者为实；腹痛绵绵，痛而喜按，便后里急后重不减，坠胀甚者为虚。二是辨识寒痢、热痢痢下脓血鲜红，或赤多白少者属热；痢下白色黏冻涕状，或赤少白多者属寒。痢下黏稠臭秽者属热；痢下清稀而不甚臭秽者属寒。身热面赤，口渴喜饮者属热；面白肢冷形寒，口和不渴者属寒。舌红苔黄腻，脉滑数者属热；舌淡苔白，脉沉细者属寒。

临床上实证多以湿热多见，虚证多为久泄久痢。平素喜食肥甘厚味之品，酿生湿热，在夏秋季节内外湿热交蒸，饮食不节或遇寒遇冷加重，湿热毒邪，直趋中道，蕴结肠之脂膜，邪毒繁衍与气血搏结，腐败化为脓血，则成湿热痢。

实证痢疾治法当清肠化湿、调和气血、清热解毒，常选用芍药汤、白头翁汤等方，常用黄连、芍药、当归、黄芩等药；对于虚证痢疾当养阴和营、温补脾肾、收涩固脱、温中清肠、调气化滞，常用黄连阿胶汤和驻车丸、桃花汤合真人养脏汤、连理汤等方；对反复发作、迁延日久的痢疾，在辨证治疗基础之上，酌加白头翁、石榴皮。对于急性痢疾的实证热证为主者，前人有"痢无止法"及"痢无泻法"之说，但是对日久不愈的慢性痢疾或慢性溃疡性结肠炎有痢疾主症者有寒热错杂表现时，可用乌梅丸加减。对于湿热痢疾不少单味中草药均有良好疗效，如马齿苋、小凤尾草等，可在辨证遣方时加用上述1~2味药物，或以单味药30克煎服。值得注意的是，黄连作为治痢专药，因性味苦寒，对其用量、疗程均应适度，以免日久苦寒伤胃。此患者病久而致寒热错杂之症，一方面患者失治，中焦脾胃阳气不足，另一方面，肠道湿热邪气留恋。故其治当清肠补脾，调和气血。